Atlas Color de Histología

Atlas Color de Histología

EDITORIAL MEDICA panamericana

Título del original inglés
Color Atlas of Histology
1st edition

Traducción y supervisión:
Prof. Dr. Manuel Nistal
Catedrático de Histología y Embriología General
Facultad de Medicina
Universidad Autónoma de Madrid

Prof. Dr. Ricardo Paniagua
Catedrático de Citología e Histología
Facultad de Biología
Universidad de Salamanca

Hilarión Eslava, 55. 28015 Madrid
I.S.B.N.: 84-85320-40-9
Depósito legal: M. 35.033-1985
Fotocomposición MARASAN, S. A. Juan del Risco, 9. 28039 Madrid
Encuadernación RAMOS. San Toribio, s/n. 28031 Madrid
Imprenta FARESO, S. A. Paseo de la Dirección, 5. 28039 Madrid
Impreso en España. Printed in Spain

PROLOGO A LA EDICION EN ESPAÑOL

En un afán de facilitar al estudiante la enseñanza de la histología han aparecido en los últimos años varios atlas histológicos. Y aunque está fuera de duda, que sin una buena colección de preparados histológicos y muchas horas de microscopio, la histología no se aprende; un buen atlas de histología en color, lo facilita. Lo importante es saber en qué momento el atlas cobra su verdadera importancia. En la sala de microscopios, cada vez que el estudiante se enfrenta a una nueva preparación, siempre se produce el mismo fenómeno, apenas ha enfocado la preparación, pasa de pequeños a grandes aumentos en escasos segundos, como esta maniobra no le proporciona una clave, pasa a una segunda maniobra, recorrer la preparación en busca de una imagen típica, algo que le sirva de punto de partida para situar a su alrededor los demás detalles que le han proporcionado las clases teóricas. Estos puntos de partida, se identifican fácilmente en las preparaciones, cuando se dispone al lado del microscopio, de una imagen característica de la estructura que va a estudiar. El valor de este atlas, radica precisamente, en haber elegido las fotografías apropiadas, los "puntos de partida" para iniciar el estudio histológico.

M. Nistal. R. Paniagua

Prefacio

El propósito de este atlas es proporcionar una guía "visual" que permita al estudiante de histología distinguir e identificar con facilidad todos los tipos de células, tejidos y órganos del cuerpo humano durante el trabajo práctico con el microscopio.

Este objetivo ha sido logrado mediante la presentación de 428 microfotografías en color; cada una de las cuales ha sido escogida únicamente con esta finalidad formativa. Casi todas las microfotografías han sido obtenidas de secciones histológicas preparadas y teñidas con las técnicas habitualmente empleadas en el estudio histológico e histopatológico. Además, cada ilustración ha sido seleccionada para mostrar solamente un detalle histológico de importancia (como un tipo celular determinado o una estructura concreta), presentado a los aumentos adecuados en cada caso, tal como habitualmente es observado por el estudiante. Esto ha requerido un gran número de pequeñas ilustraciones, que, en la práctica, resultan mucho más útiles al estudiante que ilustraciones de gran tamaño que muestran múltiples aspectos. Estas últimas microfotografías también han sido utilizadas, pero únicamente para mostrar la estructura general de un órgano, y van siempre acompañadas de la señalización de los componentes histológicos de mayor relevancia.

Este atlas contiene solamente microfotografías, habiéndose prescindido de los esquemas y dibujos de las secciones histológicas, que, aunque son muy utilizados en los libros de texto, resultan siempre menos útiles para la identificación al microscopio de las estructuras histológicas que microfotografías de alta calidad. Puesto que estas imágenes han de ayudar al estudiante poco experimentado, todas las microfotografías son en color, tal como el estudiante observa las imágenes al microscopio.

Las ilustraciones se distribuyen en capítulos que siguen una secuencia similar a la usada en la mayoría de los libros de texto de histología, pues es de esperar que este atlas sea utilizado paralelamente al libro de texto. Por este motivo no se han incluido esquemas ni electronografías, y, deliberadamente, se ha pretendido que la leyenda de cada ilustración sólo proporcione la información necesaria para la identificación de las características de esa estructura en particular que se pretende ilustrar en la imagen.

Quedo muy reconocido a muchos colegas por su colaboración generosa proporcionando material para algunas de las ilustraciones. Mi sincero agradecimiento al doctor K. T. Drzewiecki, Departamento de Cirugía Plástica, Instituto Finsen, Universidad de Copenhagen (fig. 11-7); al doctor J. Hastrup y al doctor N. O. Jacobsen, Instituto de Patología, Universidad de Aarhus (figs. 16-23 y 16-24); al doctor U. V. Henriques, Instituto de Patología, Universidad de Aarhus (fig. 15-16); al doctor J. P. Kroustrup, Instituto de Anatomía C, Universidad de Aarhus (figuras 12-32 y 12-52 a 12-55); al doctor L. Malinovský, Departamento de Anatomía, Universidad de Purkinje, Brno (figs. 8-22 a 8-24); al doctor M. M. Matthiessen, Instituto de Anatomía A, Universidad de Copenhagen (figs. 12-16 y 12-17); al doctor E. Mortensen, Laboratorio Central, Hospital Municipal de Aarhus (figs. 5-2 a 5-8 y 5-12 a 5-20); al doctor M. Møller, Instituto de Anatomía B, Universidad de Copenhagen (figs. 15-8, 15-10 y 15-11); al doctor S. Seier Poulsen, Instituto de Anatomía B, Universidad de Copenhagen (figs. 3-5, 3-6, 12-23, 12-27, 12-29, 12-33, 12-35 a 12-38, 12-42 y 12-43); al doctor N. E. Skakkebaek, Departamento de Pediatría, Hospital Hvidovre, Copenhagen (figuras 16-26, 16-27 y 16-29), y al doctor J. Zimmer, Instituto de Anatomía B, Universidad de Aarhus (figs. 8-8 a 8-10).

Finalmente, quiero expresar mi más profundo agradecimiento a tres personas en particular que me han prestado una estrecha colaboración a lo largo de todo el trabajo: a la técnica de laboratorio Pylle Clausen, quien preparó casi todas las secciones histológicas, al fotógrafo médico, Albert Meier, quien realizó todo el trabajo fotográfico, y a la secretaria, Karin Wiedemann, quien mecanografió el trabajo, ayudó en la corrección de las pruebas de imprenta, y preparó el índice. Los tres, con su continua asistencia y pericia técnica, han contribuido decisivamente a la creación de este atlas.

Aarhus, junio de 1984
Finn Geneser

Contenido

CAPITULO 1

La célula

La célula está formada por tres partes: núcleo, citoplasma y membrana plasmática.

El núcleo está separado del citoplasma por una membrana, envoltura nuclear o carioteca, la forma del núcleo es semejante a la de la célula. En él reside el material genético de la célula que dirige cada una de las funciones celulares.

El citoplasma está limitado por la membrana plasmática y la envoltura nuclear. Tiene dos partes: el hialoplasma y el morfoplasma. El hialoplasma es un material coloidal, semilíquido y viscoso, que contiene los componentes del morfoplasma. El morfoplasma está formado a su vez por dos tipos diferentes de estructura: las organelas citoplasmáticas y las inclusiones citoplasmáticas.

Las organelas citoplasmáticas son componentes estructurales que realizan acciones vitales en las células. Se consideran organelas: los ribosomas libres y el retículo endoplásmico rugoso (anabolismo proteico). El retículo endoplásmico liso (anabolismo lipídico), el complejo de Golgi (anabolismo de glúcidos). Las mitocondrias y los peroxisomas (producción de energía), los lisosomas (fagocitosis, defensa), citoesqueleto de microfilamentos y microtúbulos (armazón). Los centríolos (división celular).

Las inclusiones citoplasmáticas son acúmulos inertes de metabolitos o productos celulares que la célula puede o no utilizar. Se les agrupa bajo el término de paraplasmas. Son inclusiones citoplasmáticas las siguientes: glucógeno, lípidos, pigmentos (melanina, lipofucsina) y cristaloides.

La membrana plasmática recubre externamente la célula individualizándola. A través de ella se realizan un gran número de intercambios activos y pasivos.

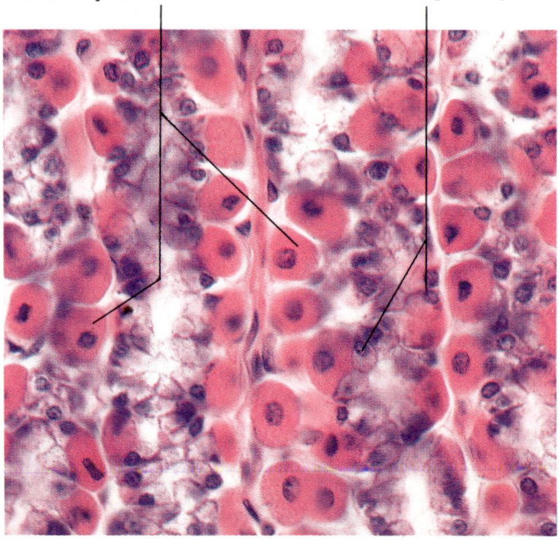

Fig. 1-1. Glándulas gástricas de la **mucosa del cuerpo y fondo del estómago.** Las células parietales, con citoplasma eosinófilo (teñido en rojo), y las células principales, con citoplasma basófilo (teñido en azul), son ejemplos característicos del aspecto general que ofrecen las células cuando las secciones histológicas son teñidas con hematoxilina y eosina (H y E). H & E. x440.

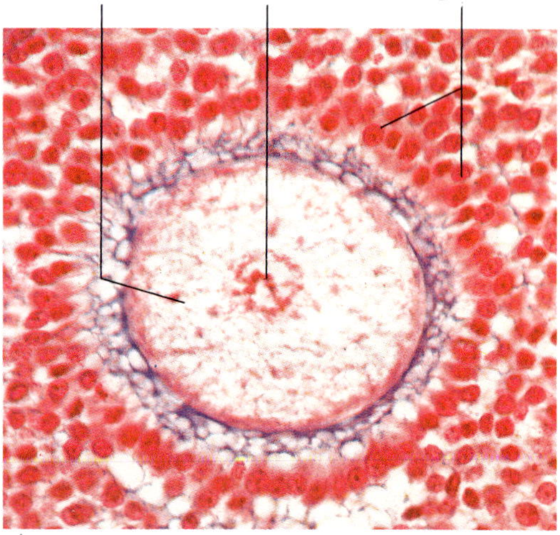

Fig. 1-2. Esta imagen de un oocito rodeado por células de la granulosa en un **folículo ovárico en desarrollo** muestra la gran variación en el tamaño celular que puede encontrarse en el cuerpo humano. Tinción Azán. x340.

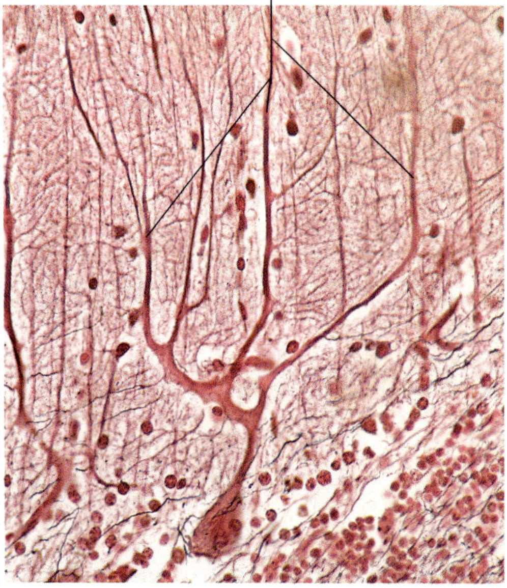

Fig. 1-3. Muchas células, como esta célula de Purkinje de la corteza del cerebelo, muestran una forma extremadamente compleja. Las numerosas ramificaciones arboriformes de las dendritas de esta célula constituyen un interesante ejemplo del polimorfismo celular. Tinción de Cajal. x275.

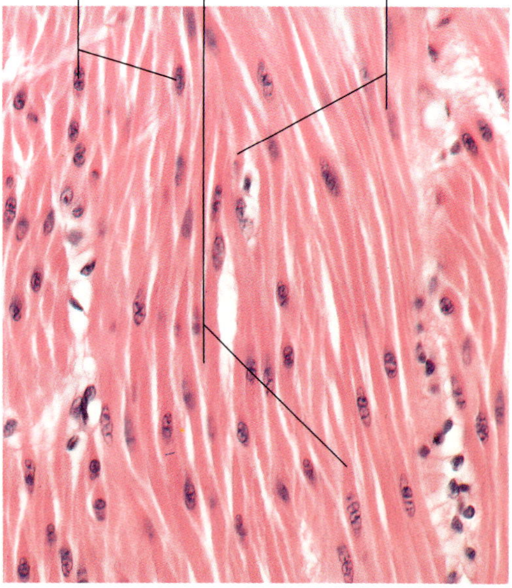

Fig. 1-4. Células musculares lisas de la pared del **intestino delgado.** Las células musculares lisas son un ejemplo característico de células de forma alargada. H & E. x440.

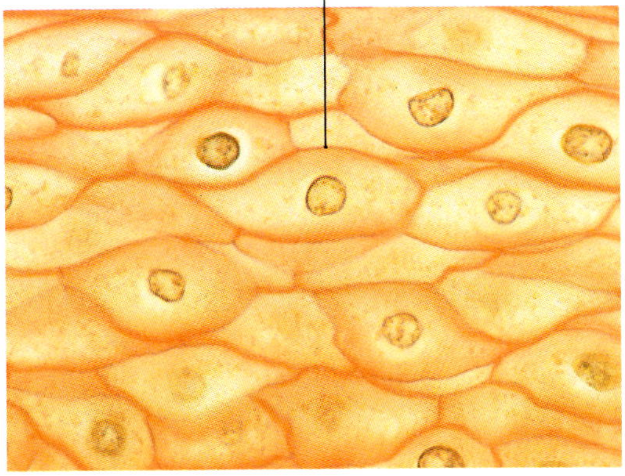

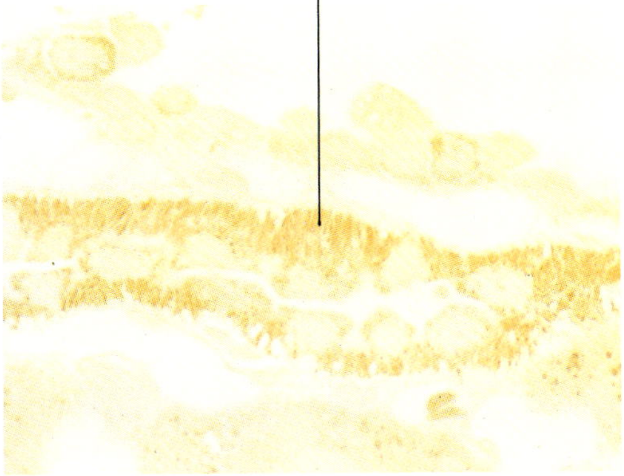

Fig. 1-5. Esta imagen del estrato córneo del epitelio plano poliestratificado del **esófago** nos permite distinguir con nitidez los límites celulares. Tinción Van Gieson. x660.

Fig. 1-6. Mitocondrias en células de **túbulos contorneados proximales del riñón.** En este caso, la tinción de las mitocondrias se debe a la demostración histoquímica de la enzima citocromo oxidasa, que es exclusivamente mitocondrial. x660.

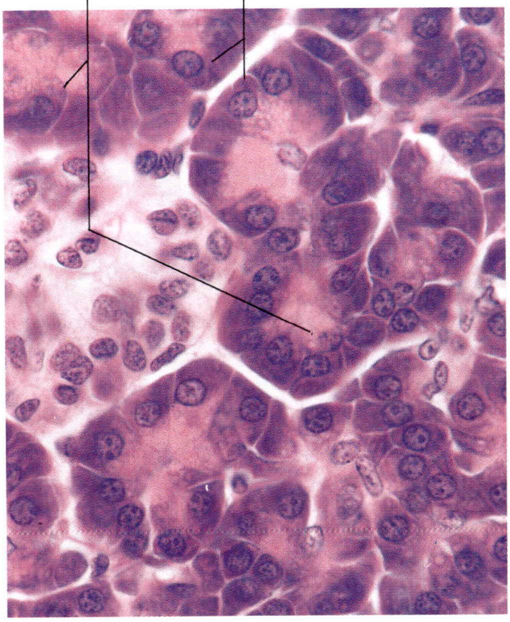

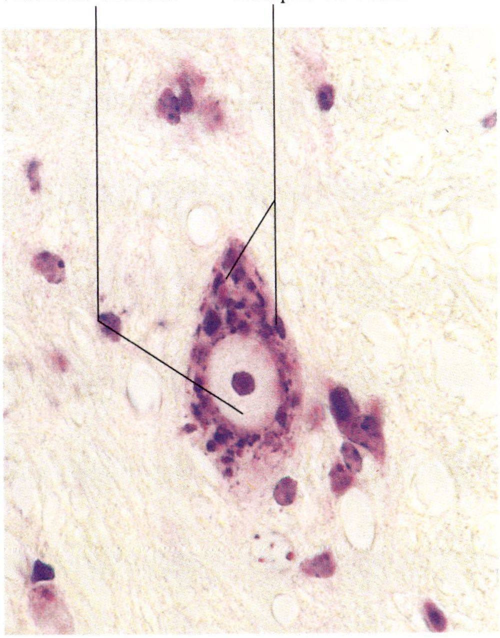

Fig. 1-7. Las células de las glándulas acinares del **páncreas exocrino** muestran abundante basofilia en el citoplasma basal debido a la presencia de un ergastoplasma (ribosomas libres y retículo endoplasmático rugoso) muy desarrollado a este nivel. H & E. x660.

Fig. 1-8. Neurona motora del **asta anterior de la médula espinal.** El ergastoplasma de las células nerviosas forma acúmulos característicos, denominados "cuerpos de Nissl". Tinción tionina.

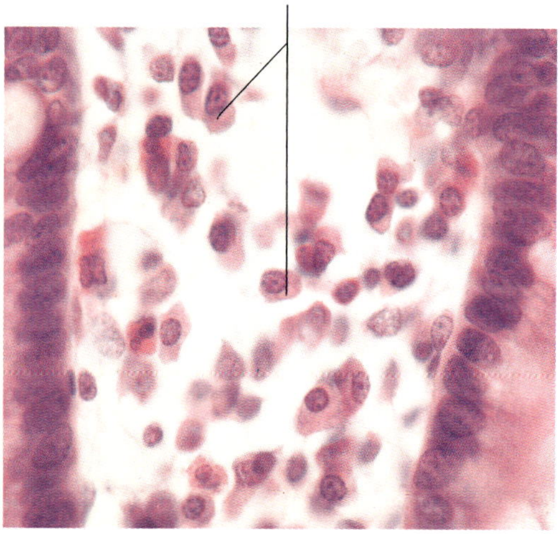

Fig. 1-9. Células plasmáticas en la **lámina propia del intestino delgado.** Las zonas claras del citoplasma que se observan en la proximidad del núcleo en algunas de estas células constituyen la zona denominada "Golgi negativa". Esta imagen es debida al contraste que ofrece el complejo de Golgi, que no es teñido, con el restante citoplasma intensamente basófilo. H & E. x660.

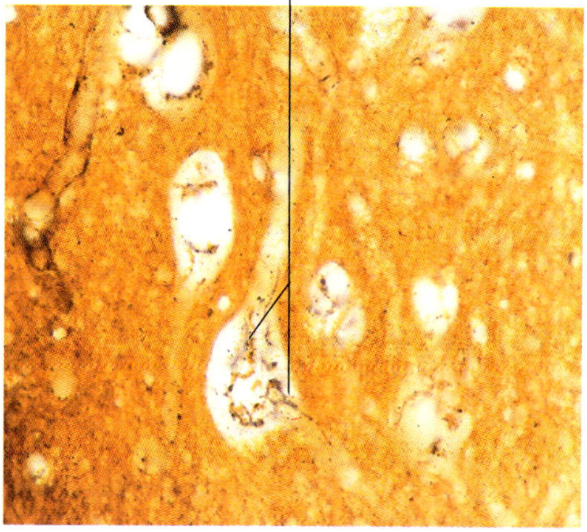

Fig. 1-10. Aparato de Golgi **en neuronas del tallo cerebral.** El corte histológico ha sido fijado en una solución de dicromato y tratado seguidamente con una sal de plata (método original de Golgi), para poner de manifiesto el complejo de Golgi. En las neuronas, el complejo de Golgi rodea característicamente el núcleo y envía proyecciones hacia los procesos neuronales. x660.

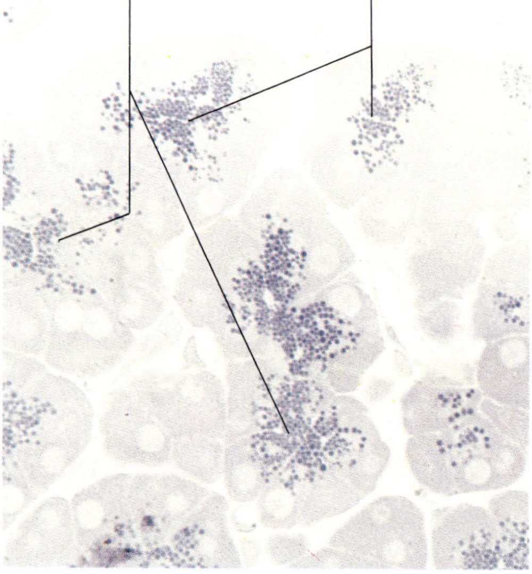

Fig. 1-11. El citoplasma apical de las células glandulares de los acinos del **páncreas exocrino** contiene numerosos gránulos de secreción que son expulsados a la luz grandular. Material incluido en Epon. Tinción azul de metileno. x660.

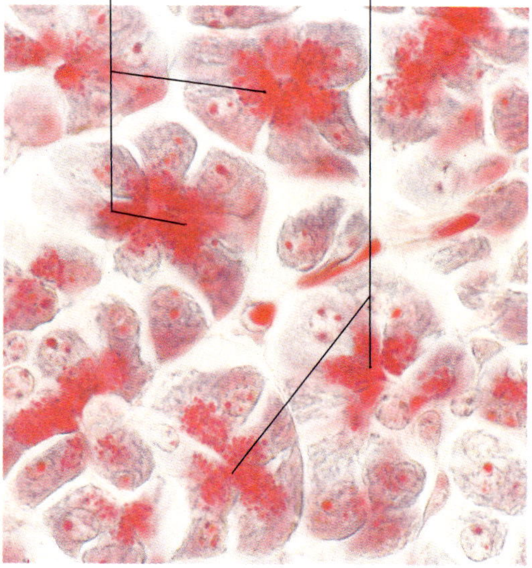

Fig. 1-12. En esta imagen, los gránulos de secreción de las células acinares del **páncreas exocrino** aparecen teñidos en rojo brillante con el tricrómico de Liisberg. x660.

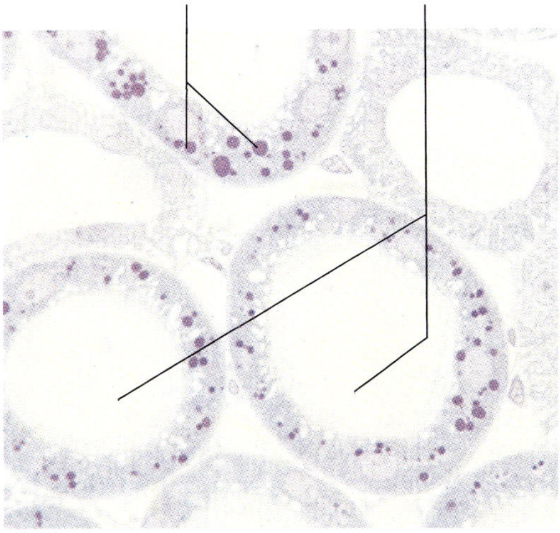

Fig. 1-13. Lisosomas en **túbulos contorneados proximales del riñón.** Estos orgánulos son muy abundantes y adquieren un gran tamaño en estas células. Material incluido en Epon y tenido con azul de metileno. x660.

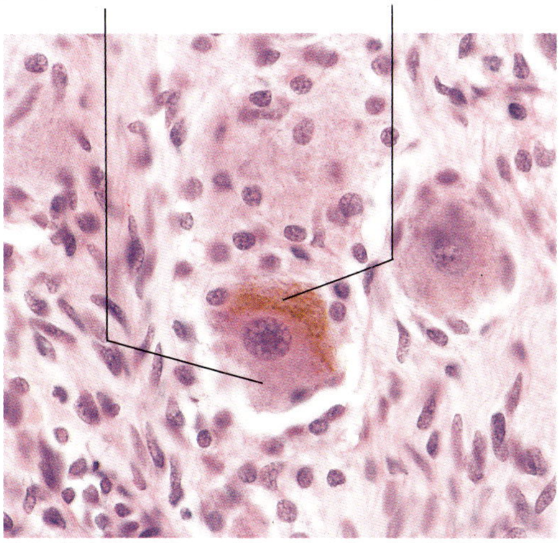

Fig. 1-14. Gránulos de lipofucsina (cuerpos residuales) en las **neuronas de un ganglio simpático.** Los gránulos de lipofucsina, que poseen un color pardo amarillento, constituyen un ejemplo de un pigmento endógeno que forma inclusiones citoplásmicas. H & E. x440.

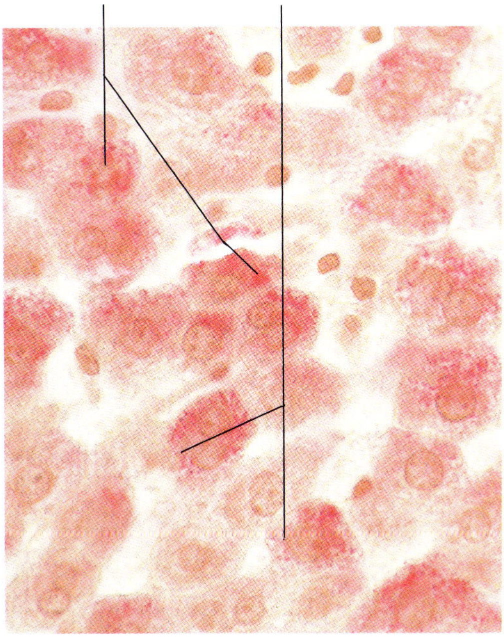

Fig. 1-15. Los gránulos de glucógeno de estas **células hepáticas** aparecen teñidos en rojo brillante con el carmín de litio. x660.

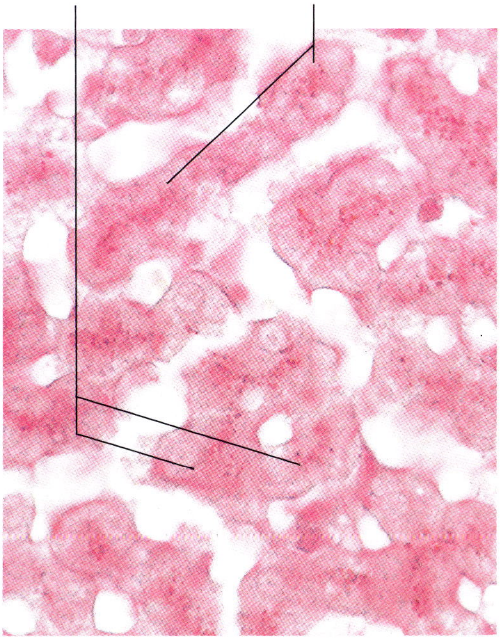

Fig. 1-16. Usando la reacción PAS (ácido periódico de Schiff), los gránulos de glucógeno en las **células hepáticas** aparecen teñidos de color magenta. x660.

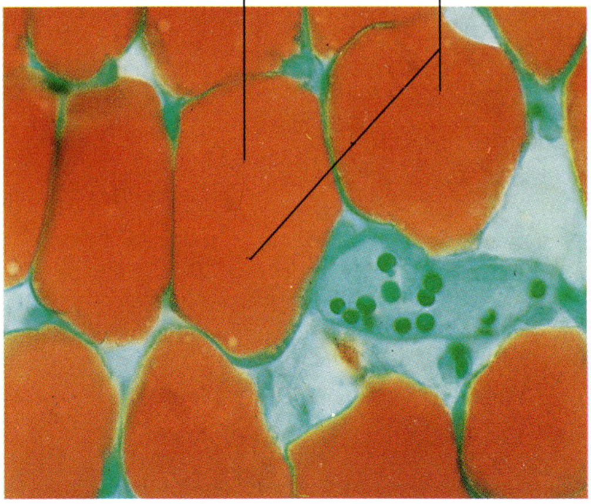

Fig. 1-17. Acúmulo de **células adiposas** de configuración unilocular. El contenido en lípidos de estas células ha sido bien preservado mediante la realización de cortes en el microtomo de congelación. El contenido lipídico se ha puesto de manifiesto mediante la tinción con rojo sudán y el contraste con verde luz. x440.

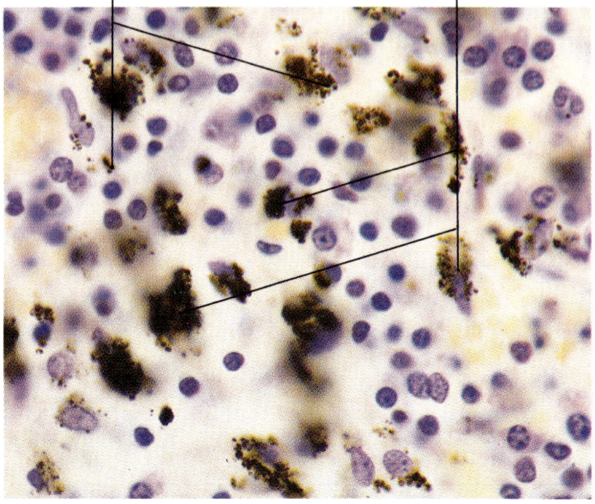

Fig. 1-18. Macrófagos en un **ganglio linfático bronquial.** Los macrófagos han fagocitado polvo de carbón. Estas partículas en el citoplasma de los macrófagos constituyen un ejemplo de inclusiones citoplásmicas formadas por pigmento exógeno. H & E. x540.

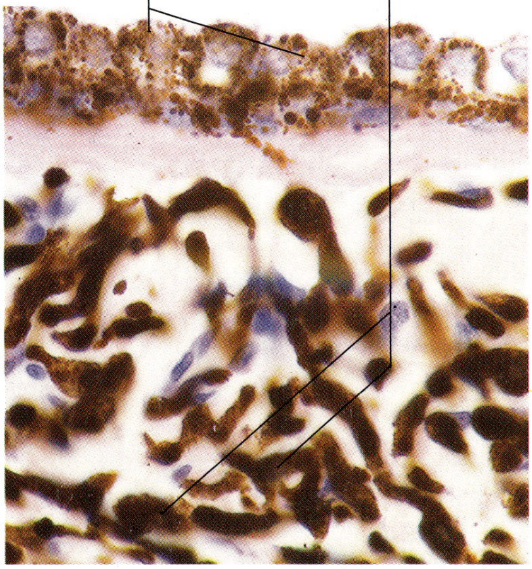

Fig. 1-19. Gránulos de melanina en el epitelio posterior del iris y en melanocitos del conjuntivo subyacente. H & E. x660.

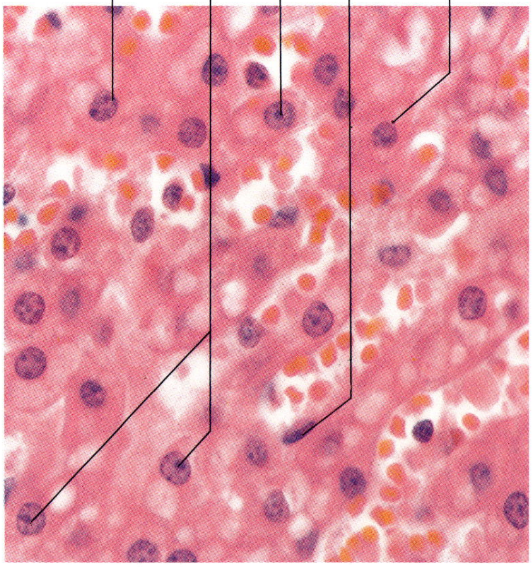

Fig. 1-20. Pequeña **porción del hígado** mostrando cordones de células hepáticas. Los núcleos de los hepatocitos presentan el aspecto histológico característico de los constituyentes nucleares (cromatina, nucleolo, nucleoplasma y envoltura nuclear). La forma redondeada de estos núcleos contrasta con la forma aplanada de los núcleos del endotelio de los sinusoides hepáticos. H & E. x660.

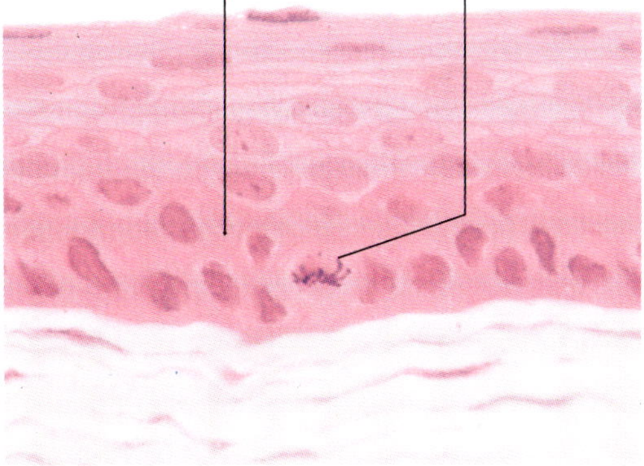

Fig. 1-21. Epitelio anterior de la córnea. En el estrato basal se observa el aspecto característico de células en división mitótica. H & E. x660.

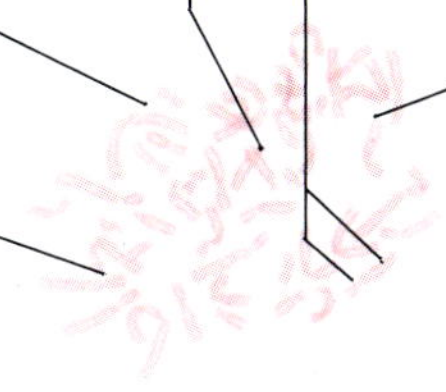

Fig. 1-22. Cromosomas metafásicos humanos en la metafase mitótica. La división celular se detuvo en la metafase al añadir colchicina a células que llevaban tres días en cultivo. Tinción orceína. x660.

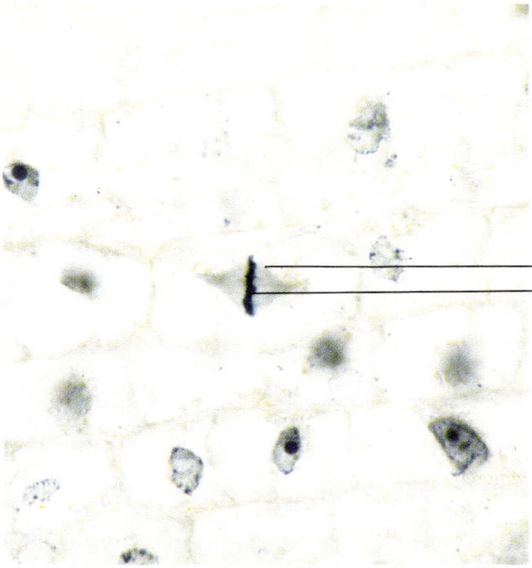

Fig. 1-23. Células de la punta de la raíz de una semilla de guisante en germinación. La célula situada en el centro de la imagen muestra un **típico huso mitótico en metafase** con su característica placa ecuatorial. Hematoxilina férrica. x660.

Profase

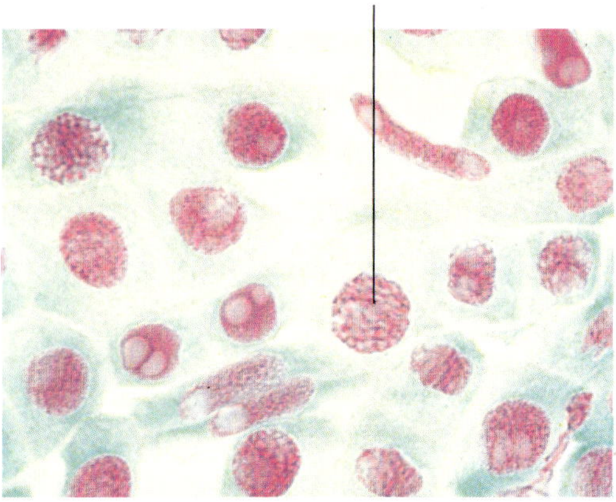

Fig. 1-24. Células de punta de raíz de cebolla mostrando una célula en la **profase de la mitosis.** Los cromosomas aparecen teñidos de rojo con el método de Feulgen, que es específico para DNA. El citoplasma se ha contrastado con verde luz. x660.

Metafase

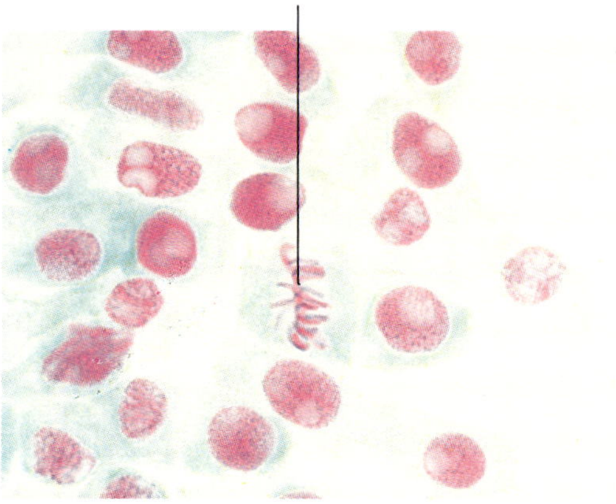

Fig. 1-25. Células de punta de raíz de cebolla mostrando una célula en **metafase.** Tinción Feulgen + verde luz. x660.

Anafase

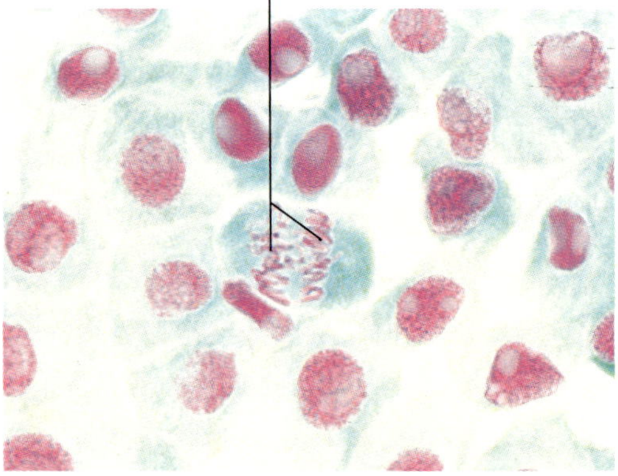

Fig. 1-26. Células de punta de raíz de cebolla mostrando una célula en **anafase.** Feulgen + verde luz. x660.

Telofase

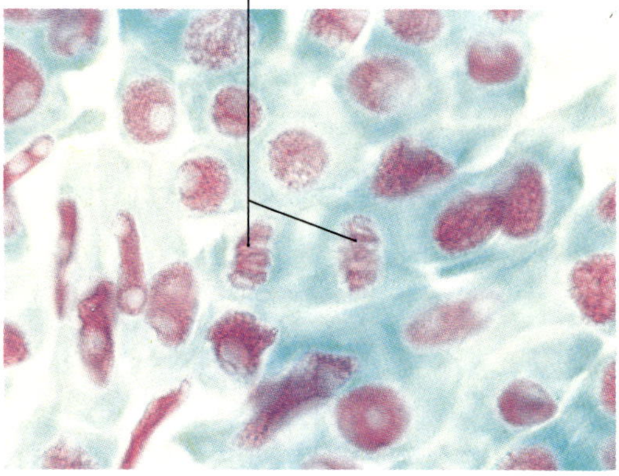

Fig. 1-27. Células de punta de raíz de cebolla mostrando una célula en **telofase.** Feulgen + verde lux. x660.

CAPITULO 2

Epitelio

Las células se asocian morfológica y funcionalmente para formar los tejidos del organismo. El tejido que forma el revestimiento externo del cuerpo, recubre internamente las diferentes cavidades y conductos del organismo, y constituye las glándulas, se denomina tejido epitelial. En los epitelios, las células se sitúan muy próximas entre sí, quedando separadas por un escaso espacio intercelular. La cohesión está facilitada por diferentes especializaciones de la membrana plasmática. Las células epiteliales muestran una arquitectura interna, en íntima conexión con la función que desempeñan. El polo mundial puede dar lugar a diferenciaciones de la membrana plasmática, como microvellosidades, cilios y estereocilios. El polo basal relaciona la célula con el tejido conjuntivo subyacente. A este nivel se desarrolla la membrana basal.

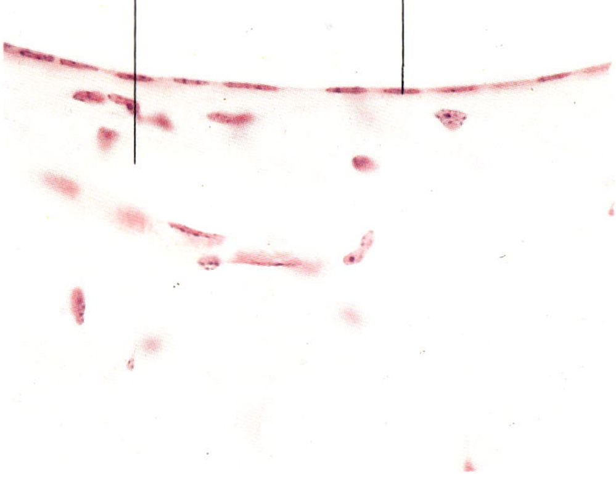

Fig. 2-1. Epitelio plano simple del revestimiento de un **conducto semicircular del oído interno.** H & E. x440.

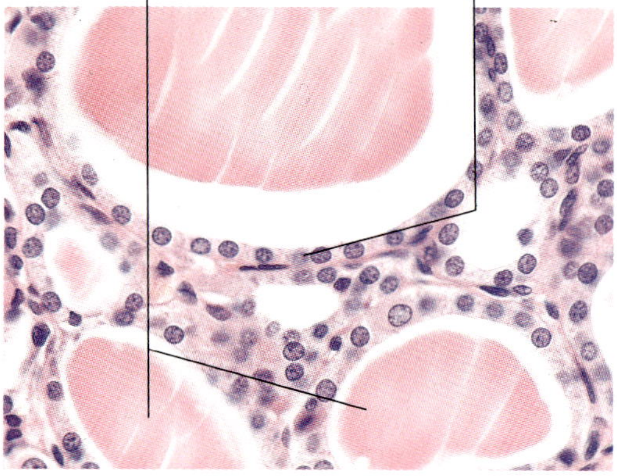

Fig. 2-2. Epitelio cúbico simple de los **folículos del tiroides.** H & E. x440.

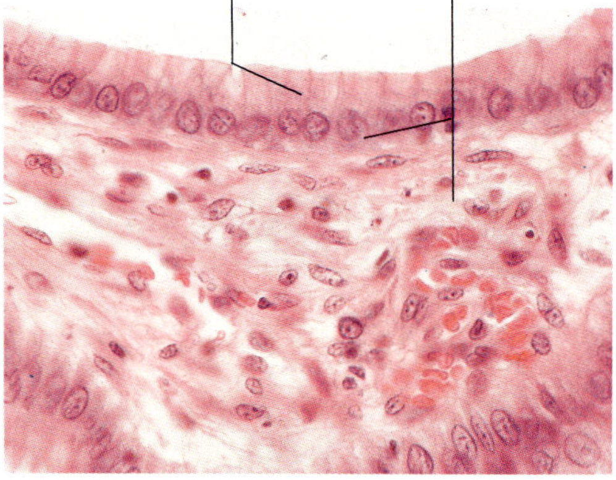

Fig. 2-3. Epitelio cilíndrico o prismático simple de la **mucosa del estómago.** H & E. x440.

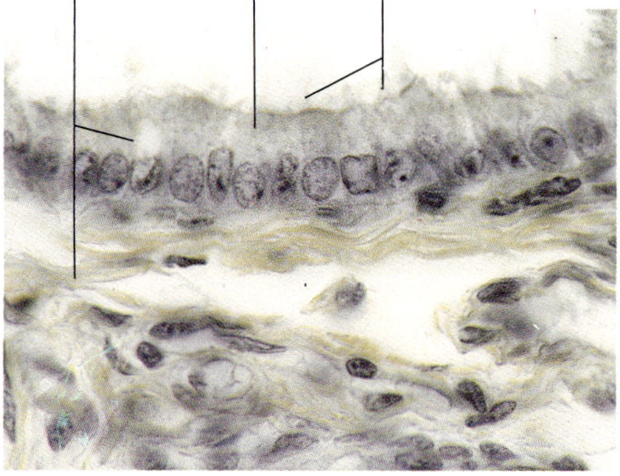

Fig. 2-4. Epitelio cilíndrico simple de los **conductos eferentes del epidídimo.** La mayoría de las células epiteliales muestran cilios en la superficie en contacto con la luz. Hematoxilina férrica. x540.

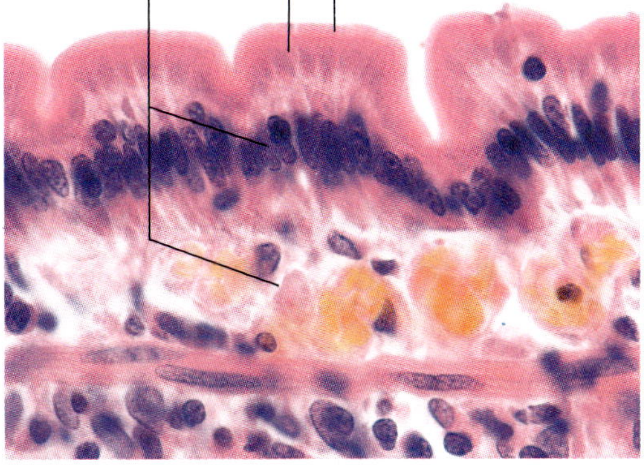

Fig. 2-5. Epitelio cilíndrico simple de la **mucosa del intestino delgado.** Este epitelio posee un "borde en cepillo" muy prominente en contacto con la luz. H & E. x660.

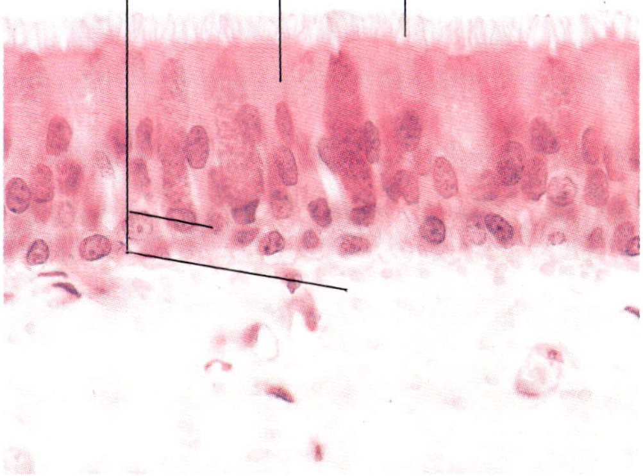

Fig. 2-6. Epitelio cilíndrico pseudoestratificado ciliado de la **mucosa traqueal.** H & E. x540.

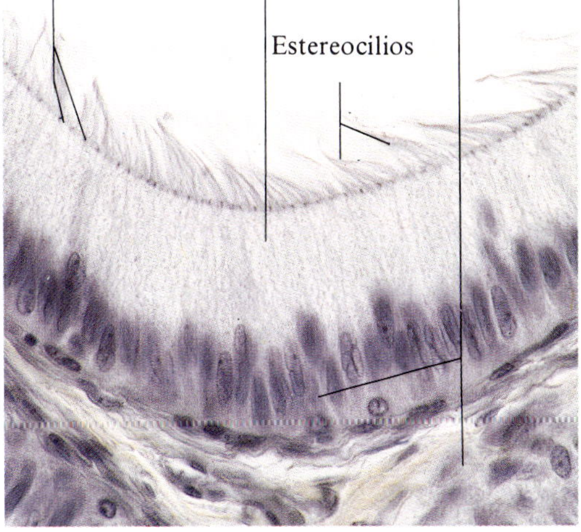

Fig. 2-7. Epitelio cilíndrico pseudoestratificado del **conducto del epidídimo.** La superficie celular en contacto con la luz muestra largos estereocilios que se han agrupado formando penachos. Se aprecian las "barras terminales" cerca de la luz. Hematoxilina férrica. x440.

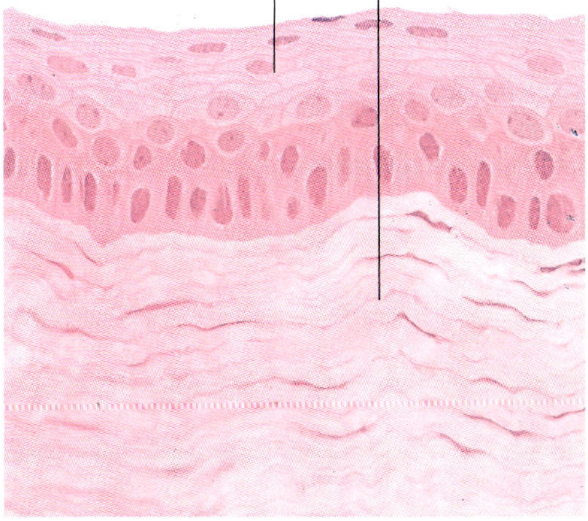

Fig. 2-8. Epitelio plano estratificado no queratinizado de la **córnea** (epitelio corneal anterior). H & E. x440.

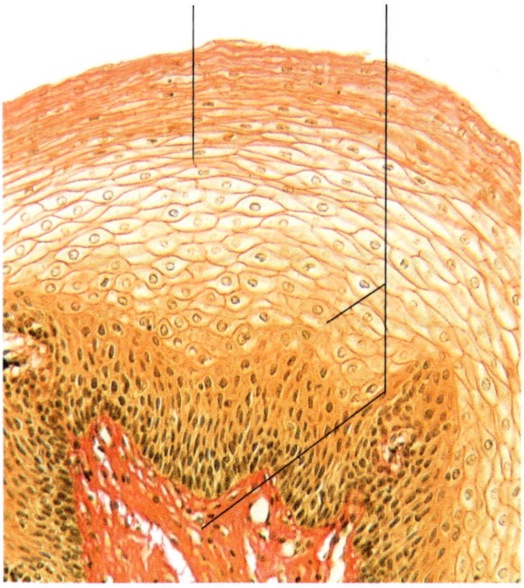

Fig. 2-9. Epitelio plano estratificado no queratinizado del **esófago.** Este epitelio muestra un espesor mucho mayor que el epitelio corneal anterior (figura 2-8). Van Gieson. x165.

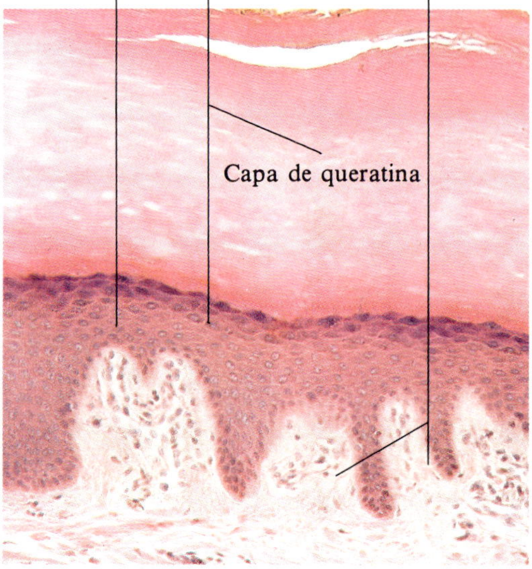

Fig. 2-10. Epitelio plano estratificado queratinizado **(epidermis)** de la piel. El espesor de la capa de queratina es notable. H & E. x135.

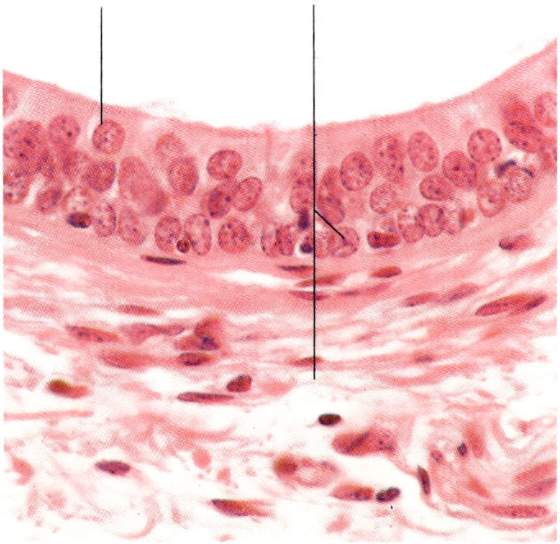

Fig. 2-11. Epitelio cilíndrico estratificado de un **conducto excretor interlobulillar de la glándula submaxilar.** H & E. x540.

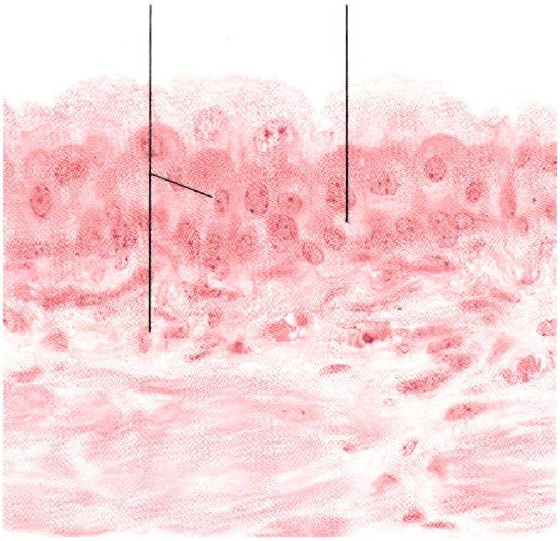

Fig. 2-12. Epitelio de transición de la **mucosa de la vejiga urinaria.** H & E. x440.

CAPITULO 3

Glándulas

Las glándulas son grupos de células epiteliales que realizan un mismo tipo de secreción y se encuentran rodeadas de tejido conjuntivo.

Hay dos tipos de glándulas: exocrinas y endocrinas. Las glándulas exocrinas están provistas de un conducto y vierten hacia el exterior, en la superficie de los epitelios de los que se originan. Las glándulas endocrinas carecen de conducto excretor y vierten directamente sus productos en los vasos sanguíneos. Tanto las glándulas exocrinas como endocrinas pueden estar divididas en lóbulos por medio de tabiques de tejido conjuntivo. Los lóbulos, a su vez, pueden estar segmentados por pequeños tabiques de tejido conjuntivo en lobulillos. El tejido conjuntivo de los lóbulos y lobulillos no sólo lleva los vasos y los nervios a las células epiteliales, sino que en el caso de las glándulas exocrinas transporta los conductos excretores.

El término glándula anficrina se refiere a glándulas como el páncreas o el hígado que contienen a la vez elementos exocrinos y endocrinos.

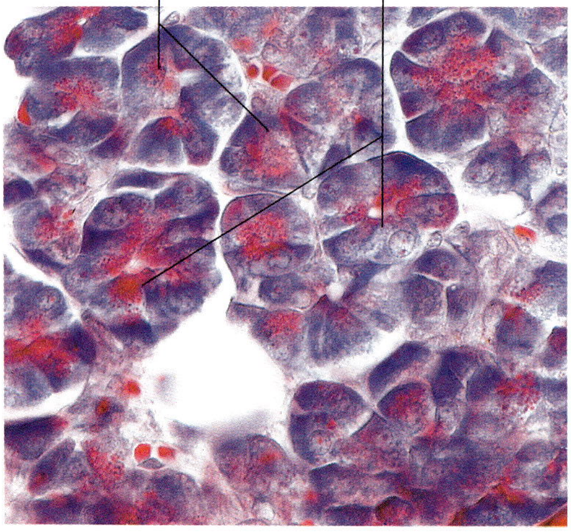

Fig. 3-1. Acinos de **páncreas exocrino.** Las células acinares contienen gránulos de secreción teñidos de rojo con el método de Liisberg. Este tipo de secreción se denomina merocrina o ecrina. x440.

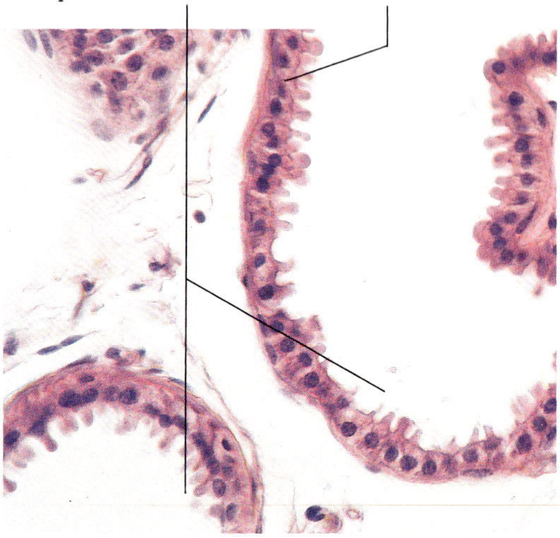

Fig. 3-2. Parte de porciones secretoras de una **glándula sudorípara apocrina de la axila.** Las protrusiones celulares que son expulsadas hacia la luz glandular, fácilmente observadas en la microscopía óptica, hacen que a este tipo de secreción se le denomine apocrina, por considerar que hay aparentemente una pérdida parcial del citoplasma celular. H & E. x275.

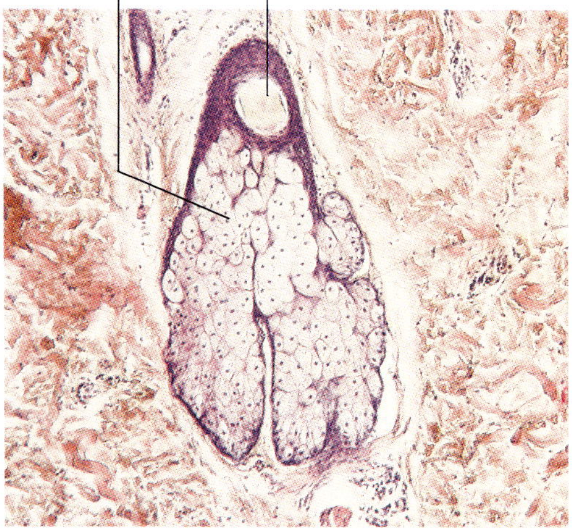

Fig. 3-3. Glándula sebácea de la piel. Junto con las glándulas de Meibomius, constituye el único ejemplo conocido en el cuerpo humano de una glándula secretora holocrina; esto es, con pérdida total de la célula que se transforma en secreción. H & E. x65.

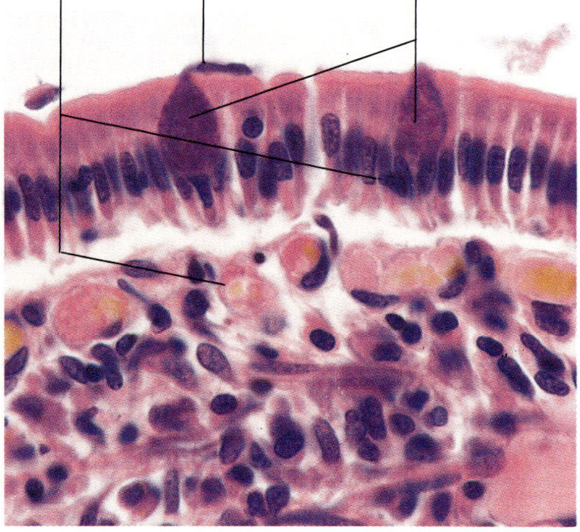

Fig. 3-4. Células caliciformes de la **mucosa del intestino delgado.** La célula caliciforme de la izquierda se encuentra en el momento de vaciado de su contenido de mucina, que se extiende a lo largo de la superficie luminal del epitelio. H & E. x660.

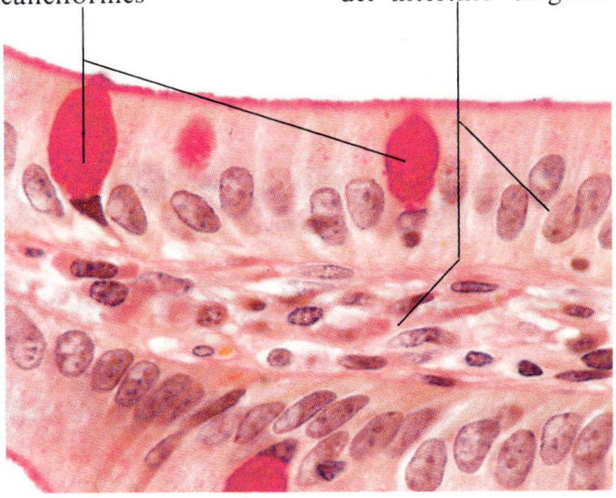

Fig. 3-5. Células caliciformes de la **mucosa del intestino delgado.** La mucina es una glicoproteina y ha sido específicamente teñida mediante la reacción de PAS. PAS + H & E. x660.

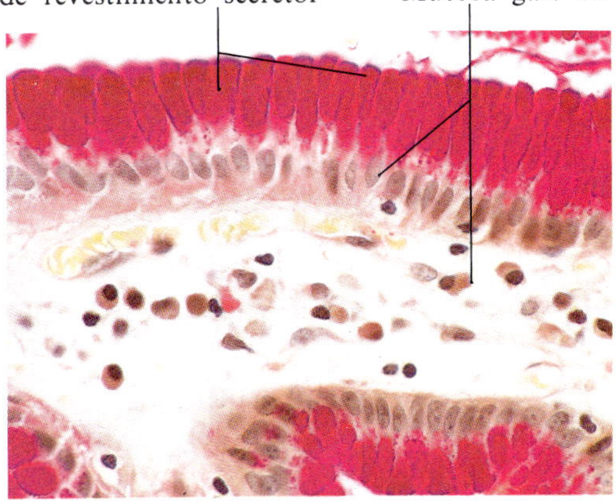

Fig. 3-6. Epitelio de revestimiento de la **mucosa gástrica.** El corte histológico ha sido teñido con la técnica de PAS, observándose que todo el epitelio es secretor de mucina. Junto con el epitelio de revestimiento del exocérvix, constituye el único ejemplo en el cuerpo humano de un epitelio de revestimiento formado exclusivamente por células secretoras. PAS + Van Gieson. x440.

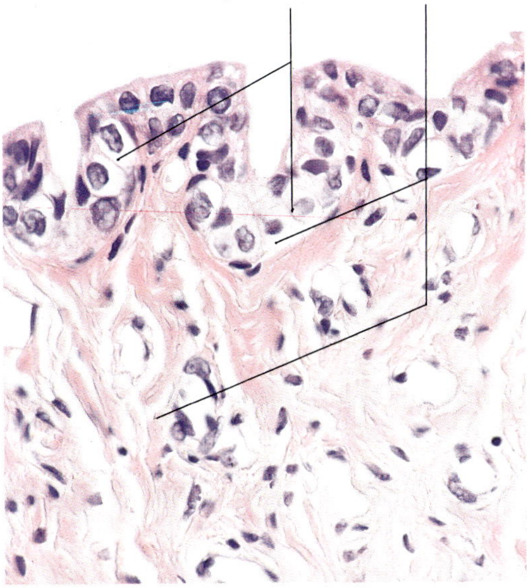

Fig. 3-7. Mucosa de la **uretra femenina.** El epitelio contiene glándulas intraepiteliales (glándulas de Littré). H & E. x440.

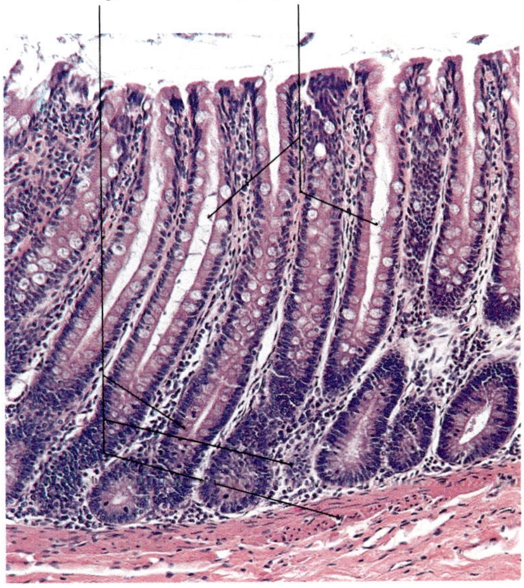

Fig. 3-8. Glándulas tubulares simples (criptas de Lieberkühn) de la **mucosa del intestino grueso.** H & E. x110.

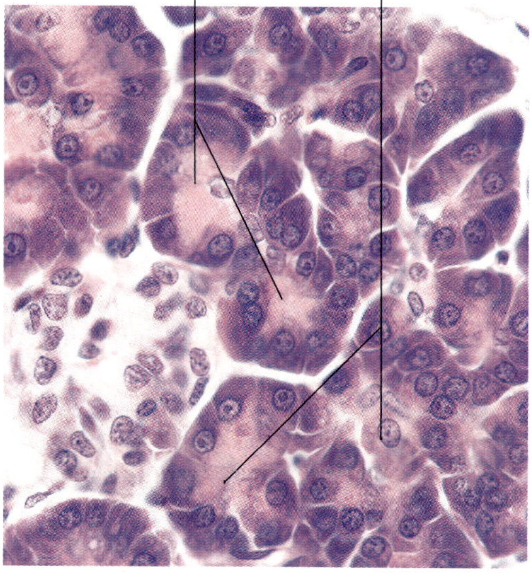

Fig. 3-9. Acinos del **páncreas exocrino** mostrando el aspecto de esta modalidad de glándula secretora. H & E. x540.

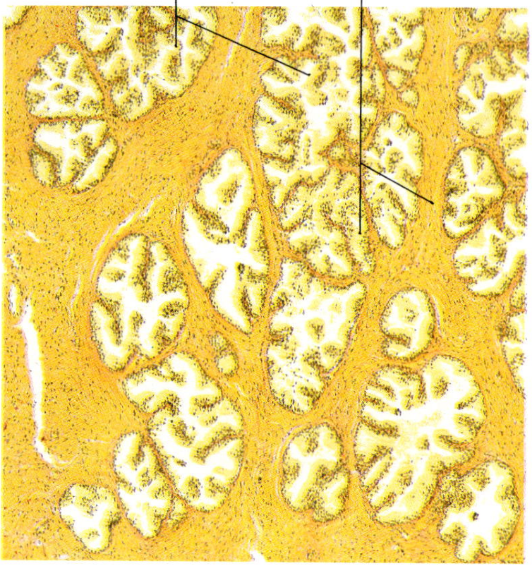

Fig. 3-10. Alvéolos de la **glándula prostática** mostrando el aspecto de las glándulas alveolares. Van Gieson. x45.

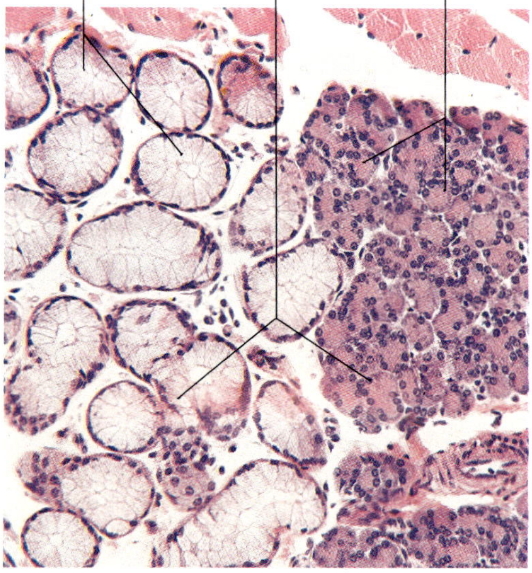

Fig. 3-11. Acinos de secreción mucosa y acinos de secreción serosa de las **glándulas salivares de la lengua.** H & E. x165.

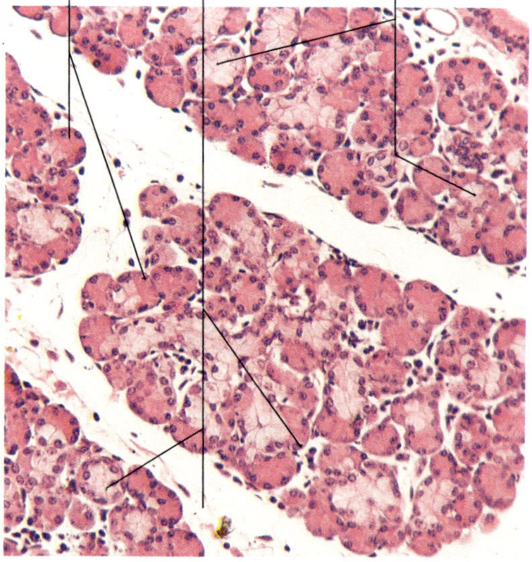

Fig. 3-12. Glándula submaxilar mostrando numerosos acinos mixtos (seromucosos). Las células serosas forman semilunas alrededor de los acinos mucosos (medias lunas de Von Ebner). H & E. x165.

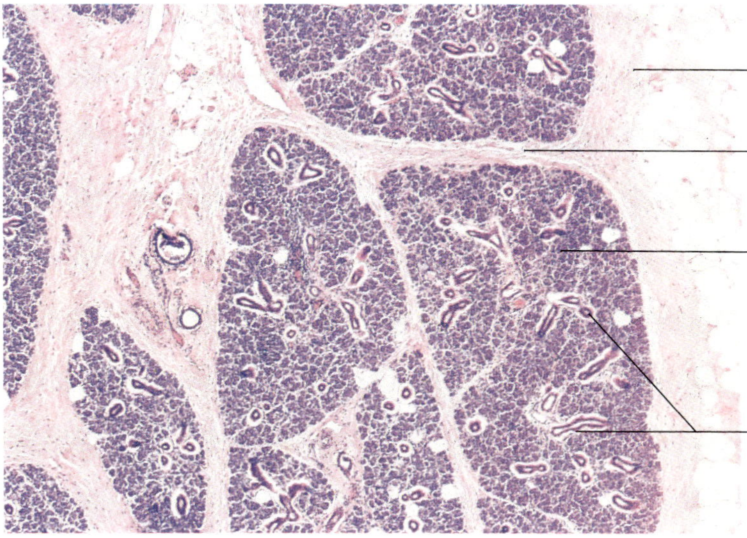

Fig. 3-13. Glándula submaxilar vista a pocos aumentos para mostrar la estructura general de una glándula exocrina. La imagen corresponde a parte de un lóbulo y la cápsula de conjuntivo que lo envuelve. El lóbulo está subdividido en lobulillos mediante septos de tejido conjuntivo. H & E. x40.

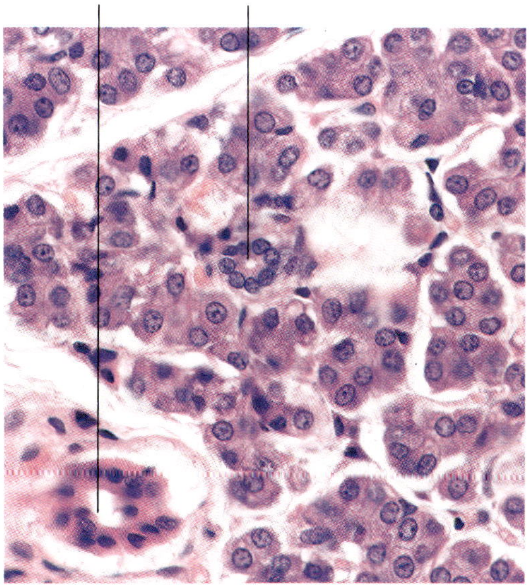

Fig. 3-14. Glándula parótida mostrando dos tipos de conductos intralobulillares: el conducto intercalar y el conducto estriado. H & E. x440.

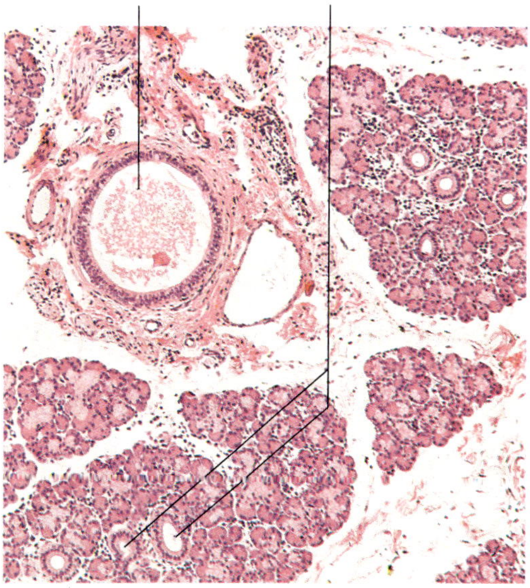

Fig. 3-15. Glándula submaxilar mostrando un conducto excretor interlobulillar en un tabique interlobulillar, y numerosos conductos intralobulillares. H & E.

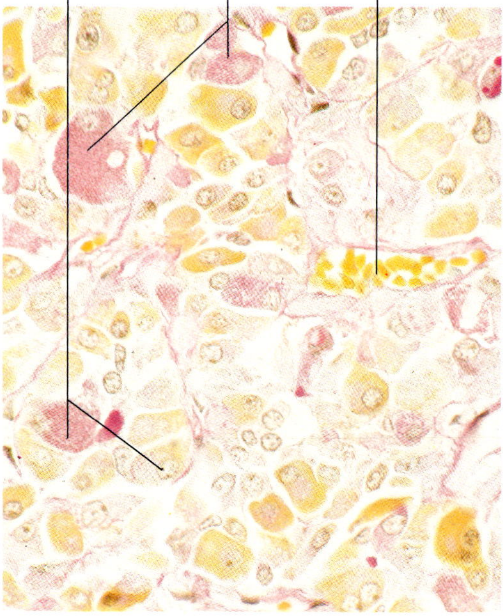

Fig. 3-16. La parte inicial de la hipófisis constituye un ejemplo característico de glándula endocrina. El producto de secreción (hormonas) se almacena en gránulos de secreción intracelulares. Las células secretoras se disponen formando cordones o acúmulos. PAS + naranja G. x440.

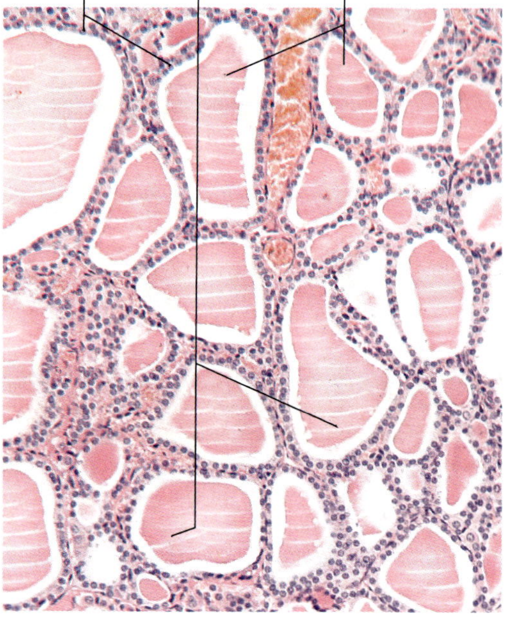

Fig. 3-17. La glándula tiroides es el único ejemplo en el cuerpo humano de una glándula endocrina que almacena su producto de secreción extracelularmente, en la luz de los folículos tiroideos. Para ello las células glandulares se disponen formando folículos. H & E. x165.

CAPITULO 4

Tejido conjuntivo propiamente dicho

El tejido conjuntivo forma el armazón de todos los órganos del cuerpo transportando los vasos y facilitando el intercambio de gases y metabolitos. Está constituido por células, fibras y sustancia fundamental amorfa.

Los fibroblastos son las células características del tejido conjuntivo. Su forma alargada o estrellada se adapta muy bien a las funciones de conexión y tracción que este tejido tiene que desarrollar. Los fibroblastos sintetizan los demás elementos del tejido conjuntivo como son las fibras colágenas, elásticas y de reticulina y la sustancia fundamental, entre estas células se distinguen células adiposas y mastocitos.

Dependiendo de la riqueza en fibras y sustancia fundamental, el tejido conjuntivo puede ser laxo o denso. Los tejidos conjuntivos laxos tienen una proporción adecuada de los diferentes elementos y se toman habitualmente como ejemplo para la explicación de este tema. Los tejidos conjuntivos densos son ricos en fibras colágenas. La disposición espacial de los haces de fibras colágenas puede ser muy variada. Unas veces están en todas direcciones del espacio como en la dermis, otras veces en una sola dirección como en los ligamentos y tendones, y otras veces se entrecruzan de una forma más o menos perpendicular como en las aponeurosis o la córnea.

Algunos tejidos conjuntivos son extraordinariamente ricos en fibras elásticas como los que forman la pared de las grandes arterias, otros tienen una gran cantidad de fibras reticulares como los que forman el armazón de los órganos linfoides.

Hay una variedad de tejido conjuntivo en la que predomina la sustancia fundamental, el tejido mucoide, está localizado en el cordón umbilical y la pulpa del diente.

Aunque incluido habitualmente dentro del tejido conjuntivo, como una variante más, el tejido adiposo, tienen una personalidad propia tanto por su estructura como por la variabilidad de funciones en las que está involucrado.

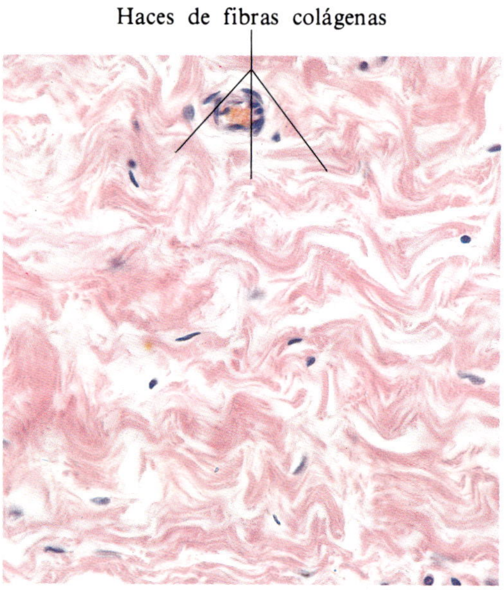

Fig. 4-1. Tejido conjuntivo denso no ordenado de la **glándula mamaria.** Se observa el aspecto característico ondulante de los haces de fibras colágenas. H & E. x275.

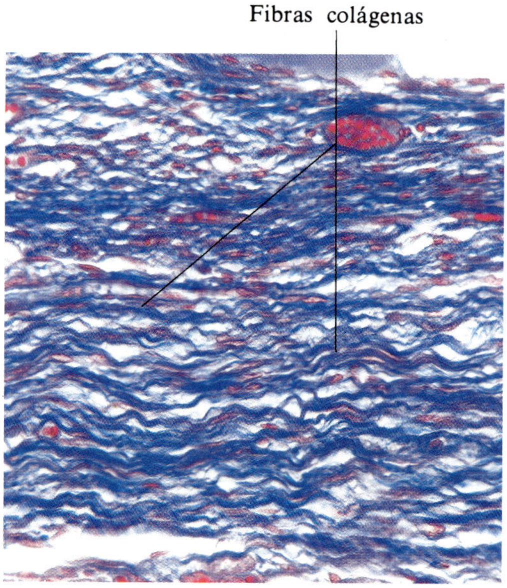

Fig. 4-2. Tejido conjuntivo denso no ordenado de la **túnica albuginea del ovario.** Las fibras colágenas aparecen teñidas intensamente en azul con el azul de anilina usado en esta tinción tricrómica de Azán. x275.

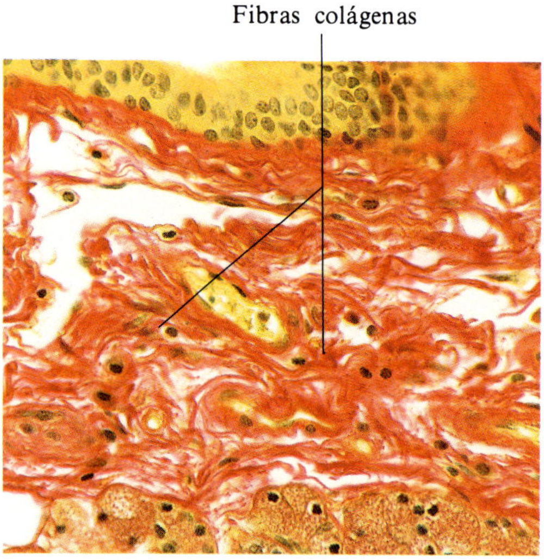

Fig. 4-3. Tabique de tejido conjuntivo en la **glándula parótida** mostrando las fibras colágenas teñidas en rojo con el tricrómico de Van Gieson. x275.

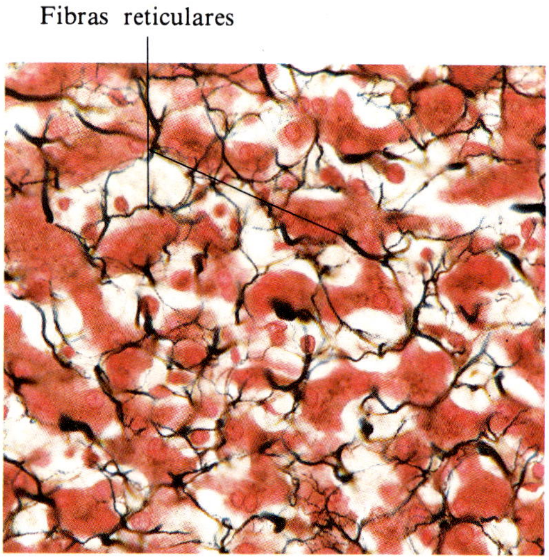

Fig. 4-4. Cordones de hepatocitos en un **lobulillo hepático** teñidos mediante la impregnación argéntica de Bielschowsky, que pone de manifiesto las fibras de reticulina. Estas se ramifican y anastomosan formando un retículo (de ahí su nombre) alrededor de los cordones de hepatocitos. x275.

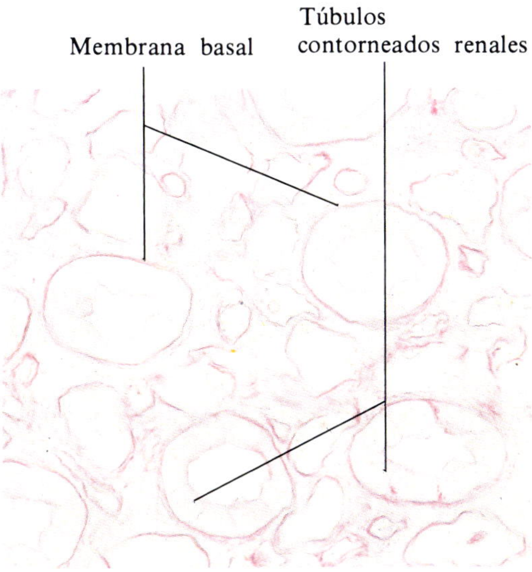

Fig. 4-5. Membrana basal de **túbulos contorneados del riñón,** teñida mediante la reacción de PAS. x340.

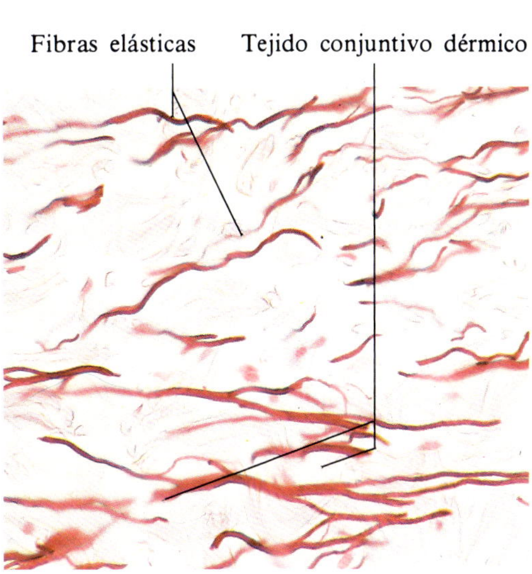

Fig. 4-6. Fibras elásticas de la **dermis de la piel,** teñidas selectivamente con orceína. x275.

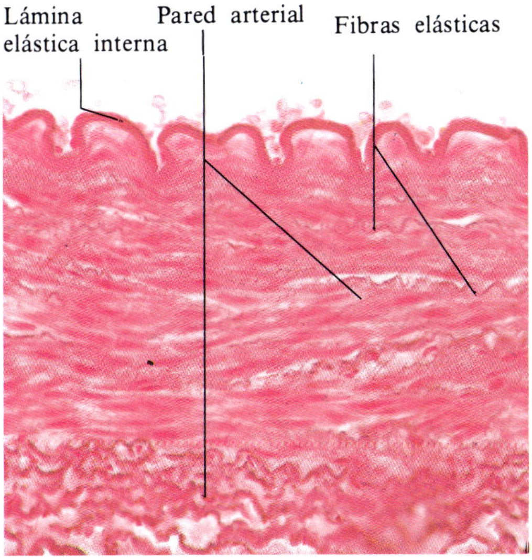

Fig. 4-7. Pared de una **arteria muscular.** Se observan la lámina elástica interna (que es una membrana elástica) y las fibras elásticas de las túnicas muscular y adventicia mediante la tinción con orceína. x275.

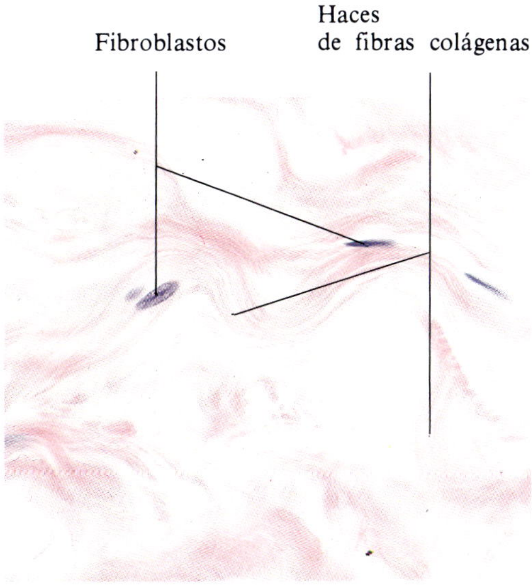

Fig. 4-8. Fibroblastos del tejido conjuntivo de la **glándula mamaria.** Con esta tinción, sólo se aprecian claramente los núcleos de los fibroblastos. H & E. x440.

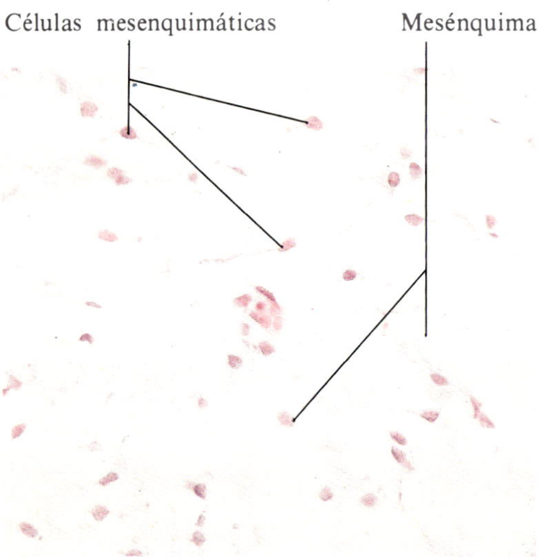

Fig. 4-9. Tejido conjuntivo primitivo, **mesénquima,** en un feto. Se aprecian el aspecto estrellado de las células mesenquimatosas y la distribución laxa del tejido. H & E. x275.

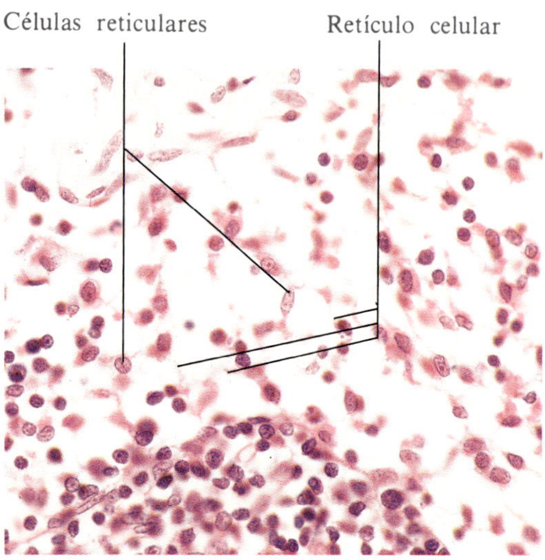

Fig. 4-10. Tejido conjuntivo reticular en los **senos medulares de un ganglio linfático.** Las fibras reticulares no quedan teñidas con esta tinción, y sólo se aprecian las células reticulares que forman un retículo. H & E. x440.

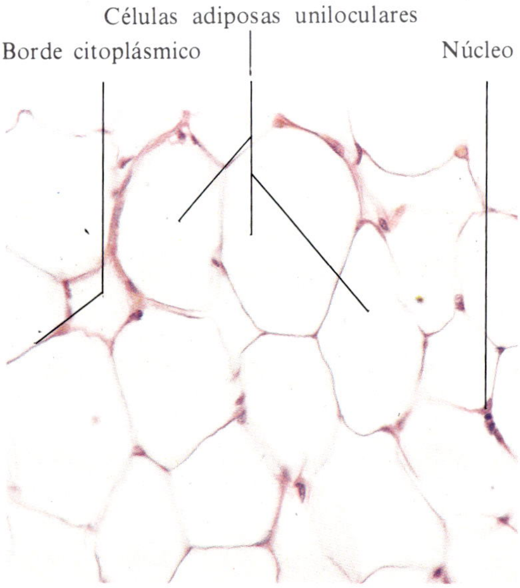

Fig. 4-11. El tejido adiposo ordinario (blanco) está formado por células adiposas uniloculares sostenidas por fibras reticulares. El lípido ha desaparecido durante la preparación del material y los adipocitos aparecen vacíos, con tan sólo un fino borde citoplásmico. H & E. x275.

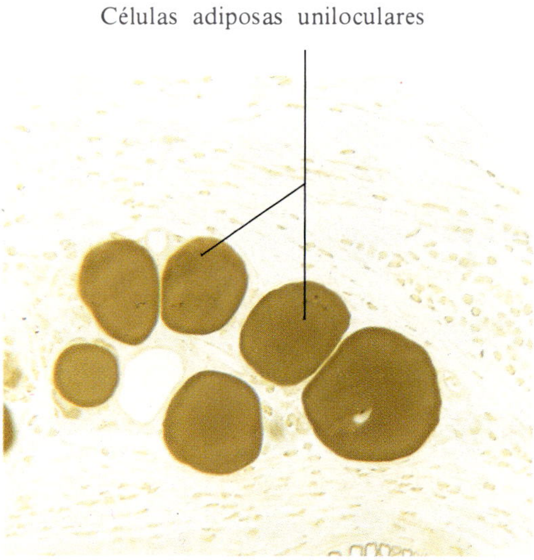

Fig. 4-12. Pequeño grupo de **células adiposas uniloculares,** cuyos lípidos han sido bien preservados mediante fijación y tinción con osmio. x165.

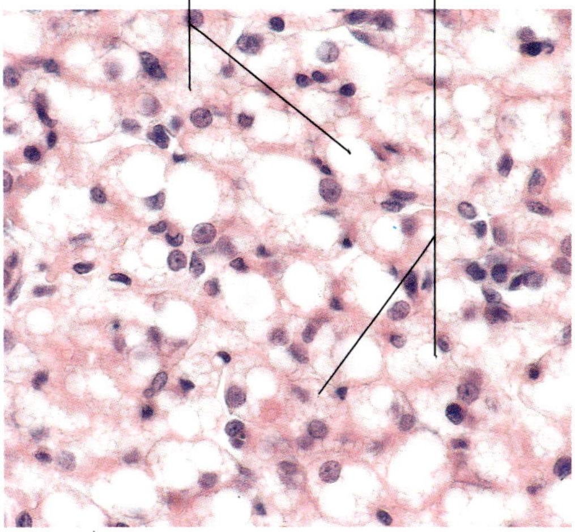

Fig. 4-13. **Tejido adiposo pardo** de la región interescapular de la rata. Las células adiposas son multiloculares. H & E. x440.

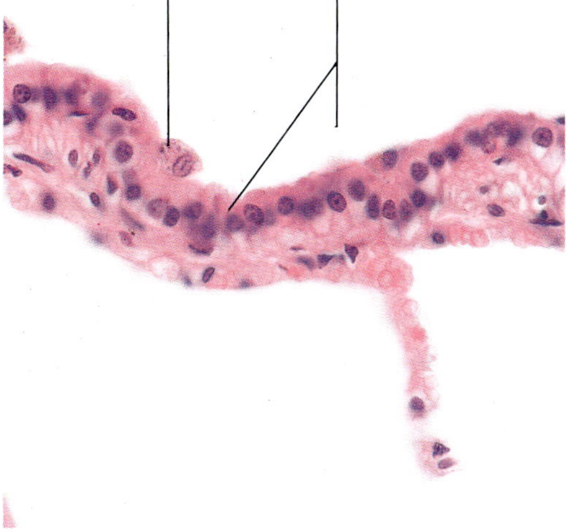

Fig. 4-14. **Macrófago alveolar** dispuesto sobre la superficie del epitelio de un bronquiolo. El macrófago contiene partículas de carbón en polvo que ha fagocitado, y es también llamado "célula del polvo". H & E. x440.

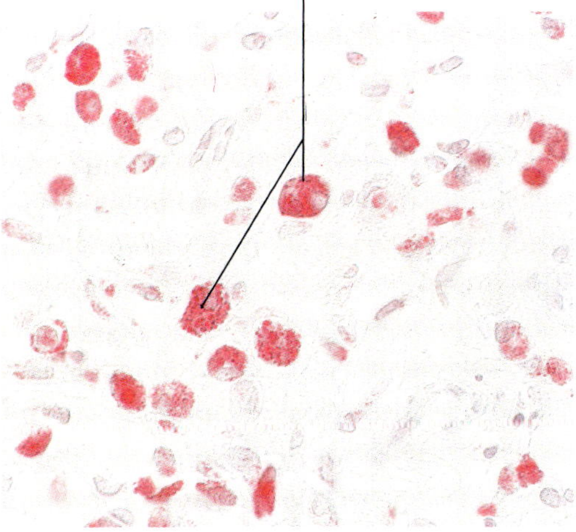

Fig. 4-15. **Macrófagos** de un tejido conjuntivo laxo, que ha sido teñido supravitalmente mediante la adición de carmín de litio a una preparación de tejido vivo. Las partículas rojas de carmín de litio han sido fagocitadas por los macrófagos, poniéndose así de manifiesto en su citoplasma. x440.

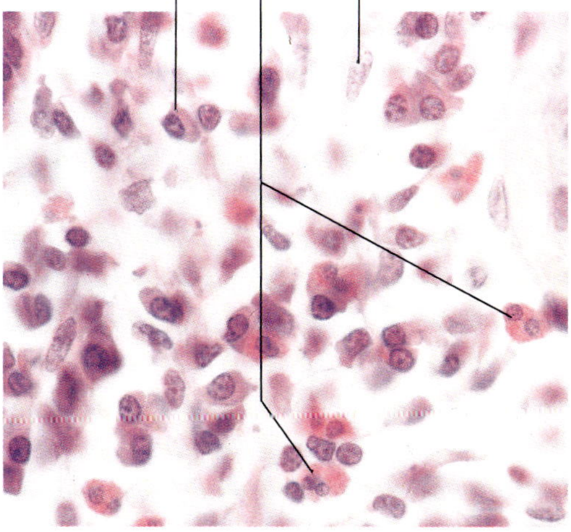

Fig. 4-16. Tejido conjuntivo laxo de la **lámina propia del intestino delgado.** Este tejido contiene abundantes células de tipos variados. H & E. x660.

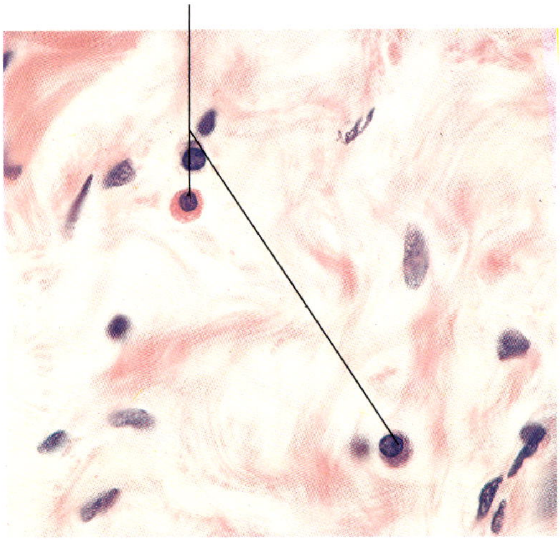

Fig. 4-17. Células cebadas en el tejido conjuntivo denso de la **glándula mamaria.** H & E. x540.

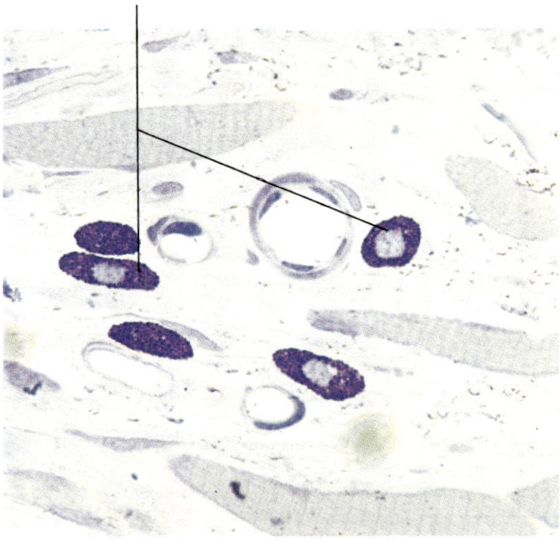

Fig. 4-18. Células cebadas en el tejido conjuntivo de la lengua. Los glucosaminoglucanos contenidos en sus gránulos, como la heparina, se tiñen metacromáticamente con el azul de toluidina. x660.

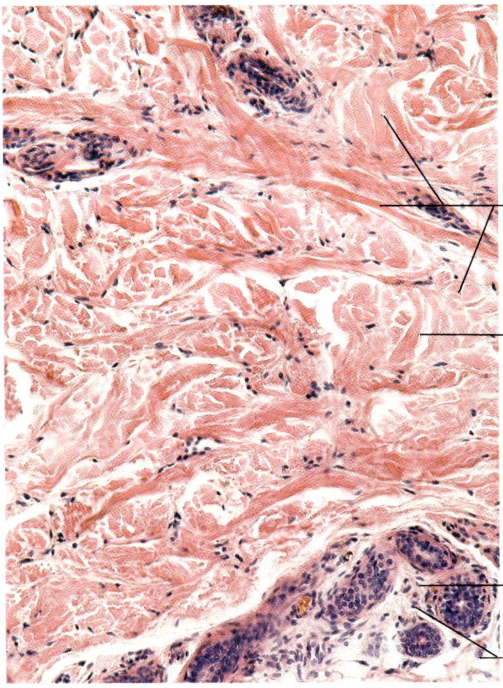

Fig. 4-19. Glándula mamaria mostrando un tabique interlobulillar, constituido por tejido conjuntivo denso, y un lobulillo en el que los alvéolos quedan rodeados por un tejido conjuntivo laxo. H & E. x110.

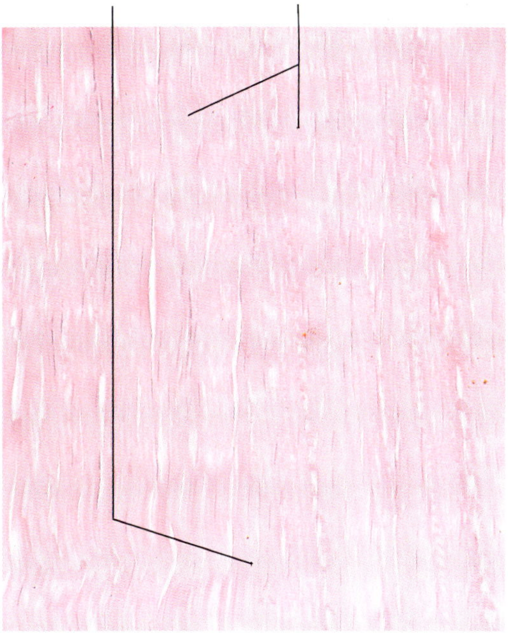

Fig. 4-20. Sección longitudinal de un **tendón,** ejemplo de tejido conjuntivo denso ordenado. H & E. x110.

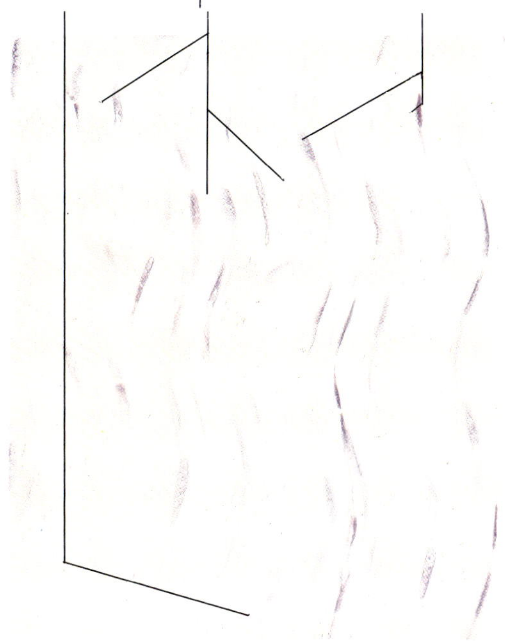

Fig. 4-21. Sección longitudinal de un **tendón** vista a mayor aumento. Los fibroblastos aparecen como células casi rectangulares con núcleos aplanados, dispuestos entre los haces de fibras colágenas. H & E. x440.

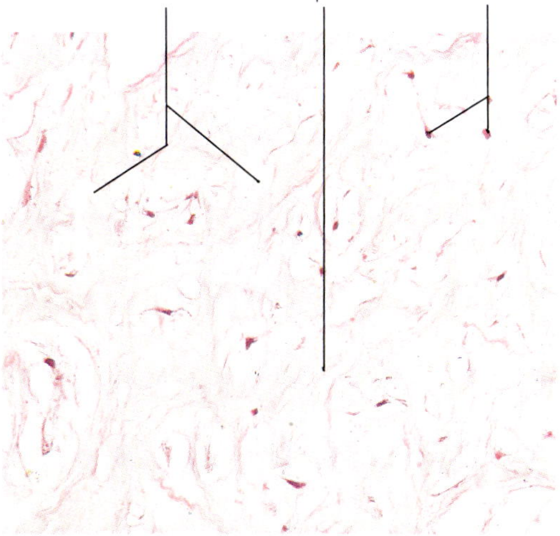

Fig. 4-22. Tejido conjuntivo mucoso (gelatina de Wharton) del **cordón umbilical.** La sustancia fundamental es muy abundante. Los fibroblastos presentan aspecto estrellado. H & E. x135.

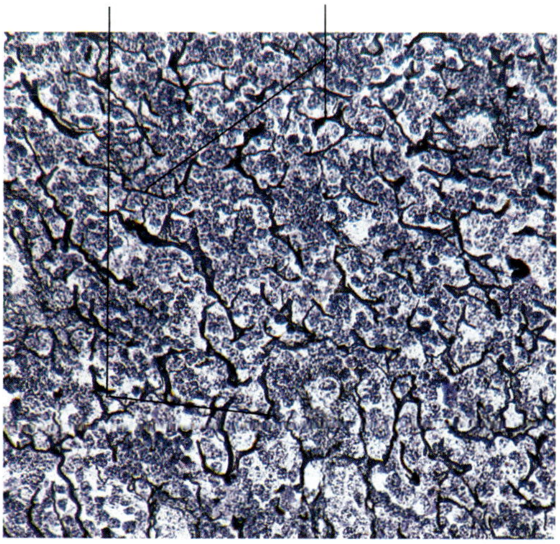

Fig. 4-23. Tejido conjuntivo reticular de un **ganglio linfático.** Las fibras reticulares han sido teñidas mediante una impregnación argéntica. Bielschowsky. x275.

CAPITULO 5

Sangre y médula ósea

La sangre es una variedad de tejido conjuntivo constituido por células (glóbulos o elementos formes) suspendidos en un líquido, el plasma. Está contenida en los vasos sanguíneos y circula por ellos gracias a la contracción del corazón y a la elasticidad de las paredes vasculares. Un adulto tiene aproximadamente cinco litros.

La sangre es uno de los tejidos con funciones más variadas: transporta los gases sanguíneos, los alimentos y los catabolitos; contiene agentes celulares y humorales que controlan las infecciones; irriga a tejidos y células que, a su vez, dejan ejercer su efecto sobre la sangre y así se controla el pH, la temperatura, los niveles hormonales, la tensión osmótica, etc.

La sangre fresca es roja; su densidad es de 1052 a 1064 g/l y coagula rápidamente. Si se coloca en un tubo de ensayo y se impide la coagulación, se produce la sedimentación de las células sanguíneas. Se constituyen así tres capas. La inferior roja, está formada por hematíes o glóbulos rojos, y representa el 45 por 100 del volumen total. A este volumen se le conoce con el nombre de hematocrito. La capa media es fina, de color blanco, contiene glóbulos blancos y plaquetas, apenas representa el 1 por 100 del total sanguíneo. La capa superior está formada por un líquido rojizo, el plasma, que es el representante, en cierto modo, de la sustancia intercelular del tejido conjuntivo.

Para estudiar la sangre no se recurre a secciones más o menos finas, como en el caso de los restantes tejidos del organismo, sino a la extensión de una gota sobre un portaobjetos que se colorea debidamente. Se utilizan habitualmente colorantes tipo Romanowski, como el Giemsa o el May-Grünwald, que son mezclas de eosina, azul de metileno y azures (productos de oxidación del azul de metileno).

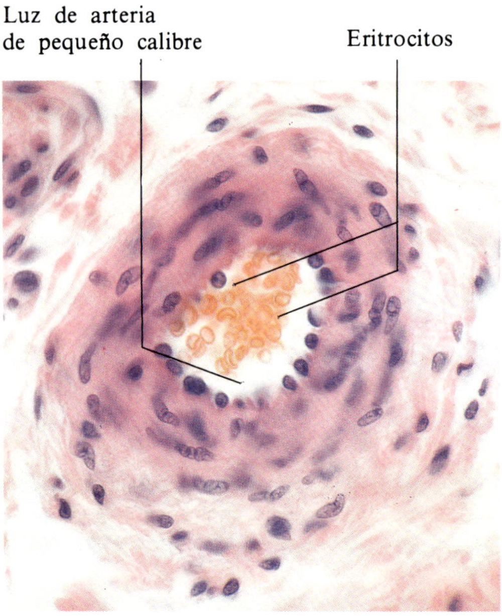

Fig. 5-1. Sección transversal de una arteria de pequeño calibre para mostrar el aspecto general de los **eritrocitos en los cortes histológicos.** H & E. x440.

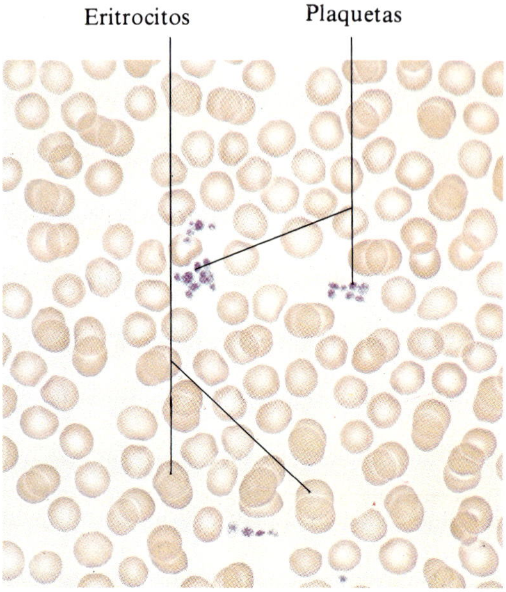

Fig. 5-2. Frotis de sangre teñido con la técnica May-Gründwald-Giemsa. Se observan **eritrocitos y acúmulos de plaquetas.** x660.

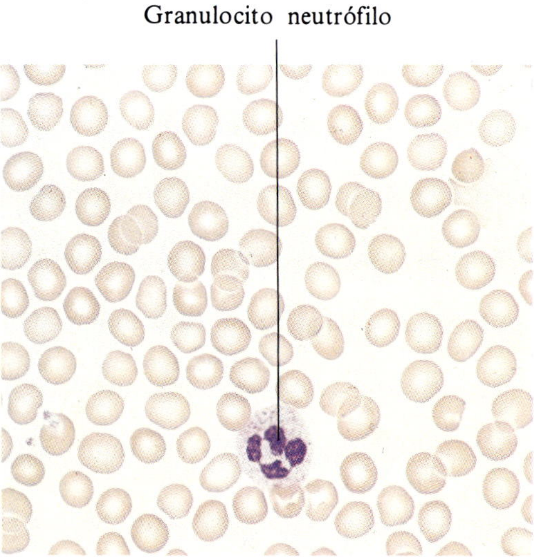

Fig. 5-3. Frotis de sangre mostrando un **granulocito neutrófilo.** May-Gründwald-Giemsa. x660.

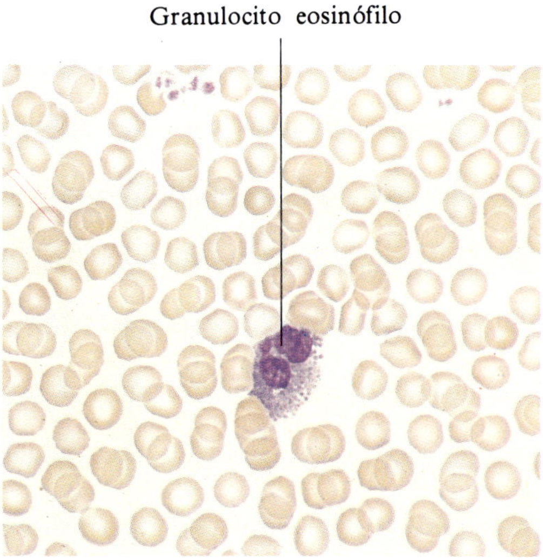

Fig. 5-4. Frotis sanguíneo mostrando un **granulocito eosinófilo.** El aspecto del núcleo —dos lóbulos unidos por un delgado puente— es característico. May-Gründwald-Giemsa. x660.

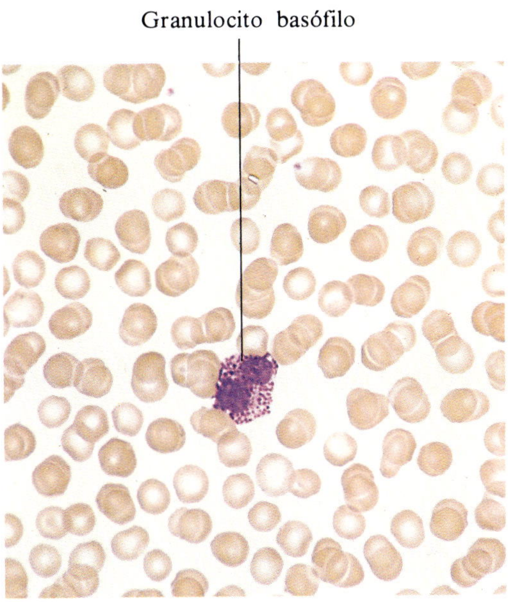

Fig. 5-5. Frotis sanguíneo mostrando un **granulocito basófilo.** May-Gründwald-Giemsa. x660.

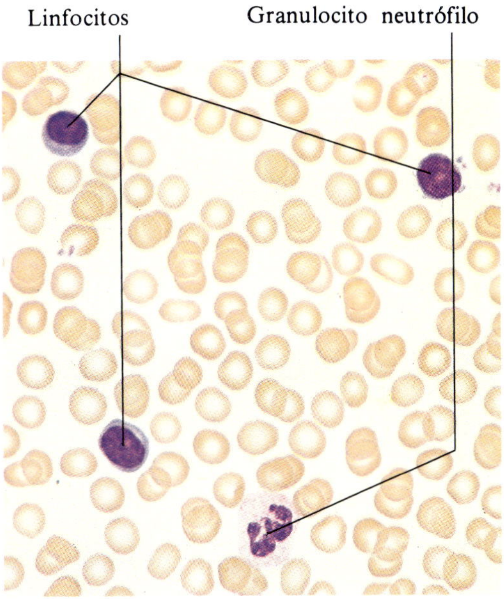

Fig. 5-6. Frotis sanguíneo mostrando tres **linfocitos** y un **granulocito neutrófilo.** May-Gründwald-Giemsa. x660.

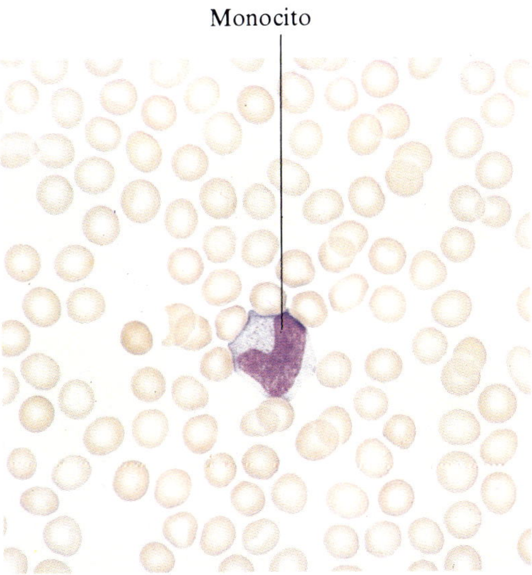

Fig. 5-7. Frotis sanguíneo mostrando un **monocito.** El aspecto arriñonado del núcleo es característico. May-Gründwald-Giemsa. x660.

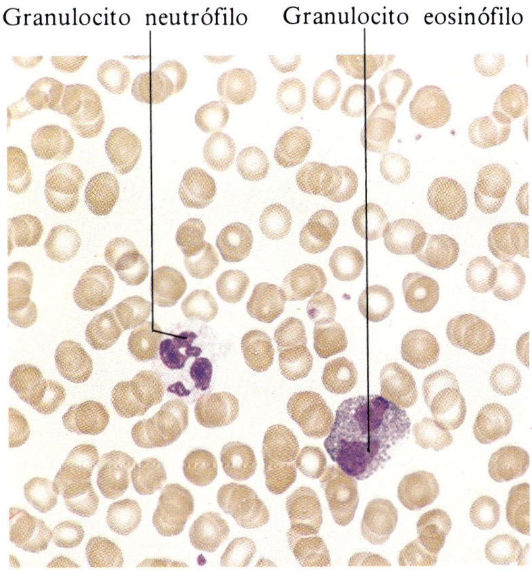

Fig. 5-8. Frotis sanguíneo mostrando un **granulocito neutrófilo** y un **granulocito eosinófilo.** El primero muestra el aspecto nuclear multilobulado característico de los granulocitos neutrófilos o polimorfonucleares. May-Gründwald-Giemsa. x660.

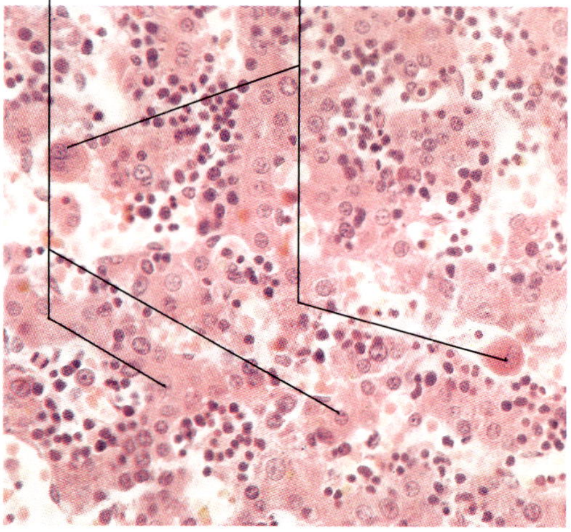

Fig. 5-9. **Hígado hematopoyético** de un feto de tres meses mostrando la formación de células sanguíneas entre los tabiques de hepatocitos. H & E. x275.

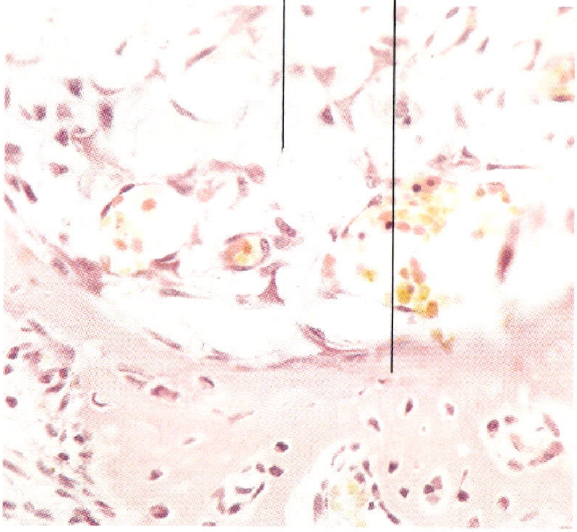

Fig. 5-10. Médula ósea primitiva de un feto humano en el tercer mes de vida intrauterina. En los vasos sanguíneos recientemente formados se observan eritrocitos nucleados. H & E. x275.

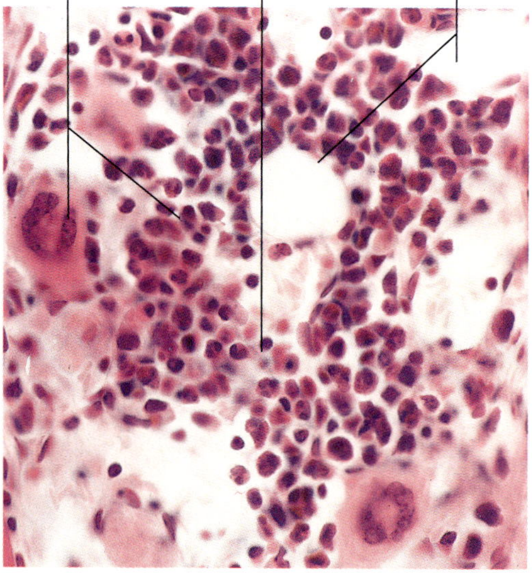

Fig. 5-11. Médula ósea roja hematopoyéticamente activa. Entre las células sanguíneas en formación se aprecian con claridad dos megacariocitos. H & E. x440.

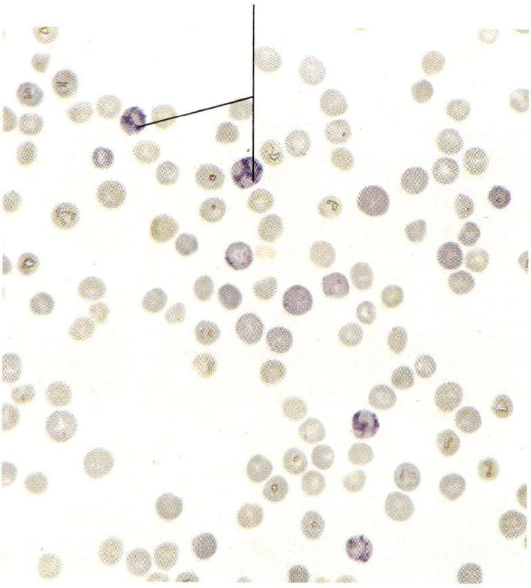

Fig. 5-12. Frotis de sangre teñido supravitalmente con azul cresil brillante para demostrar la presencia de **reticulocitos.** La sangre se obtuvo de un paciente con un elevado número de reticulocitos en sangre. x660.

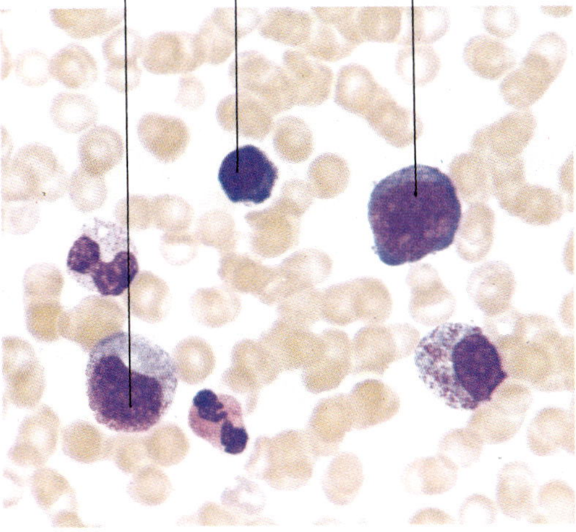

Fig. 5-13. Frotis de médula ósea. Esta imagen y las siguientes ilustran diversos estadíos de la hematopoyesis y han sido obtenidas mediante aspiraciones de médula ósea. May-Gründwald-Giemsa. x660.

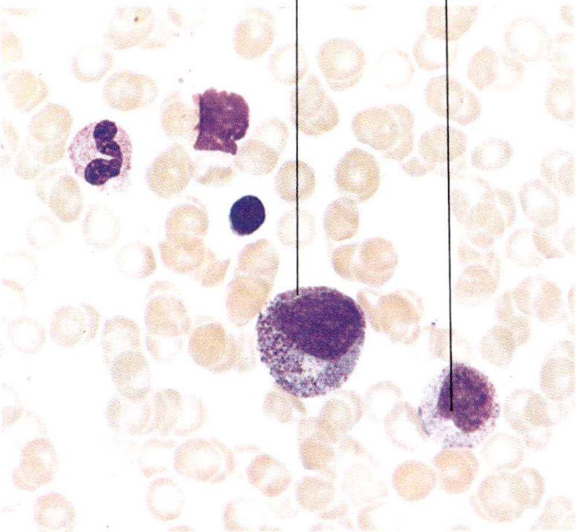

Fig. 5-14. Frotis de médula ósea. May-Gründwald-Giemsa. x660.

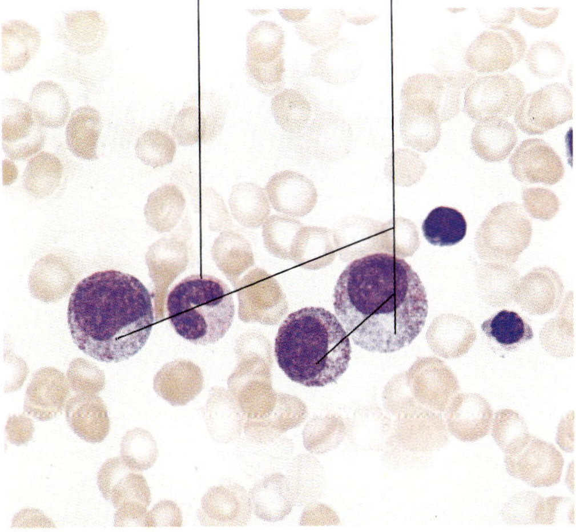

Fig. 5.15. Frotis de médula ósea. May-Gründwald-Giemsa. x660.

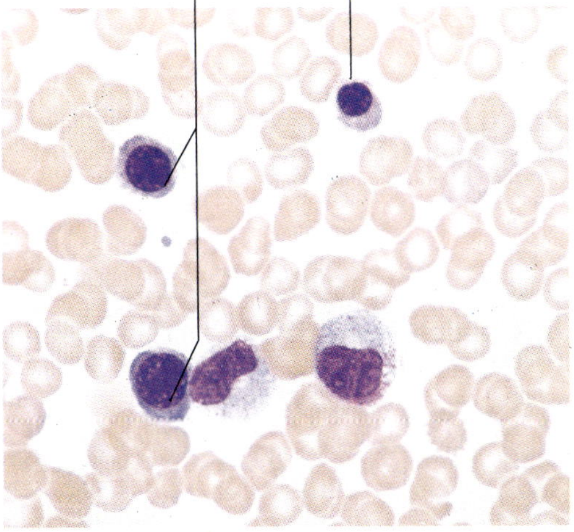

Fig. 5-16. Frotis de médula ósea. May-Gründwald-Giemsa. x660.

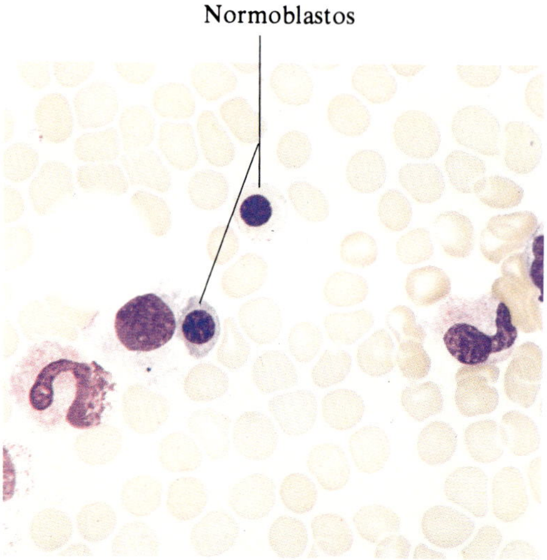

Fig. 5-17. Frotis de médula ósea. May-Gründwald-Giemsa. x660.

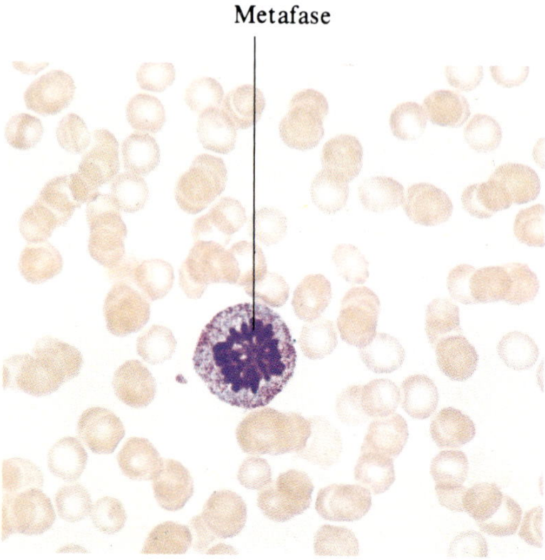

Fig. 5-18. Frotis de médula ósea mostrando una célula en **metafase** de la mitosis. May-Gründwald-Giemsa. x660.

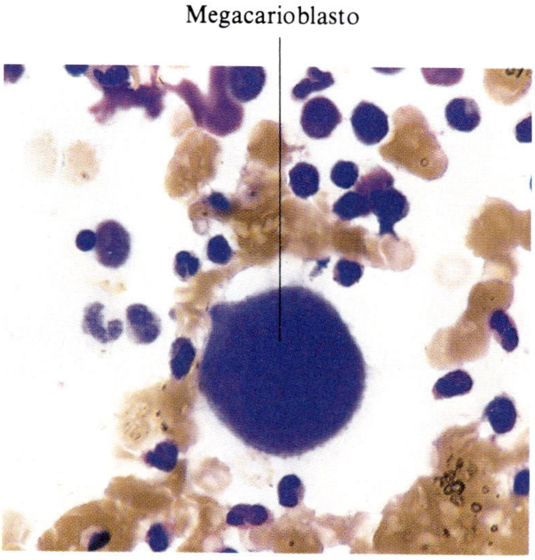

Fig. 5-19. Frotis de médula ósea mostrando un **megacarioblasto.** May-Gründwald-Giemsa, x660.

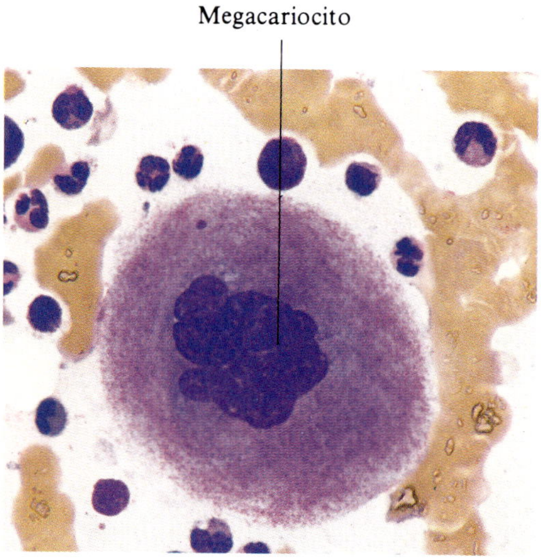

Fig. 5-20. Frotis de médula ósea mostrando un **megacariocito.** La lobulación del núcleo poliploide es característica. May-Gründwald-Giemsa. x660.

CAPITULO 6

Tejidos esqueléticos

El hueso y el cartílago constituyen los ejemplos más genuinos de tejidos esqueléticos o tejidos conjuntivos de sostén. Para poder soportar el peso y no deformarse, contienen no sólo fibras como el tejido conjuntivo sino una sustancia fundamental, sólida en el cartílago y calcificada en el hueso.

Hay tres variedades de tejido cartilaginoso en el cuerpo humano: cartílago hialino, elástico y fibroso. La variedad más abundante en el cuerpo es el cartílago hialino, de aspecto semitransparente y flexible, que contiene de forma equilibrada células, sustancia fundamental y fibras colágenas. En la etapa fetal constituye la mayor parte de los huesos del esqueleto. En el adulto reviste las superficies articulares, forma el cartílago de la nariz, las paredes de la laringe, cartílagos de la tráquea y bronquios y los cartílagos costales.

El tejido óseo es una variedad de tejido conjuntivo en el que la matriz aparece impregnada en sales cálcicas. Está constituido por células, fibras, sustancia fundamental y sales minerales.

Los osteoblastos son las células encargadas de la formación del hueso. Son células basófilas, poliédricas, con varias prolongaciones citoplasmáticas. Se disponen en empalizada al lado del hueso que están formando.

Los osteocitos son células derivadas de los osteoblastos que están alojados en unas cavidades del hueso conocidas como lagunas óseas o osteoplasmas. Los osteocitos son células especializadas en la renovación de la matriz ósea y en el mantenimiento del intercambio del calcio.

Los osteoclastos son células óseas esféricas encargadas de la resorción del tejido óseo.

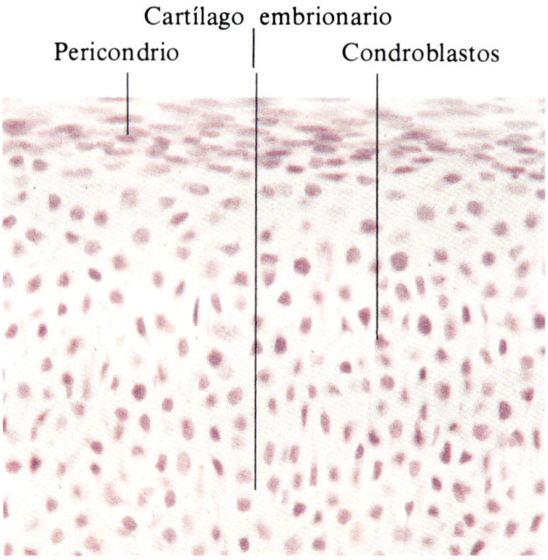

Fig. 6-1. Cartílago embrionario de un feto de tres meses. Los condroblastos están muy agrupados y apenas se observa matriz cartilaginosa. H & E. x660.

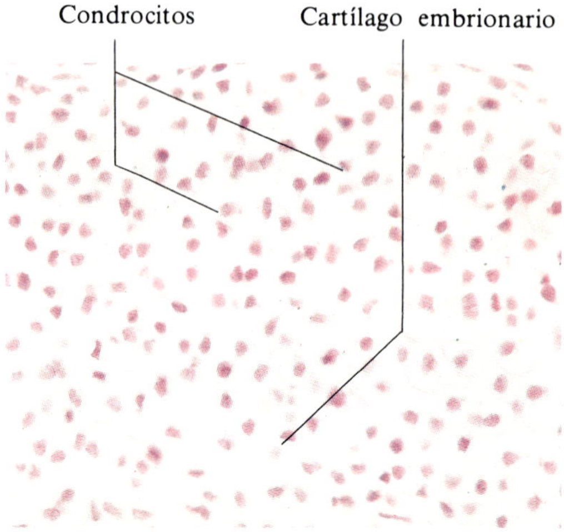

Fig. 6-2. Cartílago embrionario del mismo feto de la figura 6-1, pero en un estadío algo posterior del desarrollo del cartílago. Los condroblastos se han transformado en condrocitos que aparecen menos densamente agrupados que los condroblastos, debido a la presencia de una matriz cartilaginosa más abundante, secretada por los condroblastos. H & E. x340.

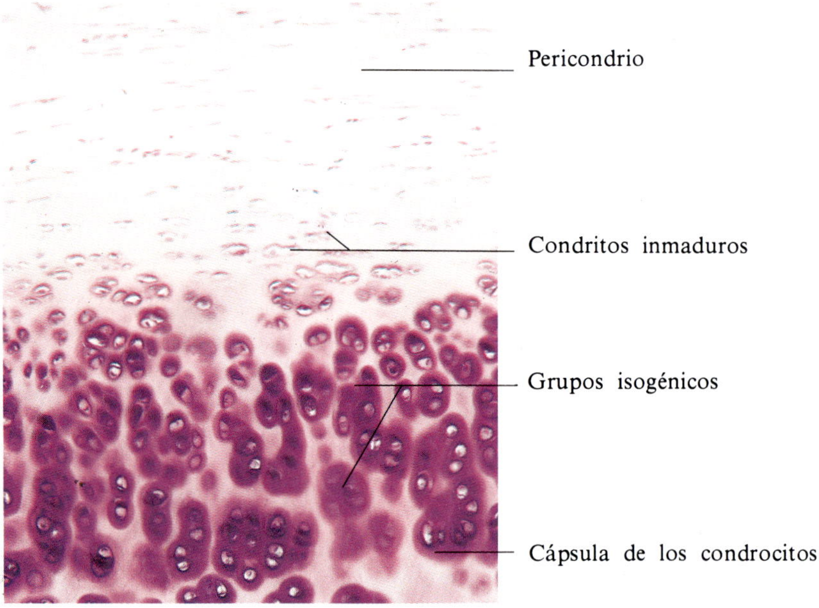

Fig. 6-3. Porción superficial del **cartílago traqueal** mostrando la presencia de un cartílago hialino maduro. H & E. x135.

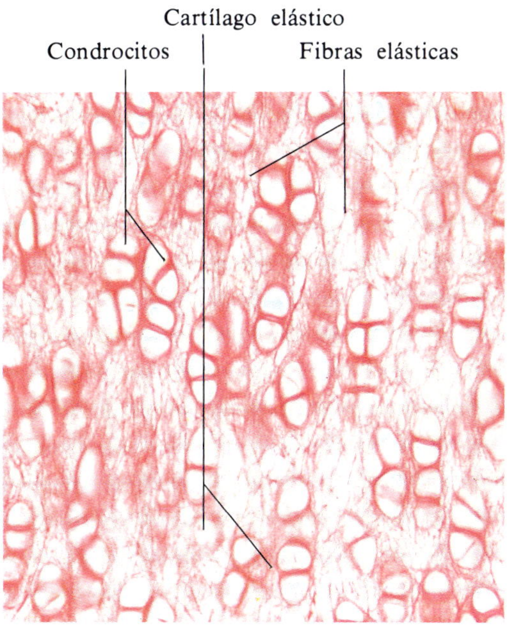

Fig. 6-4. Cartílago epiglótico. Es un ejemplo de cartílago elástico. Orceína. x165.

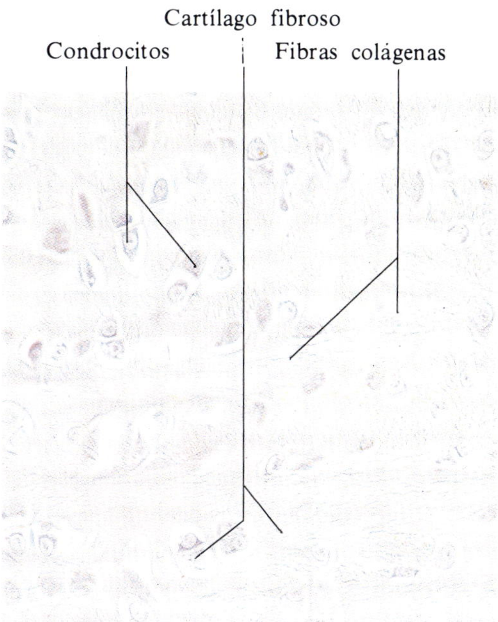

Fig. 6-5. Cartílago fibroso de la superficie articular de una vértebra. H & E. x275.

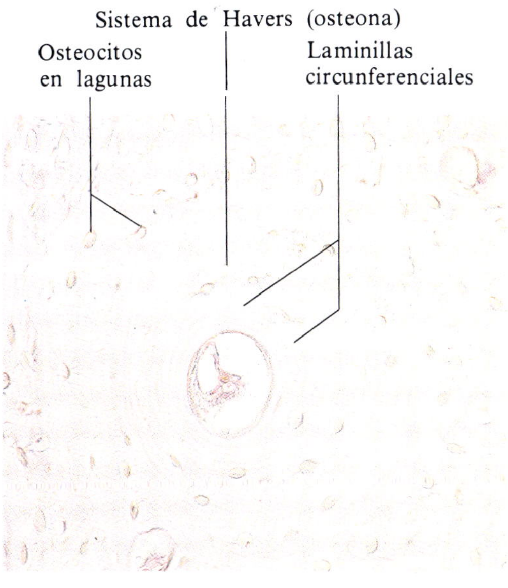

Fig. 6-6. Hueso compacto descalcificado mostrando un sistema de Havers (osteona). Tinción con eosina. x275.

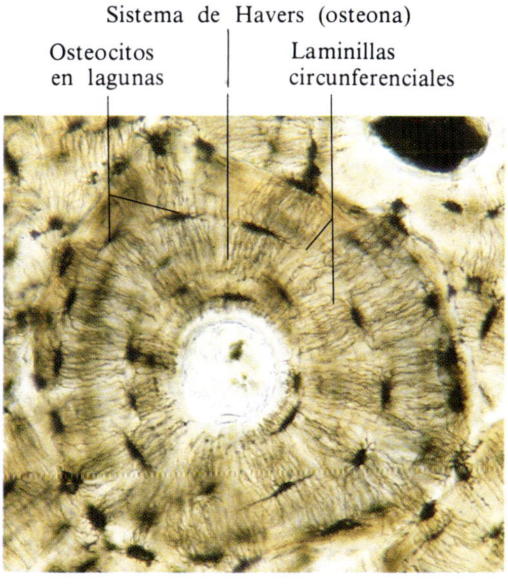

Fig. 6-7. Sistema de Havers de un **hueso compacto** visto a mayor aumento. x235.

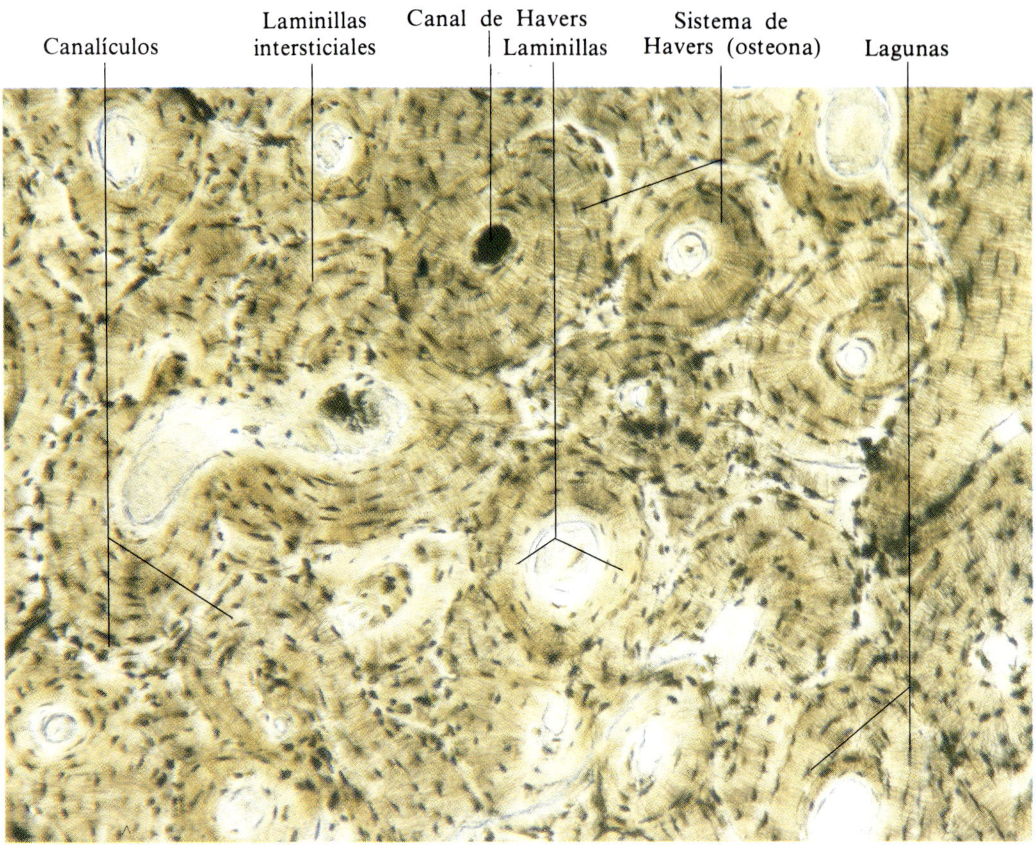

Fig. 6-8. Hueso compacto mostrando numerosos sistemas de Havers y laminillas intersticiales. x110.

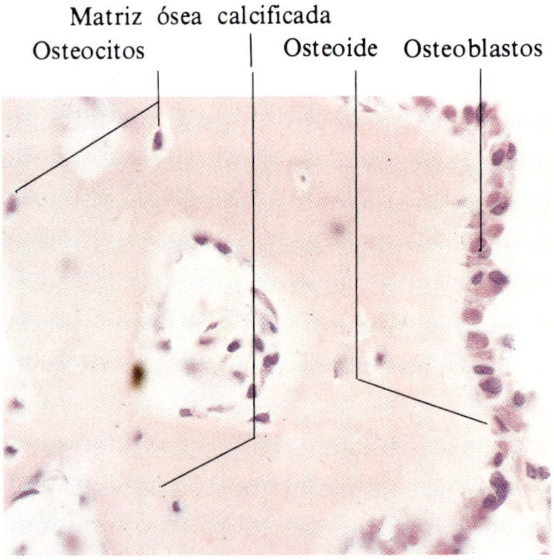

Fig. 6-9. Centro primario de osificación en el primordio de un hueso plano de la bóveda craneal de un feto humano de tres meses. H & E. x440.

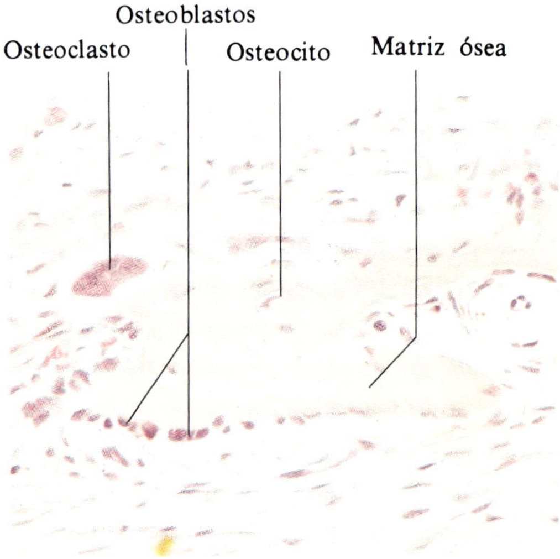

Fig. 6-10. Centro primario de osificación en el primordio de un hueso plano de la bóveda craneal de un feto humano de tres meses. Se observa ya una trabécula ósea en el hueso en formación. H & E. x275.

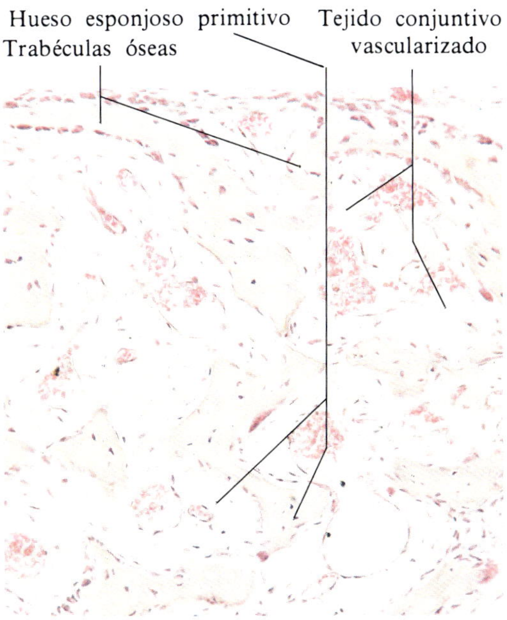

Fig. 6-11. Hueso esponjoso primitivo del primordio de un hueso plano de la bóveda craneal de un feto humano de tres meses. H & E. x135.

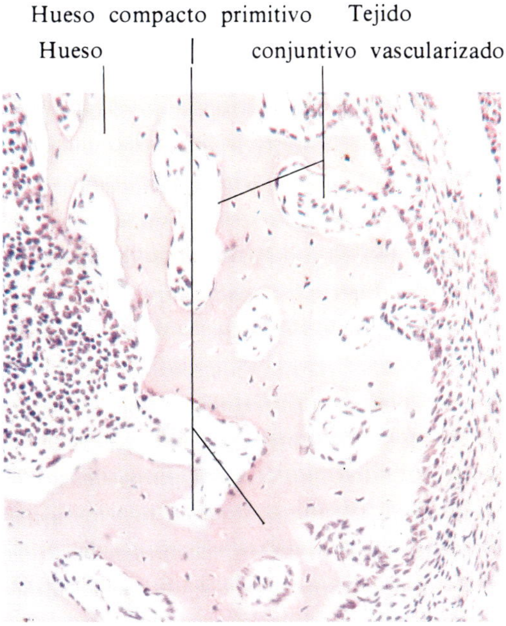

Fig. 6-12. Hueso compacto primitivo del primordio de un hueso plano de la bóveda craneal de un feto humano de tres meses. H & E. x165.

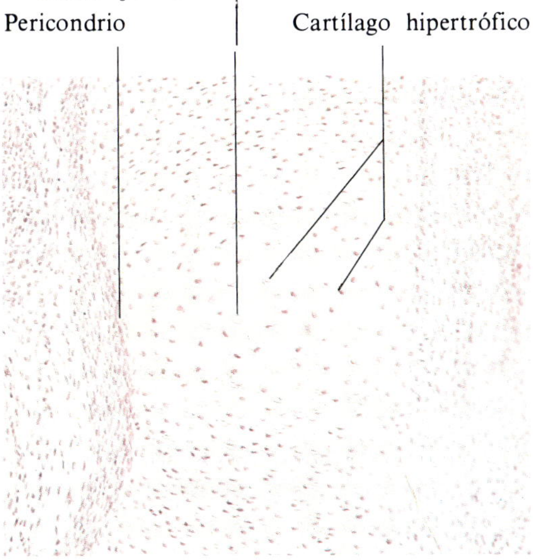

Fig. 6-13. Centro primario diafisario de osificación formado sobre el modelo de cartílago hialino de un hueso largo durante la osteogénesis endocondral. H & E. x110.

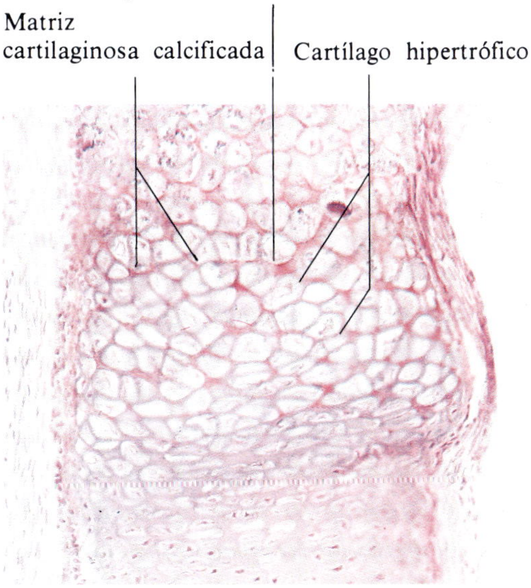

Fig. 6-14. Centro primario diafisario de osificación en un estadío algo posterior del desarrollo. Se observa la calcificación de la matriz cartilaginosa. H & E. x110.

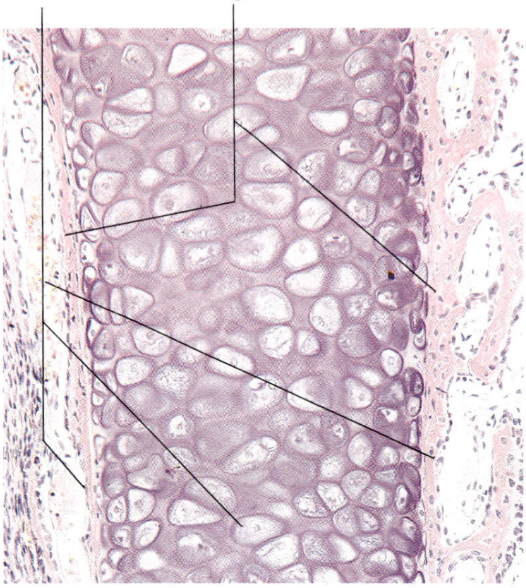

Fig. 6-15. **Centro primario diafisario de osificación** formado sobre el modelo de cartílago hialino de un hueso largo durante la osteogénesis endocondral en un feto humano de tres meses. El modelo cartilaginoso queda rodeado ahora por un collar de hueso subperióstico. H & E. x110.

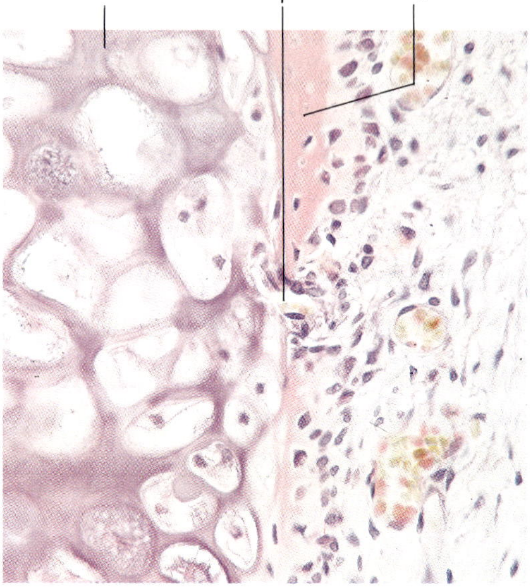

Fig. 6-16. Detalle del **centro primario de osificación** del mismo feto de la figura 6-15. El collar óseo subperióstico es atravesado por una yema del periostio que continúa formando hueso. H & E. x275.

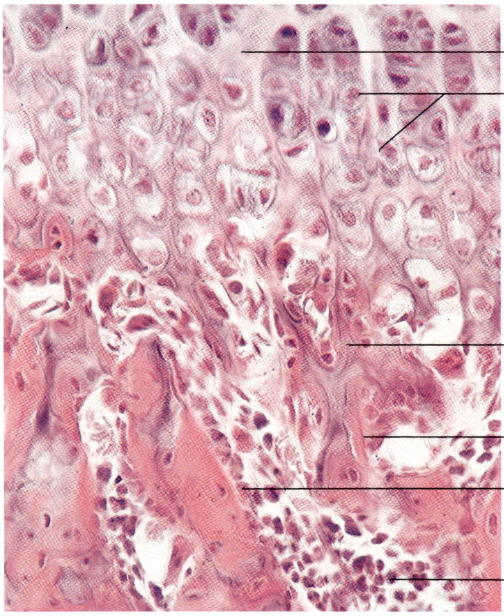

Fig. 6-17. **Osificación endocondral** en el mismo hueso. El cartílago hipertrófico es sustituido por trabéculas de matriz cartilaginosa calcificada, que van siendo rodeadas por una capa de hueso neoformado de aspecto eosinófilo. H & E. x275.

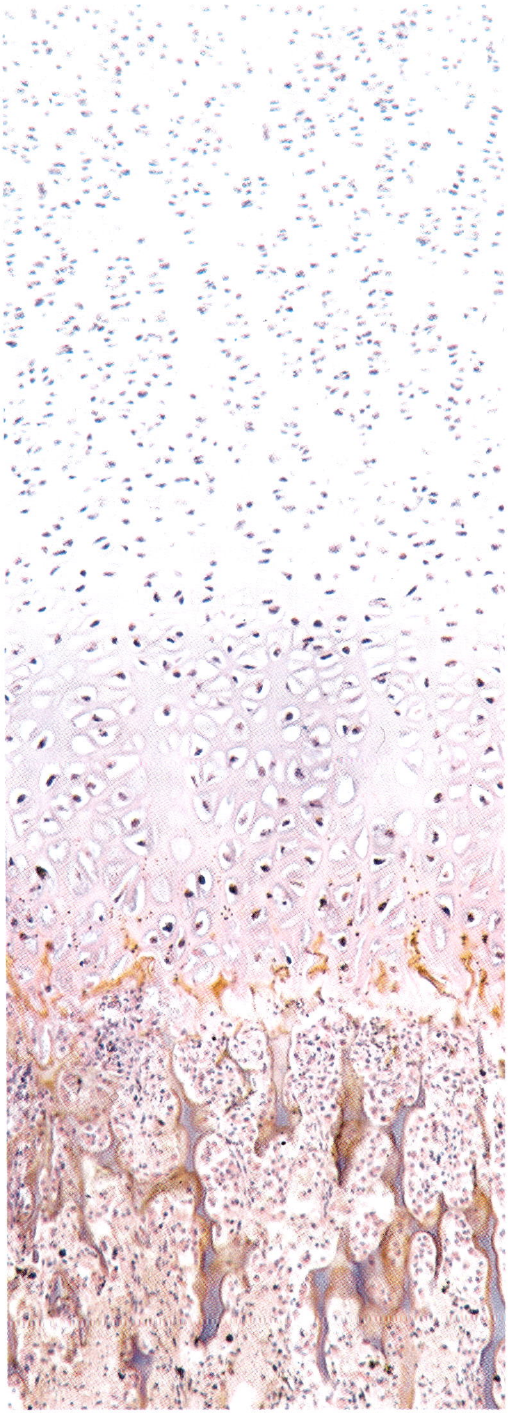

Zona de cartílago en reposo

Zona de cartílago en proliferación

Zona de cartílago hipertrófico

Zona de cartílago calcificado

Zona de desaparición del cartílago y sustitución por hueso depositado

Fig. 6-18. Sección longitudinal de la transición entre epífisis y diáfisis en un hueso largo, cuyo crecimiento en longitud tiene lugar mediante osificación endocondral. H & E. x110.

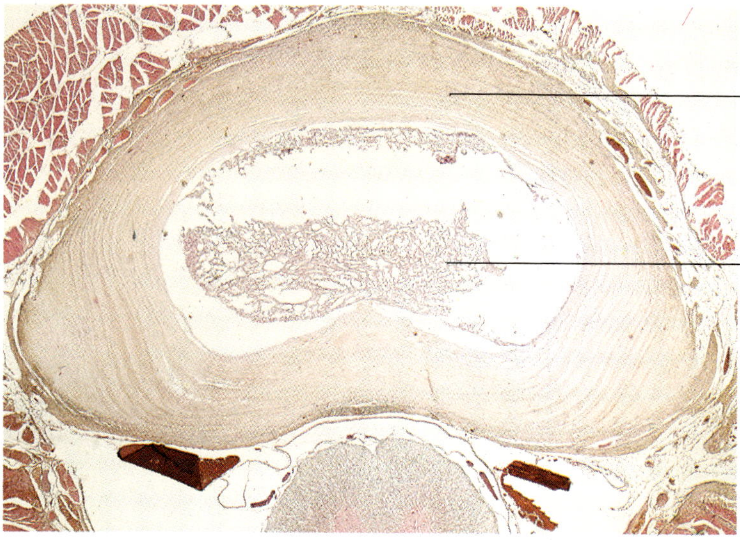

Fig. 6-19. Sección horizontal de un **disco intervertebral.** H & E. x10.

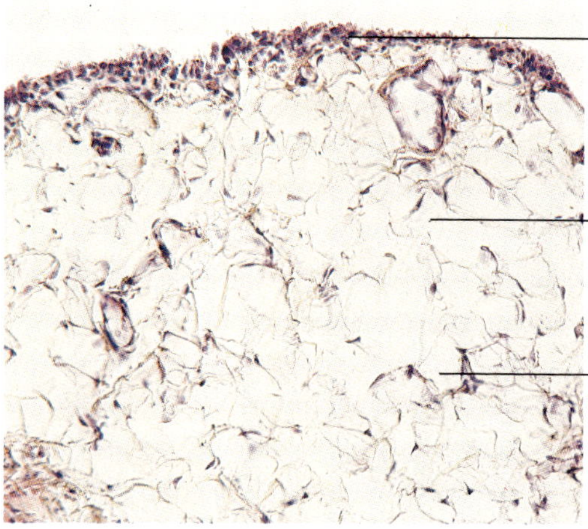

Fig. 6-20. Membrana sinovial del tipo adiposo. La capa superficial de sinoviocitos queda separada de la cápsula fibrosa por una capa de células adiposas. H & E. x135.

CAPITULO 7

Tejido muscular

El tejido muscular está constituido por células alargadas altamente especializadas en la contracción. Para ello, su citoplasma contiene proteínas contráctiles, como la actina y la miosina, dispuestas en forma fibrilar, y transforman la energía química en energía mecánica mediante la degradación del ATP. Desde el punto de vista morfológico, se distinguen tres tipos de músculo: liso, estriado y cardíaco.

Las células musculares lisas son fusiformes. El núcleo es alargado, tiene los extremos redondeados y presentan uno o dos núcleos. El citoplasma es fuertemente eosinófilo y fibrilar. Su contracción es involuntaria.

Las células musculares estriadas que forman el músculo esquelético son de contracción voluntaria y pueden medir varios centímetros de longitud. Son multinucleadas, con los núcleos dispuestos en la periferia, y muestran estriación tanto longitudinal como transversal. La mayor parte del citoplasma está ocupado por miofibrillas, de aproximadamente una micra de espesor, orientadas en el sentido del eje mayor de la célula, extendiéndose de extremo a extremo de la misma. Entre las miofibrillas, o entre ellas y el sarcolema, quedan espacios reducidos ocupados por los orgánulos citoplasmáticos, entre los que predominan las mitocondrias. En cada miofibrilla se distinguen bandas claras (I) y oscuras (A) alternantes. Las bandas I están divididas, en su parte media, por una línea densa (línea Z). Estas bandas se disponen en registro en todas las miofibrillas, resultando la estriación transversal característica.

El músculo cardíaco está formado por células musculares estriadas, de contracción involuntaria. Se diferencian de las células del músculo estriado esquelético en que son menos gruesas y más cortas, uninucleadas (con los números dispuestos en el centro de las células), y se anastomosan entre sí formando una tupida red. Las células se conectan unas a otras mediante los llamados discos intercalares observados en las imágenes como líneas Z muy gruesas que, en realidad, corresponden a uniones especializadas entre células, semejantes a los complejos de unión, pero con contorno muy sinuoso.

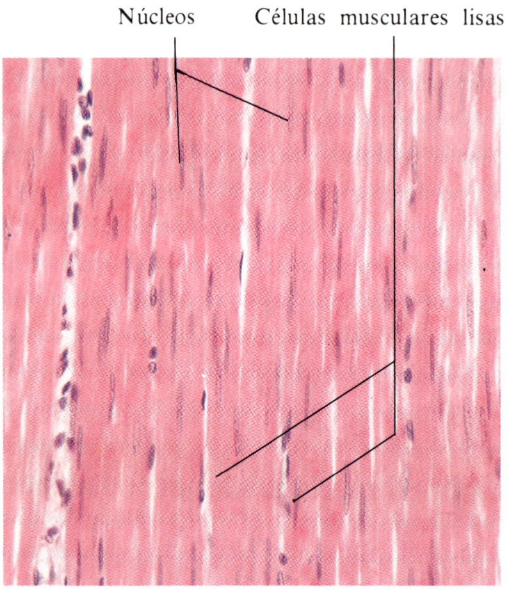

Fig. 7-1. Sección longitudinal de células musculares lisas de la pared del **intestino delgado.** Se pueden apreciar los característicos núcleos alargados en la parte central de las células musculares. H & E. x275.

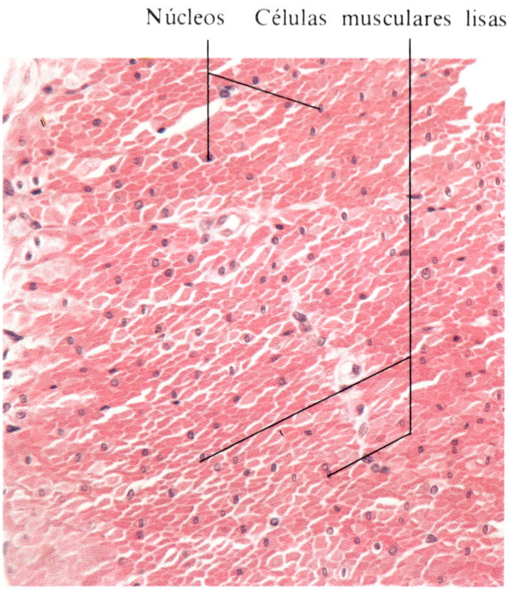

Fig. 7-2. Sección transversal de células musculares lisas en la pared del **intestino delgado.** Se observa el contorno redondeado de las células y de algunos núcleos que han quedado incluidos en el plano de la sección. H & E. x275.

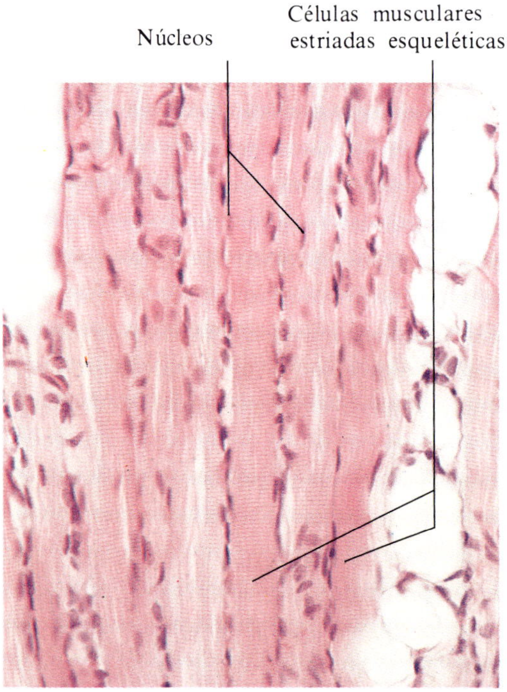

Fig. 7-3. Sección longitudinal de músculo estriado esquelético de la **lengua.** Se distinguen la estriación transversal y la disposición periférica de los núcleos. H & E. x275.

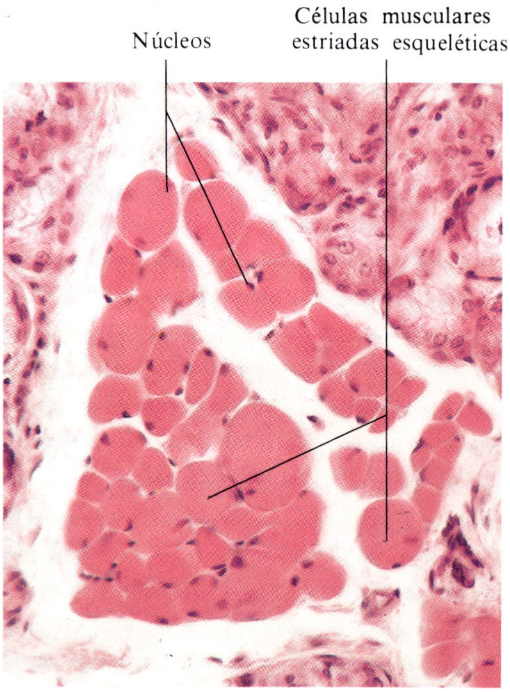

Fig. 7-4. Sección transversal de músculo estriado esquelético de la **lengua.** Se aprecian el contorno redondeado de las células y la disposición periférica de los núcleos. H & E. x275.

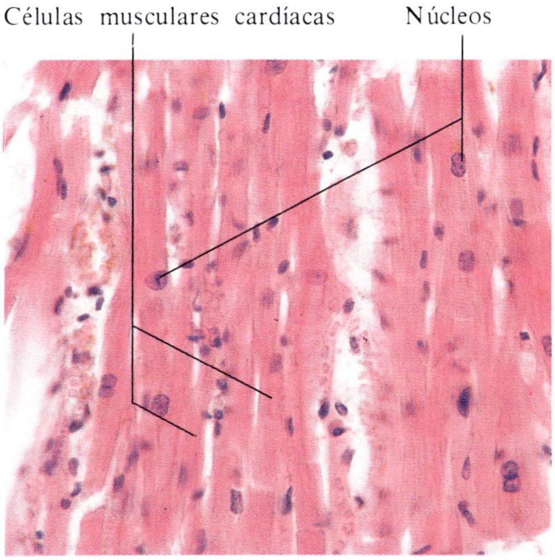

Fig. 7-5. Sección longitudinal de **músculo cardíaco.** La estriación transversal, aunque presente, es menos marcada que en el músculo esquelético, y los núcleos se disponen centralmente en las células. H & E. x275.

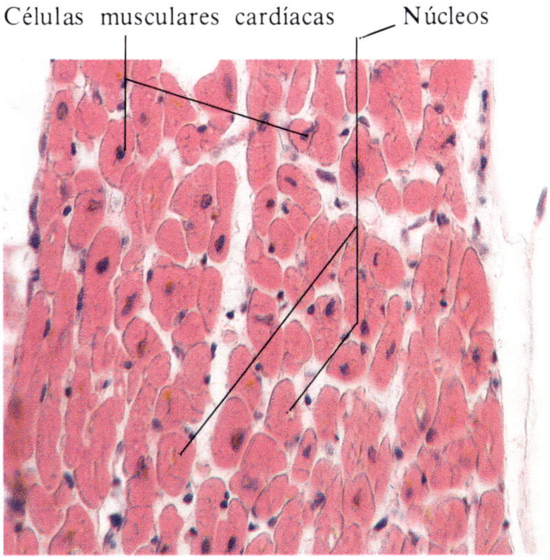

Fig. 7-6. Sección transversal de **músculo cardíaco.** El tamaño y contorno de las células musculares es más irregular que en el músculo esquelético. H & E. x275.

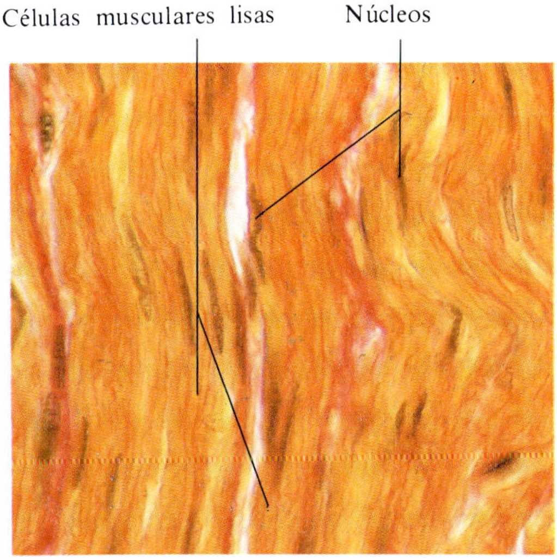

Fig. 7-7. Sección longitudinal de células musculares lisas en la pared del **esófago.** Van Gieson. x540.

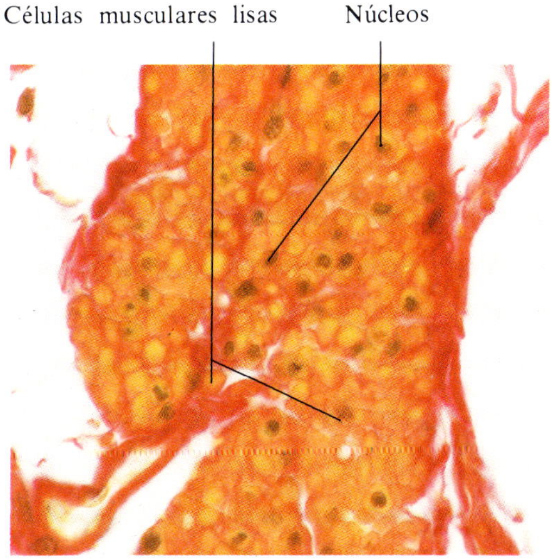

Fig. 7-8. Sección transversal de células musculares lisas de la pared del **esófago.** Van Gieson. x540.

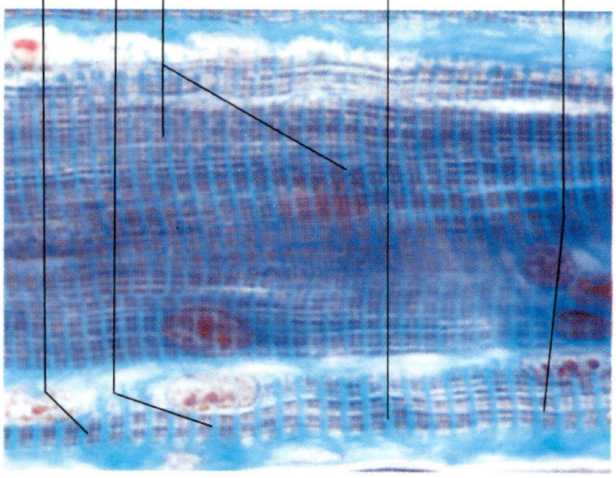

Fig. 7-9. Sección longitudinal de **músculo estriado esquelético.** La mayor parte de la imagen está ocupada por una sola célula muscular que presenta varias miofibrillas dispuestas paralelamente en sentido longitudinal. A este aumento se pueden apreciar las distintas bandas de la sarcómera. Azán. x880.

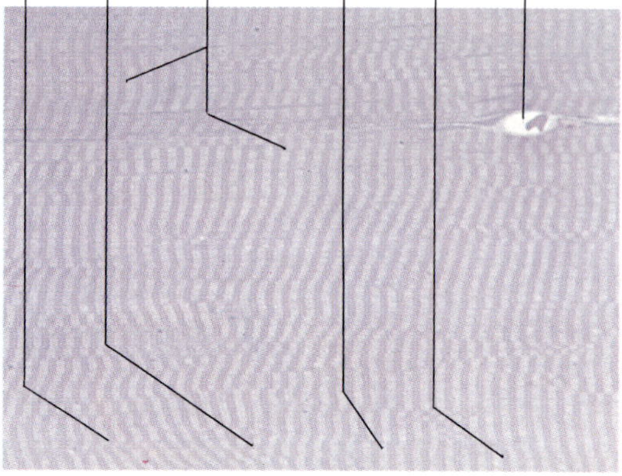

Fig. 7-10. Sección longitudinal de **músculo estriado esquelético.** Se observa parte de dos células musculares, separadas por un estrecho endomisio que contiene un capilar sanguíneo. Material incluido en Epon y teñido con azul de metileno. x640.

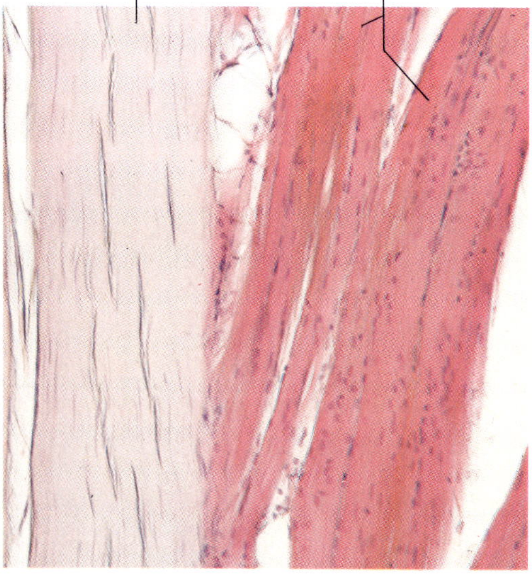

Fig. 7-11. Sección longitudinal a través de la **transición entre fibras musculares esqueléticos y su tendón de unión al hueso.** H & E. x135.

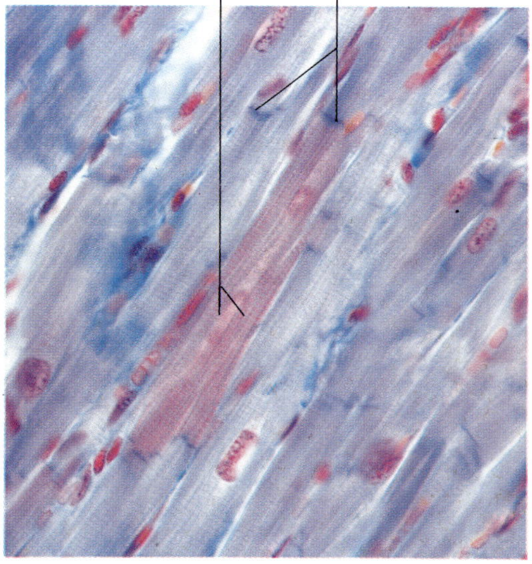

Fig. 7-12. Sección longitudinal de **músculo cardíaco** mostrando el aspecto escaleriforme de los discos intercalares. Azán. x440.

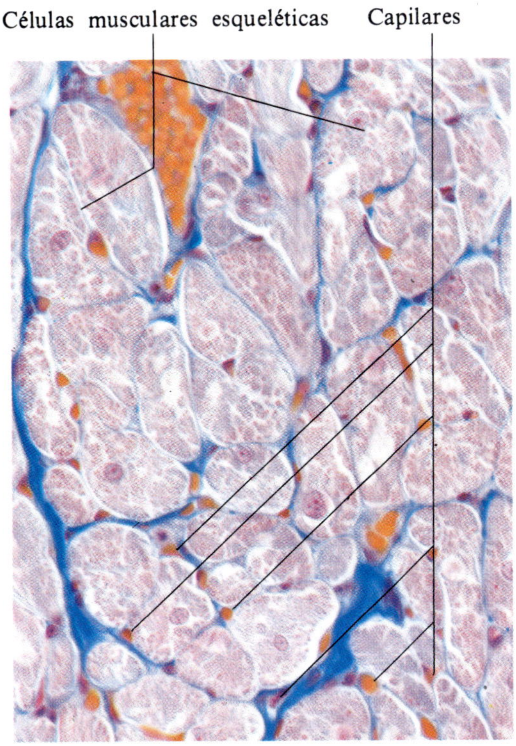

Fig. 7-13. Sección transversal de **músculo cardíaco** mostrando la abundancia de capilares sanguíneos entre las fibras musculares. Azán. x440.

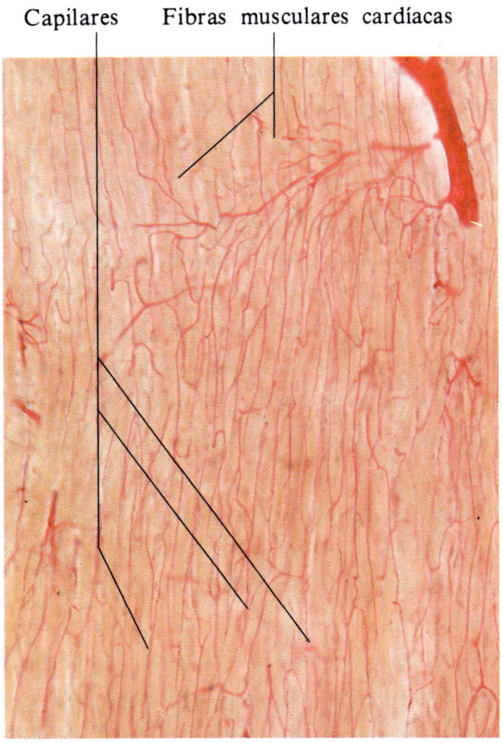

Fig. 7-14. Preparación de **músculo estriado esquelético** en la que la micro-arquitectura de la vascularización capilar ha sido demostrada utilizando una inyección de carmín de litio en la corriente arterial. x135.

CAPITULO 8

Tejido nervioso

El tejido nervioso está distribuido en dos sistemas: el sistema nervioso central y el sistema nervioso periférico. El sistema nervioso central está constituido por el encéfalo y la médula espinal, el sistema nervioso periférico por los ganglios nerviosos periféricos, nervios y terminaciones nerviosas.

En el tejido nervioso hay dos tipos de células: células nerviosas o neuronas y células de la glía.

La neurona es una célula altamente especializada que no se divide después de la vida embrionaria. Es una célula capaz de recibir información, integrarla, seleccionarla e informar a otras células. Para cumplir tan variado programa de trabajo ha ido sufriendo durante su desarrollo cambios profundos en su volumen, cantidad y complejidad de organelas, prolongaciones, contactos funcionales, etc.

La neurona consta de un cuerpo celular o pericarion y varias prolongaciones citoplasmáticas. Unas prolongaciones son cortas, y se conocen con el nombre de dentritas; conducen los estímulos nerviosos hacia el cuerpo celular. Otra prolongación es larga, el axón, conduce los estímulos de forma centrífuga. Las sinapsis son contactos especializados entre las células nerviosas, o entre las células nerviosas y otros tipos celulares.

La neurona está rodeada de una membrana plasmática de tipo unitario, que sólo se modifica a nivel de los contactos sinápticos. Esta membrana mantiene el potencial de reposo de la célula de noventa minovoltios, interior negativo, exterior positivo. La membrana plasmática recibe un elevado número de contactos sinápticos. A través de estos contactos la célula se despolariza o hiperpolariza engendrándose así las corrientes eléctricas.

El pericarión está encargado de la síntesis de grandes cantidades de proteínas, lípidos, etcétera, con lo que la célula obtiene los productos necesarios para su manutención, formación de organelas y elaboración de neurotransmisores.

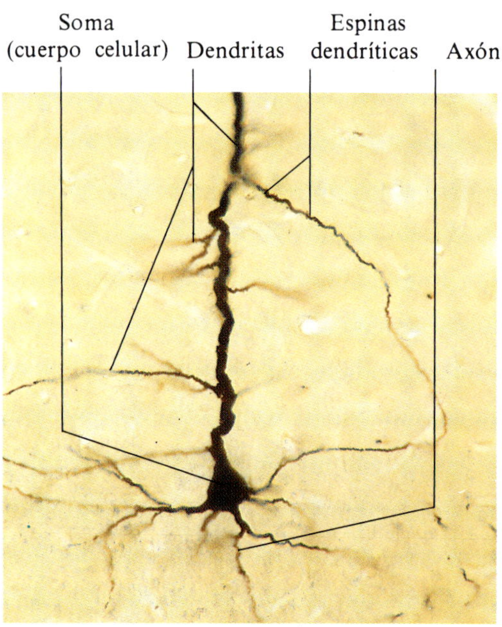

Fig. 8-1. Neurona de la **corteza cerebral.** Tinción método de Golgi. x275.

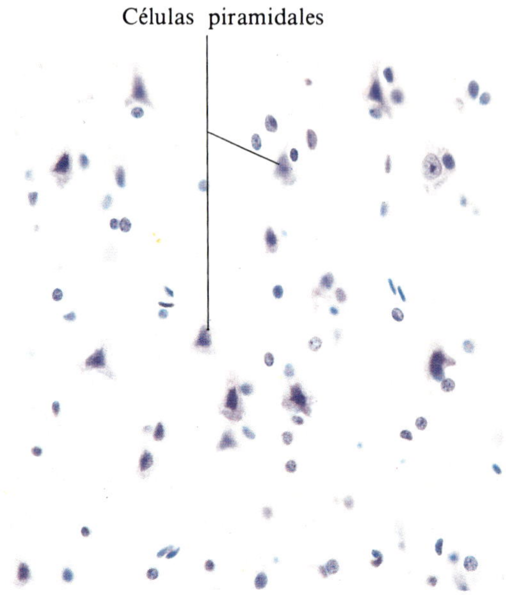

Fig. 8-2. Células piramidales de la **corteza cerebral.** Azul de toluidina. x275.

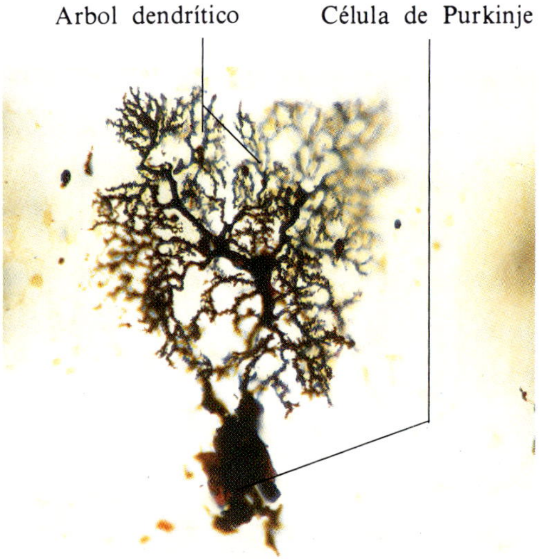

Fig. 8-3. Célula de Purkinje de la **corteza del cerebelo,** mostrando un árbol dendrítico extraordinariamente ramificado. Método de Golgi. x275.

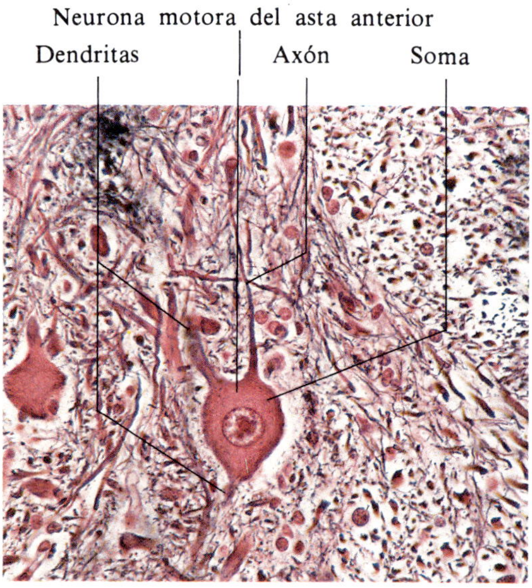

Fig. 8-4. Neurona motora del **asta anterior de la médula espinal.** Tinción de Bodian. x275.

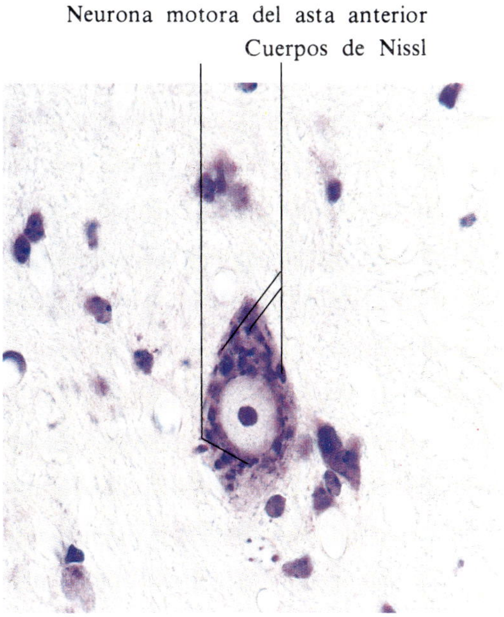

Fig. 8-5. Neurona motora del **asta anterior de la médula espinal.** El aspecto de los cuerpos de Nissl en estas neuronas es de gruesos gránulos. Tinción tionina. x540.

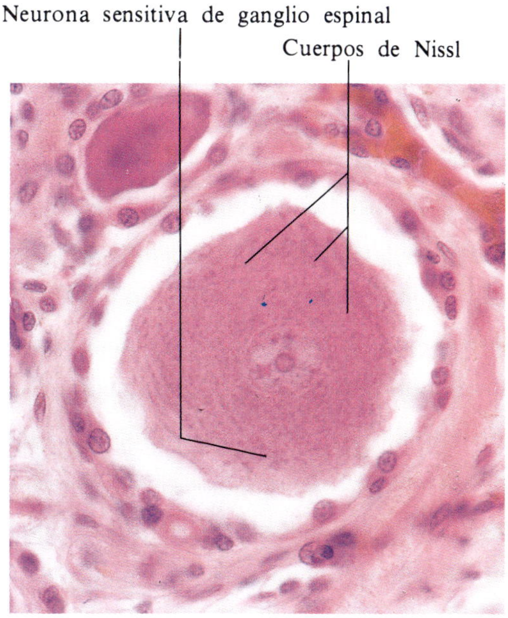

Fig. 8-6. Neurona sensitiva de un **ganglio espinal** mostrando un aspecto finamente granular de los cuerpos de Nissl. H & E. x440.

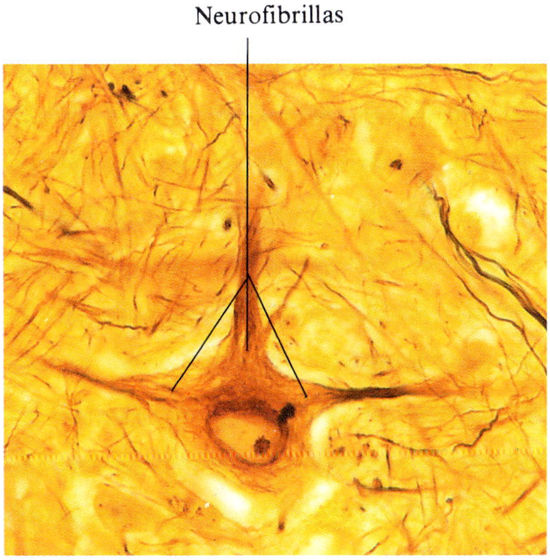

Fig. 8-7. Neurona multipolar de **bulbo raquídeo.** La tinción de Cajal permite la observación de numerosas neurofibrillas en el cuerpo celular y en las prolongaciones citoplásmicas. x760.

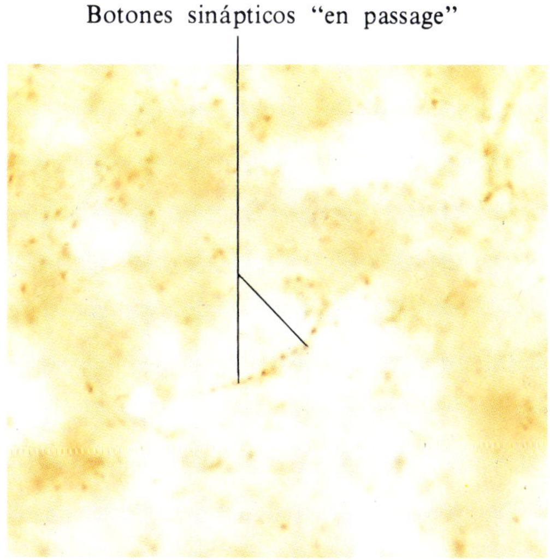

Fig. 8-8. Demostración inmunohistoquímica de encefalina en axones de la sustancia gris periacueductal del **mesencéfalo.** Los axones muestran sinapsis del tipo "en passage". x660.

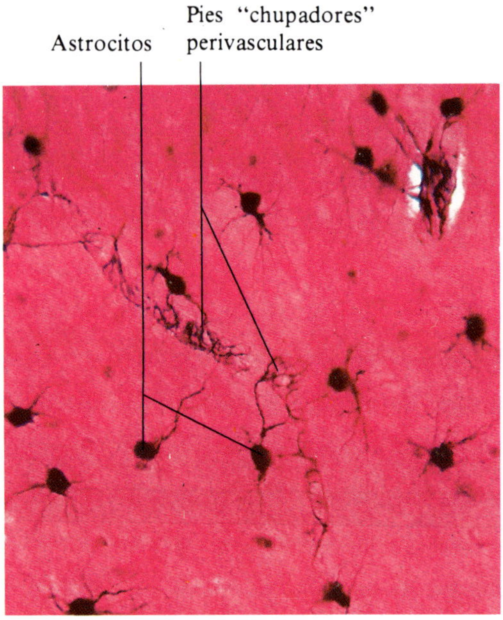

Fig. 8-9. Astrología en el sistema nervioso central. Se pueden observar los característicos pies "chupadores" perivasculares de los astrocitos. Sublimado de oro de Cajal. x375.

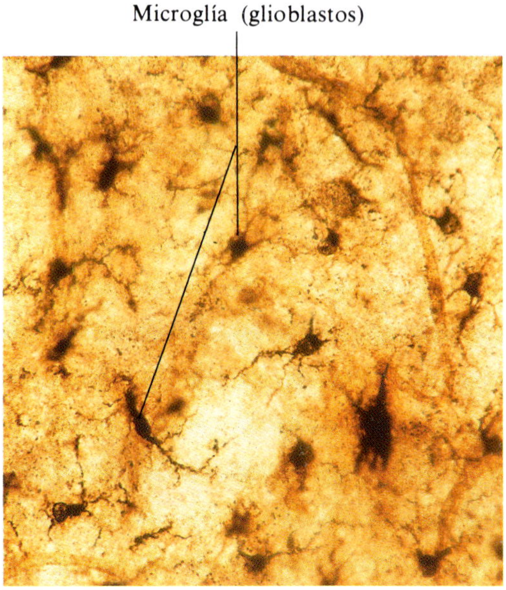

Fig. 8-10. Microglía en el sistema nervioso central. Tinción plata sulfurosa de Timm. x375.

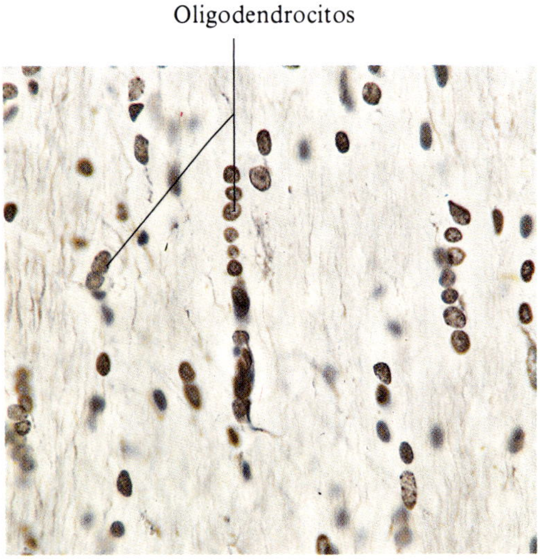

Fig. 8-11. Sustancia blanca del sistema nervioso central mostrando oligodendrocitos. Los oligodendrocitos se disponen en hileras entre las fibras nerviosas, constituyendo el tipo denominado "glía interfascicular". Tinción de Penfield. x375.

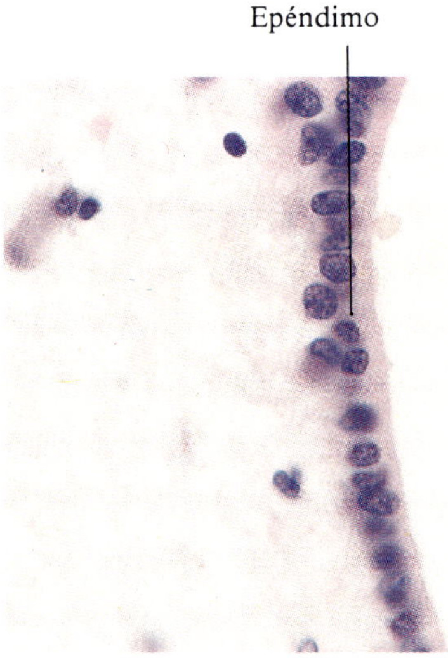

Fig. 8-12. Epéndimo tapizando el **canal central del bulbo raquídeo.** Azul de toluidina. x660.

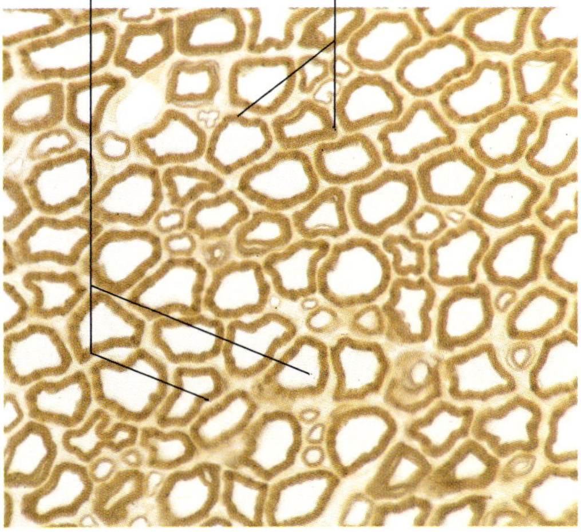

Fig. 8-13. Sección transversal de un **nervio periférico.** Las vainas de mielina de las fibras nerviosas mielínicas se han teñido con osmio, y aparecen como anillos negros rodeando los axones que quedan sin teñir. La variación del calibre de las fibras es notable. x540.

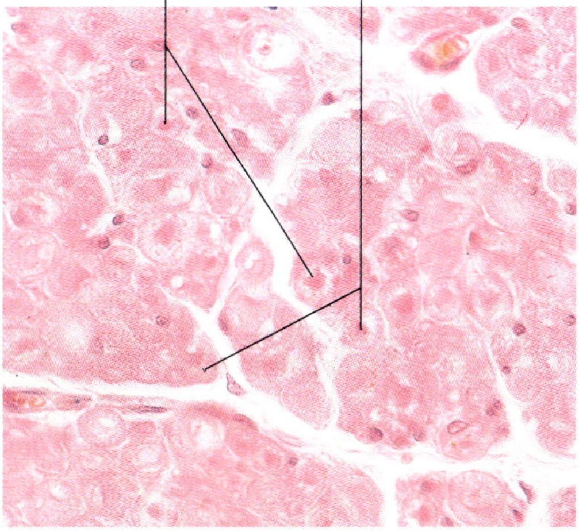

Fig. 8-14. Sección transversal de un **nervio periférico** teñido con hematoxilina y eosina. La mayor parte de la mielina ha desaparecido durante la preparación, y los restos que quedan aparecen como anillos ligeramente teñidos que rodean los axones más intensamente teñidos. x375.

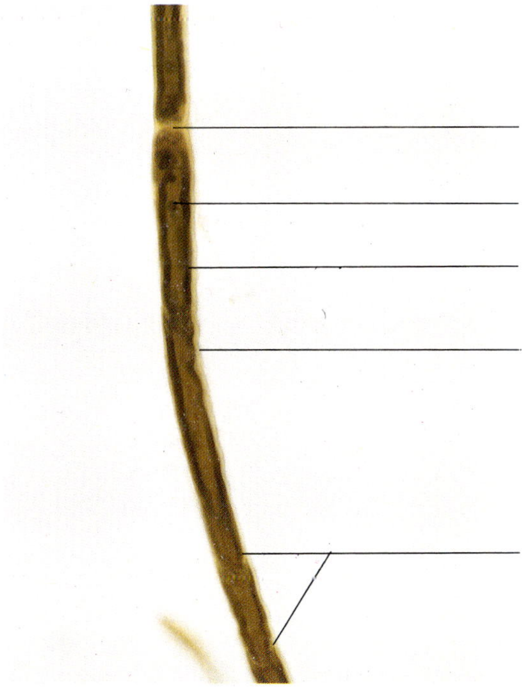

Fig. 8-15. Fibra nerviosa mielínica que ha sido aislada de un nervio y tenida con osmio. Se observa un nódulo de Ranvier y cisuras de Schmidt-Lantermann. x440.

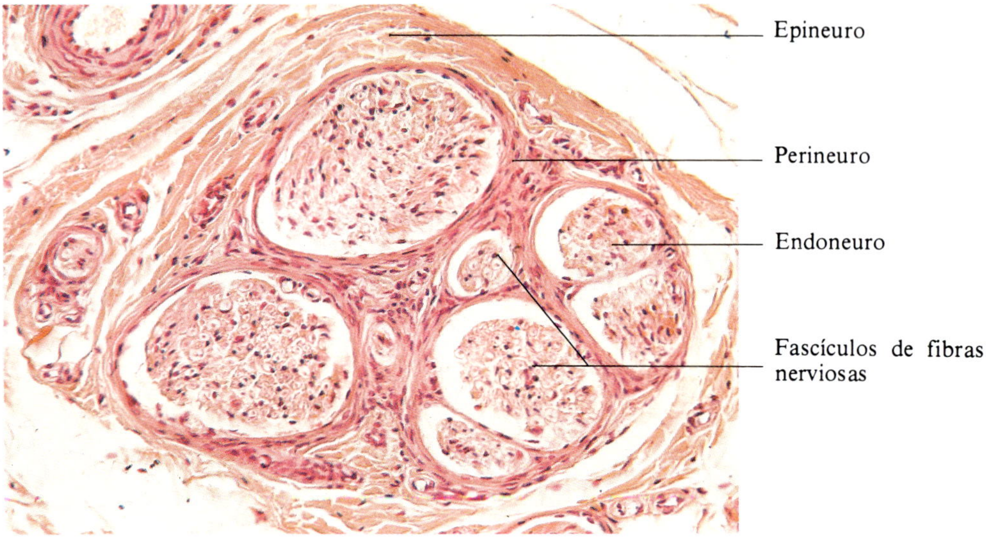

Fig. 8-16. Sección transversal de un **nervio periférico** fotografiada a bajo aumento. Se aprecia la organización histológica de los nervios periféricos. H & E. x165.

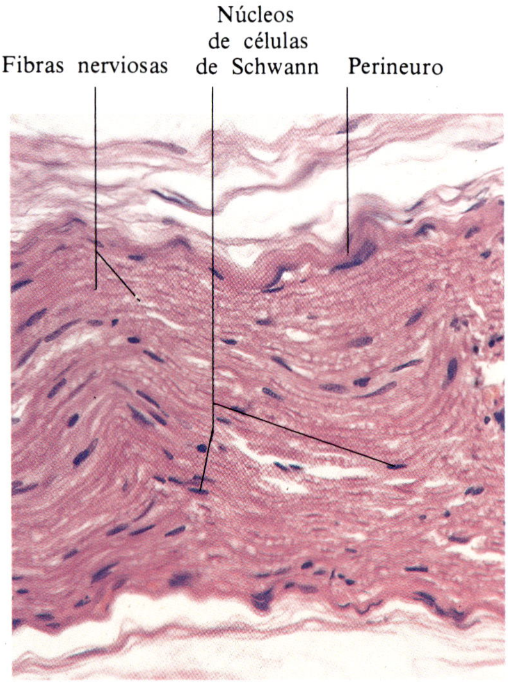

Fig. 8-17. Sección longitudinal de un **nervio periférico** de pequeño calibre mostrando la característica apariencia ondulada. H & E. x275.

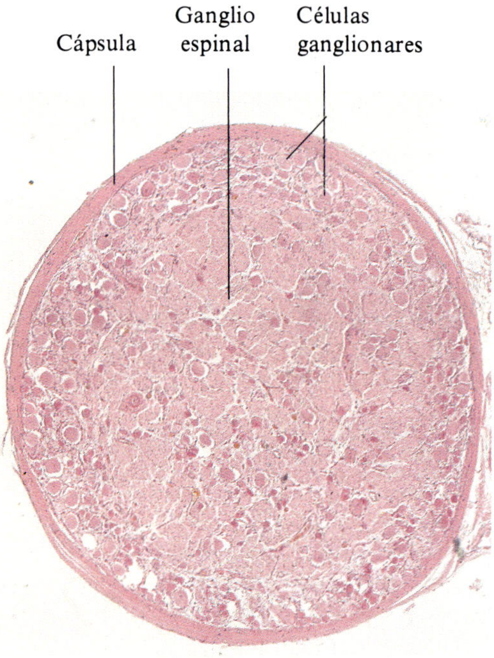

Fig. 8-18. Sección transversal de un **ganglio espinal.** H & E.

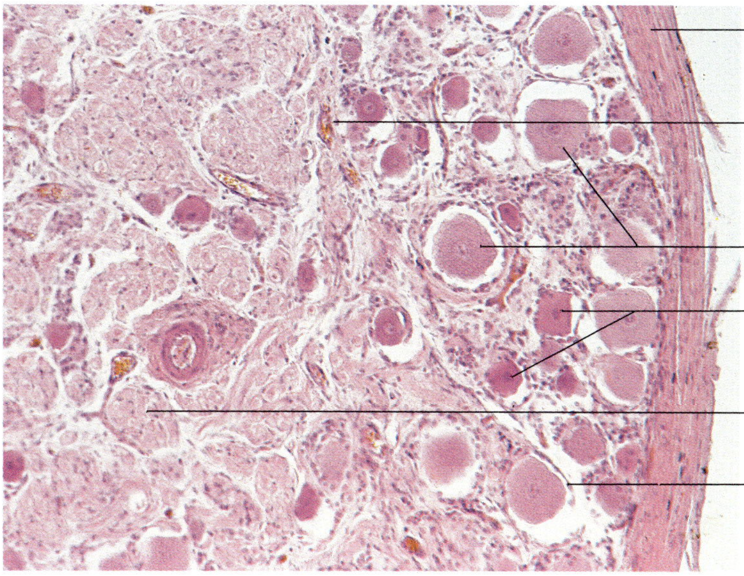

Fig. 8-19. Ganglio espinal a mayor aumento mostrando una gran variación en el tamaño de los cuerpos neuronales. H & E. x110.

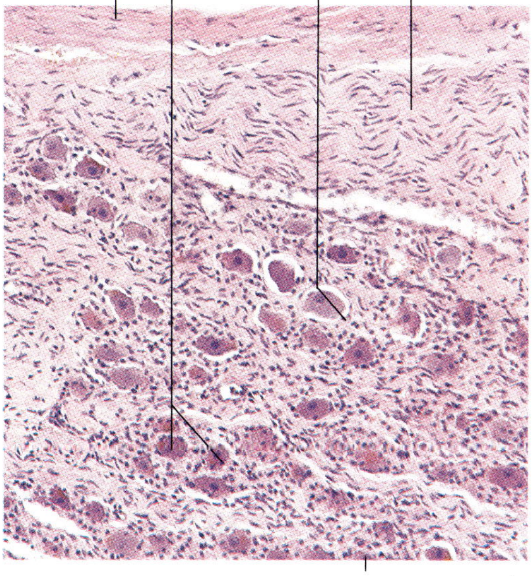

Fig. 8-20. Ganglio nervioso autónomo simpático. Los cuerpos neuronales son todos de un tamaño similar, generalmente menor que el de las neuronas del ganglio espinal mostrado en la figura 8-19. H & E. x110.

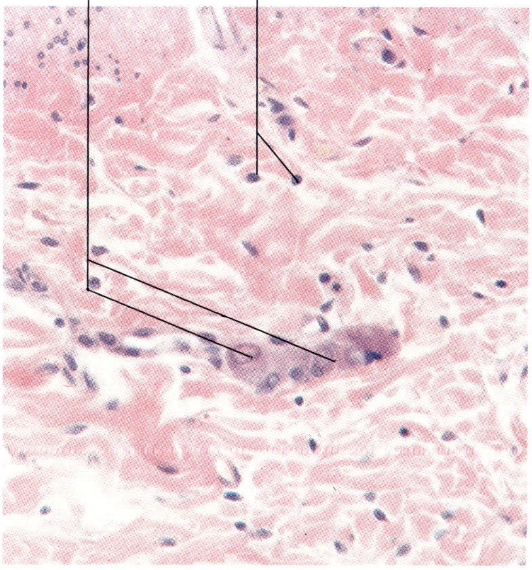

Fig. 8-21. Ganglio nervioso autónomo parasimpático localizado en la pared del intestino (plexo submucoso de Meissner). El tamaño de los cuerpos neuronales es considerablemente superior al de los fibroblastos que se observan en el tejido conjuntivo de la submucosa. H & E. x375.

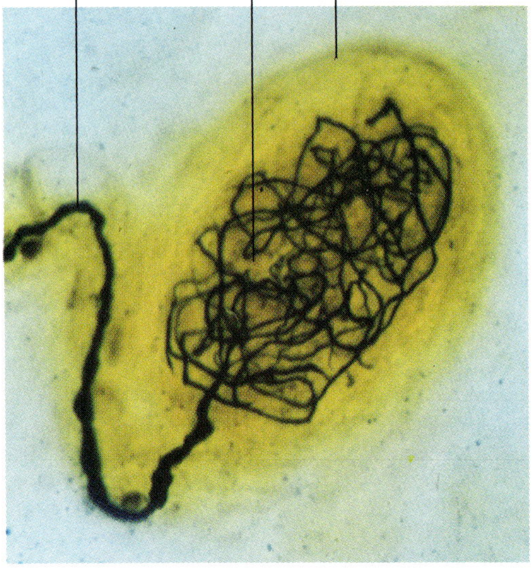

Fig. 8-22. Corpúsculo sensitivo genital localizado en la **piel del labio menor.** Tinción de Bielschowski, modificada por Lavrentiev. x345.

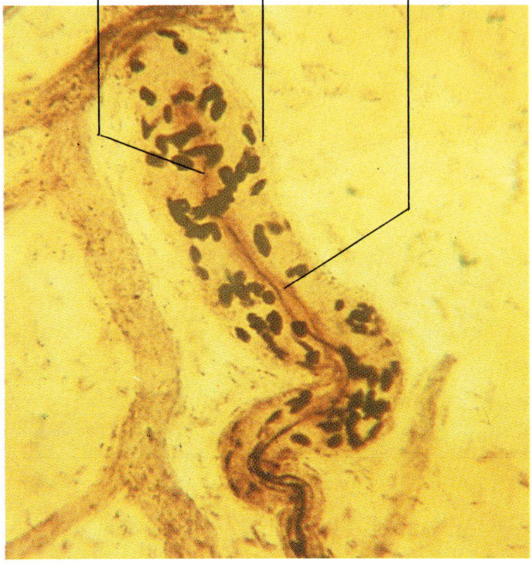

Fig. 8-23. Corpúsculo sensitivo **simple del labio.** Tinción de Bielschowski, modificada por Lavrentiev. x960.

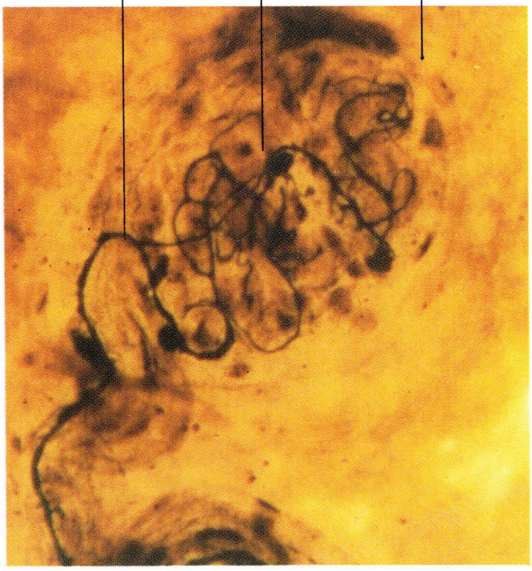

Fig. 8-24. Corpúsculo de Meissner de la **piel del labio menor.** Tinción de Bielschowski, modificada por Lavrentiev. x345.

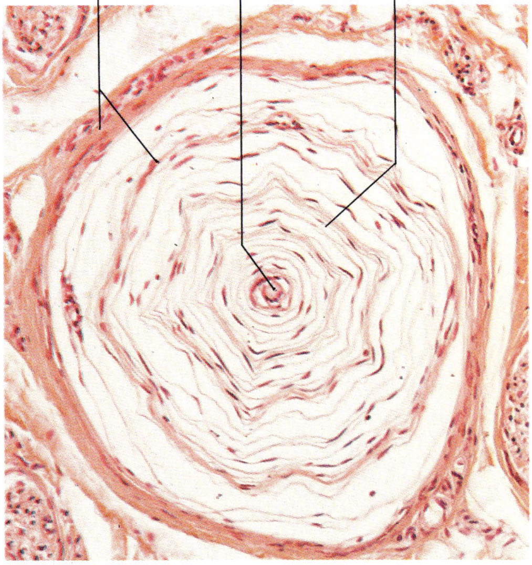

Fig. 8-25. Corpúsculo de Pacini de la **piel de un dedo.** H & E. x135.

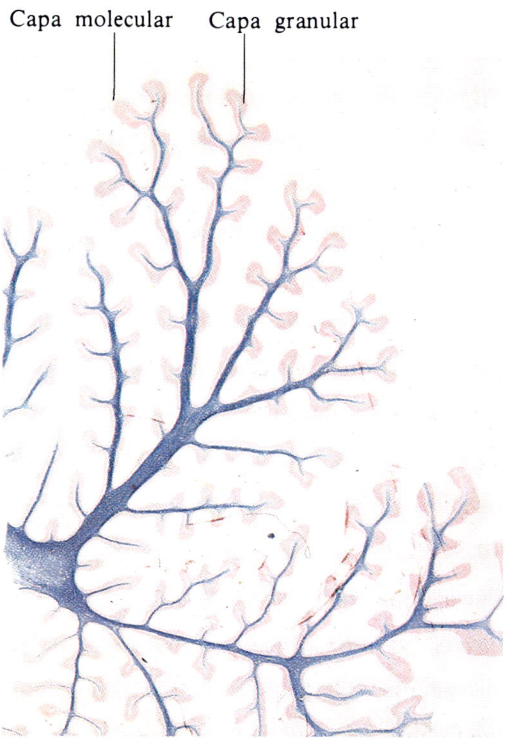

Fig. 8-26. Sección sagital del **vermis del cerebelo** mostrando los múltiples y profundos repliegues de la corteza cerebelar. Tinción de Holzer. x3.

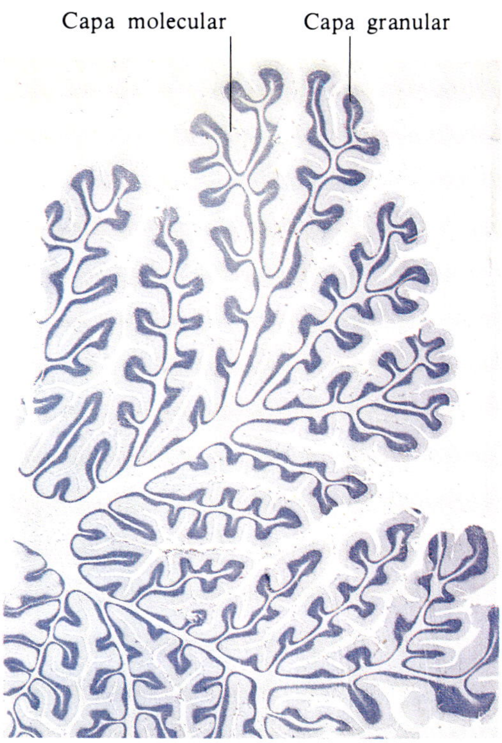

Fig. 8-27. Sección sagital del **vermis del cerebelo.** La tinción es semejante a un negativo de la tinción anterior. Azul de toluidina. x3.

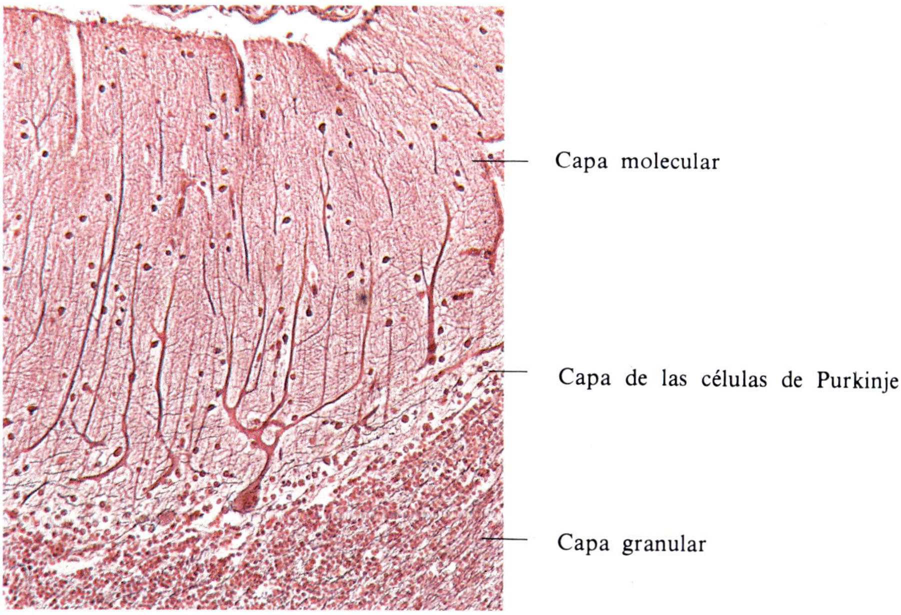

Fig. 8-28. Corteza del cerebelo mostrando la estructura característica en tres capas. Tinción de Cajal. x165.

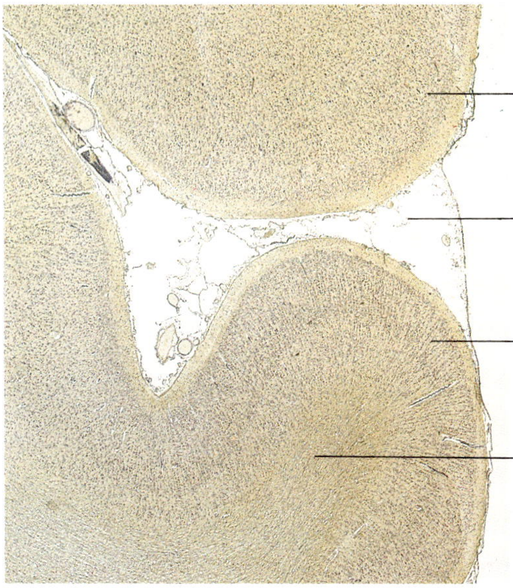

Fig. 8-29. Sección de la **corteza de un hemisferio cerebral.** Bajo la corteza de sustancia gris, se observa la sustancia blanca. Gallocianina-cromalo. x10.

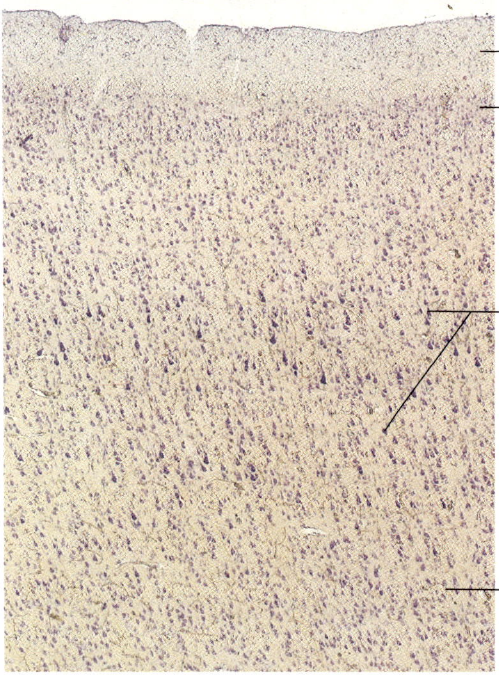

Fig. 8-30. Detalle de la **corteza cerebral** mostrando la arquitectura general del neocórtex (isocórtex). Pueden distinguirse seis capas, aunque, en esta zona, los límites entre las capas tercera, cuarta y quinta no son netos. Azul de toluidina. x40.

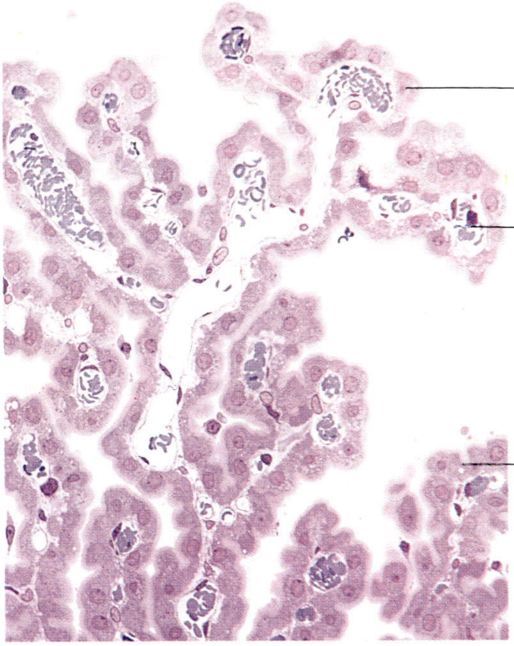

Fig. 8-31. Plexo coroideo. A este aumento se aprecia el "borde en cepillo" de las células ependimarias que forman el epitelio del plexo. Material incluido en Epon y teñido con azul de metileno. x275.

CAPITULO 9

El aparato circulatorio

El aparato circulatorio está constituido por diferentes partes: corazón, arterias, capilares y venas.

El corazón está encargado de bombear la sangre hacia el sistema arterial. Las arterias, conducen y distribuyen la sangre a través de ramas cada vez más finas hasta formar la red de capilares. Los capilares son vasos de fino calibre que permiten el intercambio de gases, nutrientes y metabolitos entre la sangre y los tejidos. Las venas se originan en la red capilar y llevan la sangre de retorno al corazón.

La organización básica del aparato cardiovascular es en capas concéntricas que de dentro a fuera reciben los nombres de íntima, media y adventicia. La íntima está constituida por un endotelio apoyado en un tejido conjuntivo subendotelial. La media tiene abundantes células musculares y tejido elástico. La adventicia une los vasos a las estructuras por las que pasan. Esta organización básica presenta modificaciones focales dependiendo de la función de cada una de las partes del aparato cardiovascular.

El corazón bombea la sangre al árbol arterial de forma rítmica. El flujo sanguíneo que llega a la aorta (arteria elástica) es discontinuo. Una parte de la fuerza de eyección cardíaca se utiliza en la propulsión de la sangre a lo largo de las arterias, pero otra fracción es utilizada en la distensión de la pared vascular. Durante la diástole no penetra sangre en la aorta, la presión de la sangre en su interior disminuye y gracias a la gran elasticidad de su pared recupera el calibre previo. Esta especie de sístole arterial proporciona un flujo continuo.

Las arterias musculares tienen una misión diferente. Son capaces de variar la cantidad de flujo sanguíneo que ha de recibir un órgano de acuerdo con sus necesidades en determinados momentos. Esto se consigue por la abundante inervación de las células musculares lisas de la capa media.

La misión de las arteriolas consiste en regular la presión dentro del sistema arterial. Gracias al tono de las células musculares de la media se cierra en mayor o menor grado la luz, lo que determina un incremento o disminución de la tensión arterial.

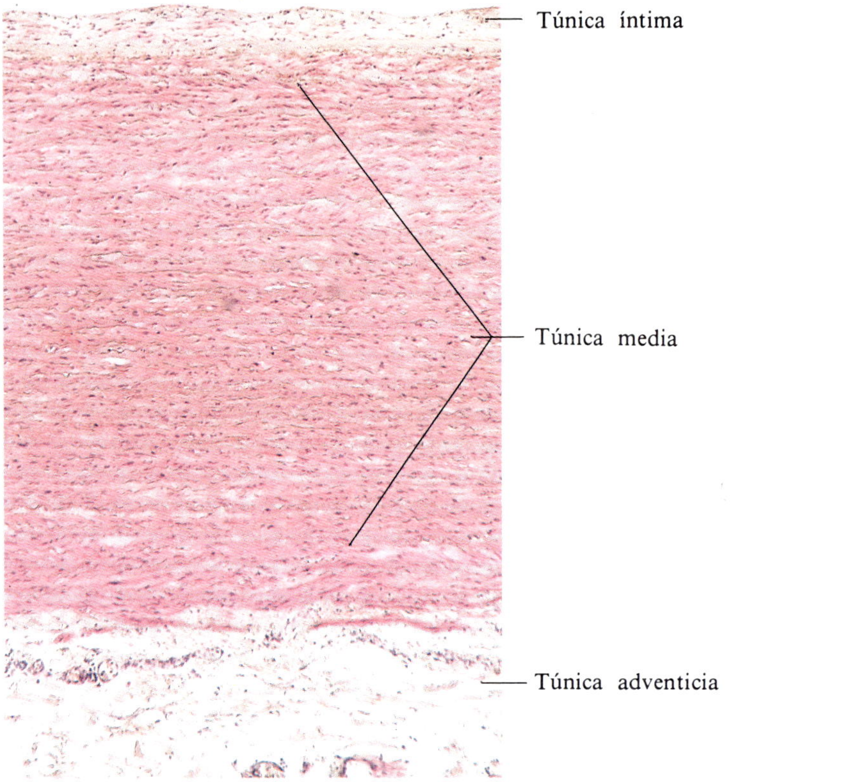

Fig. 9-1. Sección longitudinal de la pared de la **aorta** mostrando el aspecto característico de una arteria elástica. H & E. x65.

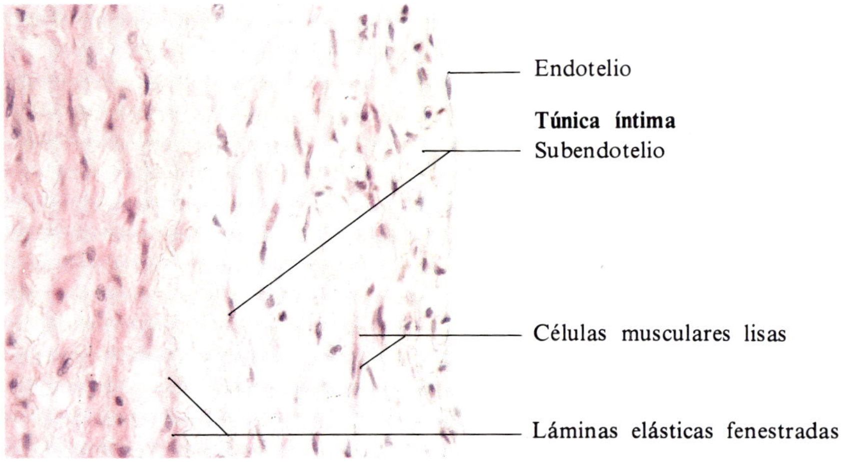

Fig. 9-2. Sección longitudinal de la pared de la **aorta** mostrando la túnica íntima y la parte más interna de la túnica media. La capa de conjuntivo subendotelial es gruesa. H & E. x275.

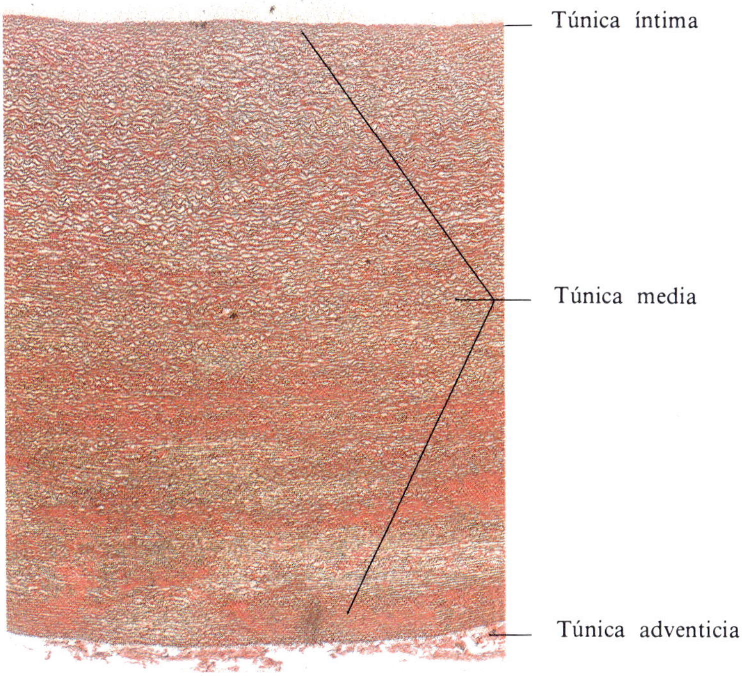

Fig. 9-3. Sección transversal de la pared de la **aorta.** Las láminas elásticas fenestradas se han teñido selectivamente con orceína. x35.

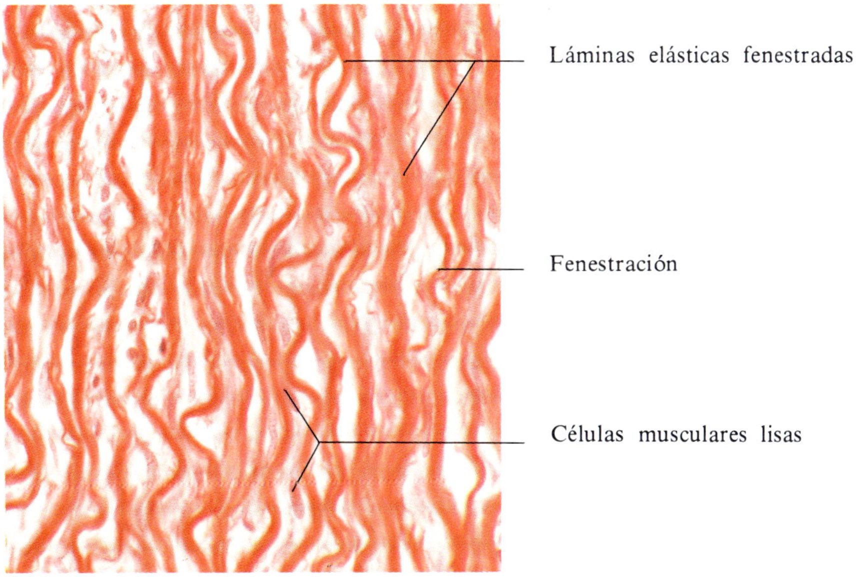

Fig. 9-4. Detalle de la **túnica media de la aorta** mostrando la gran densidad de láminas elásticas fenestradas. Orceína. x440.

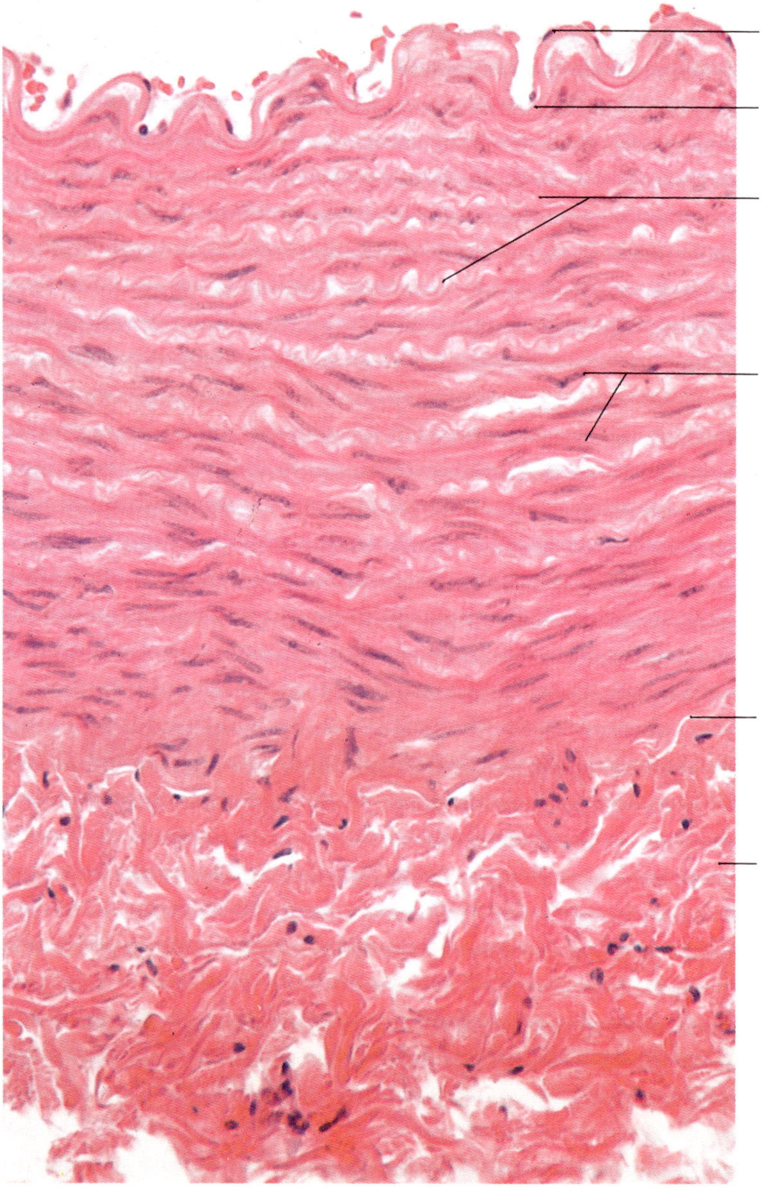

Fig. 9-5. Sección transversal de la pared de una **arteria muscular** mostrando la distribución característica de las tres capas. H & E. x350.

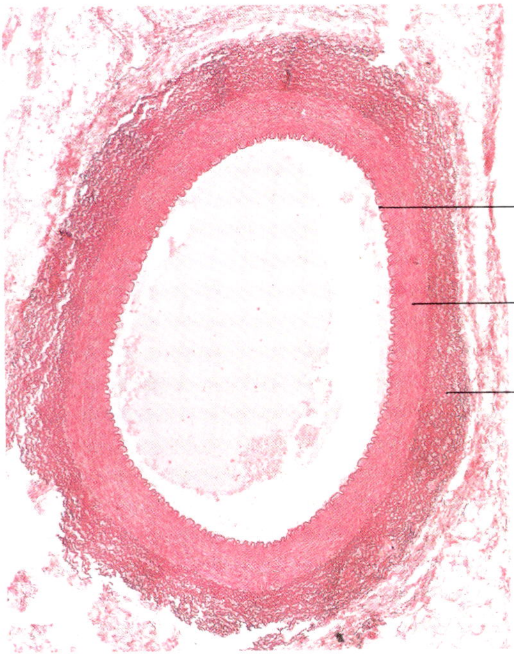

Fig. 9-6. Sección transversal a poco aumento de una **arteria muscular.** Orceína. x35.

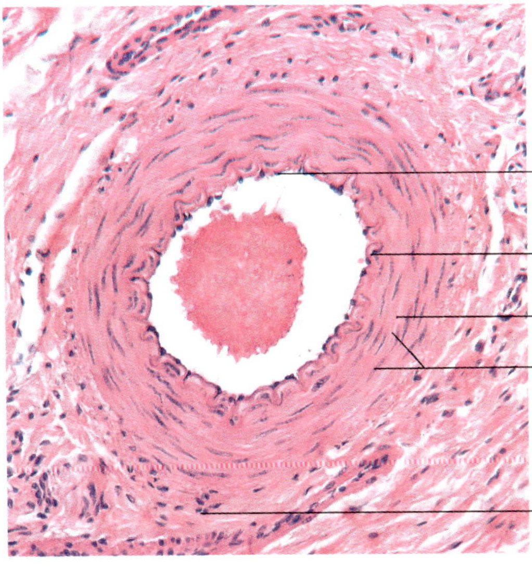

Fig. 9-7. Sección transversal a poco aumento de una **arteria muscular** de pequeño calibre. H & E. x165.

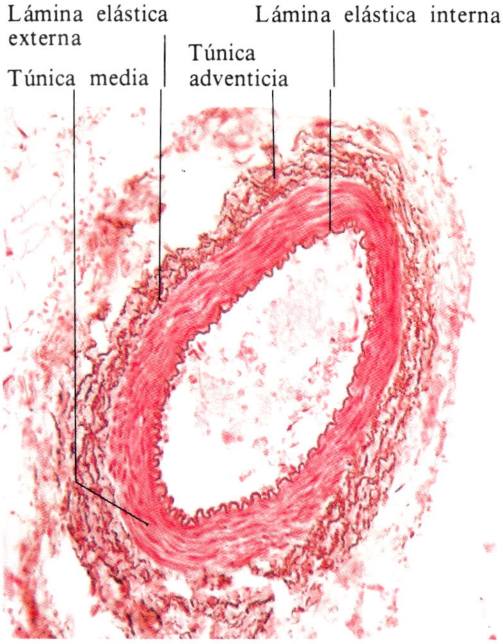

Fig. 9-8. Sección transversal a poco aumento de una **arteria muscular** de pequeño calibre, teñida con orceína para poner de manifiesto las fibras elásticas. x165.

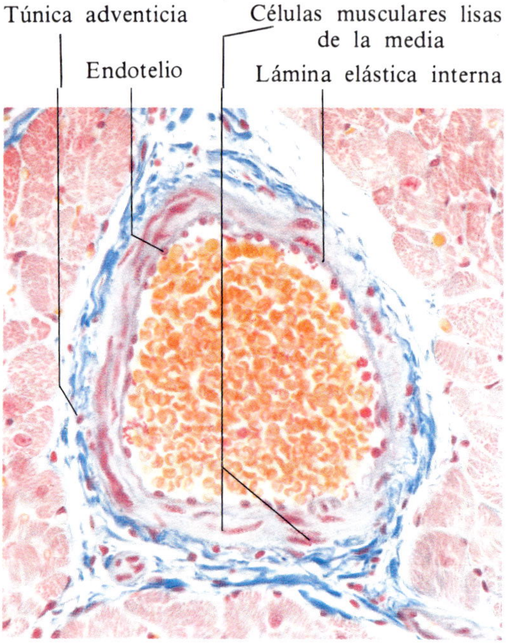

Fig. 9-9. Sección transversal a poco aumento de una **arteria muscular** de calibre muy pequeño. Azán. x275.

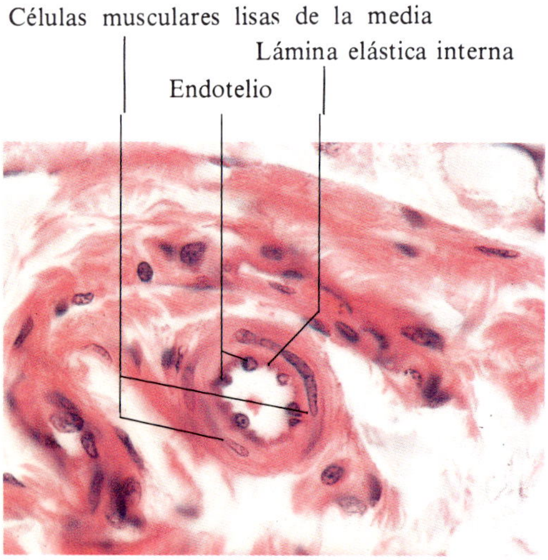

Fig. 9-10. Sección transversal de una **arteriola** que muestra dos capas de células musculares lisas en la túnica media. A pesar del reducido tamaño de este vaso arterial, se puede observar con nitidez la lámina elástica interna. H & E. x540.

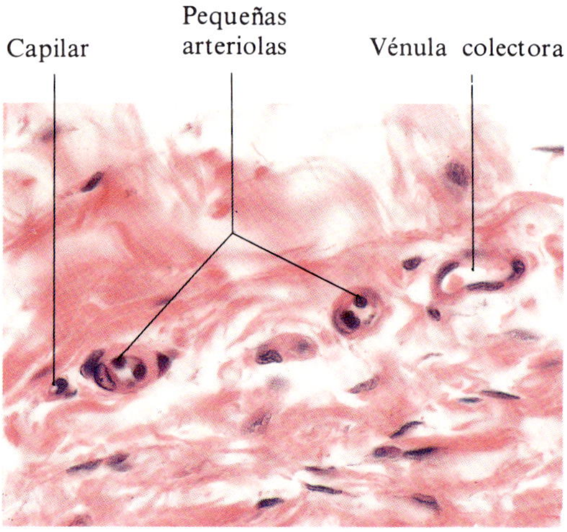

Fig. 9-11. En esta sección histológica se **comparan varios vasos sanguíneos de escaso calibre** para ilustrar las diferencias entre ellos. En conjunto estos vasos forman la red microvascular. H & E. x440.

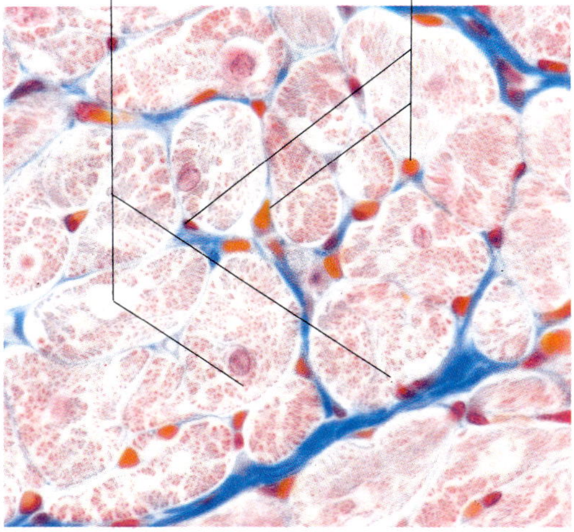

Fig. 9-12. Sección transversal del **miocardio** mostrando una densa red capilar entre las células musculares cardíacas. Azán. x540.

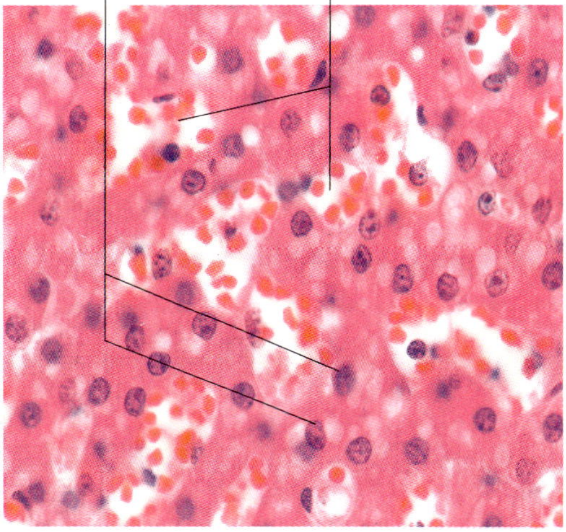

Fig. 9-13. Lobulillo hepático mostrando el aspecto de los sinusoides entre los cordones de hepatocitos. El tamaño de los sinusoides es mucho mayor que el de los capilares de la figura 9-12. H & E.

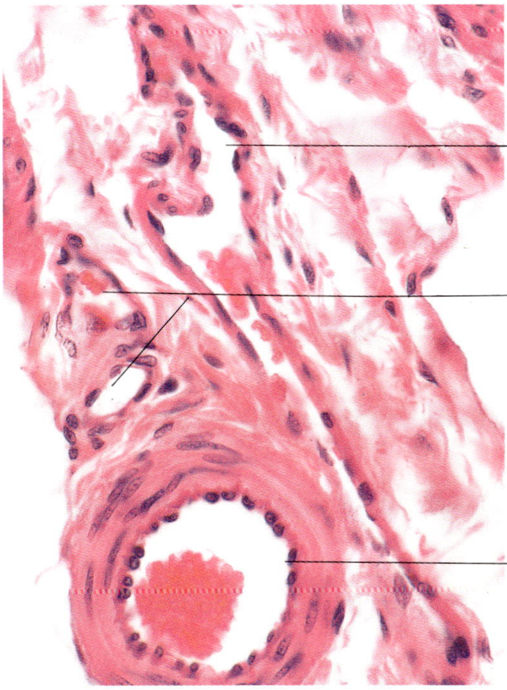

Fig. 9-14. Sección longitudinal de una **vénula** muscular, que puede ser comparada con las vénulas colectoras y con la arteria muscular de pequeño calibre adyacentes. H & E. x440.

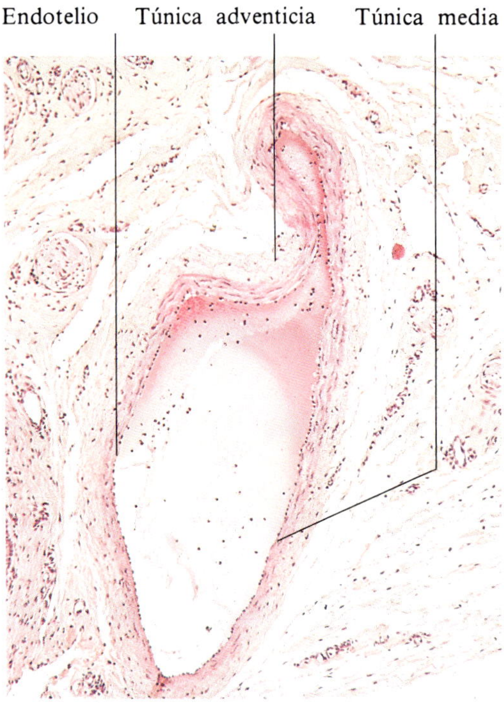

Fig. 9-15. Sección transversal de una **vena de pequeño calibre** mostrando un aspecto parcialmente colapsado. H & E. x65.

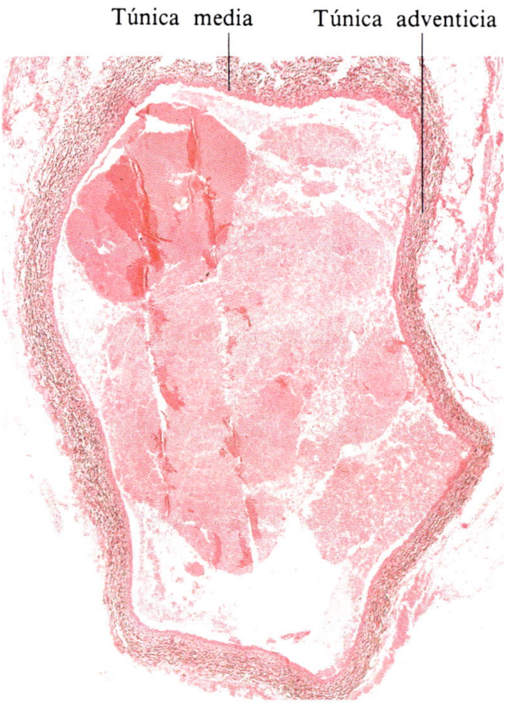

Fig. 9-16. Sección transversal a poco aumento de una **vena de mediano calibre.** Orceína. x25.

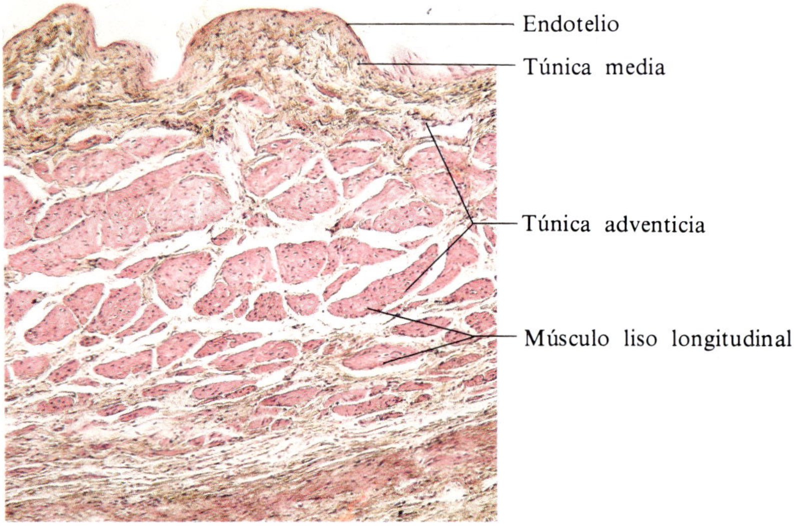

Fig. 9-17. Sección transversal de la pared de una **vena de gran calibre (cava inferior).** Destaca la túnica adventicia que es muy gruesa y contiene haces de fibras musculares lisas orientadas longitudinalmente. H & E. x65.

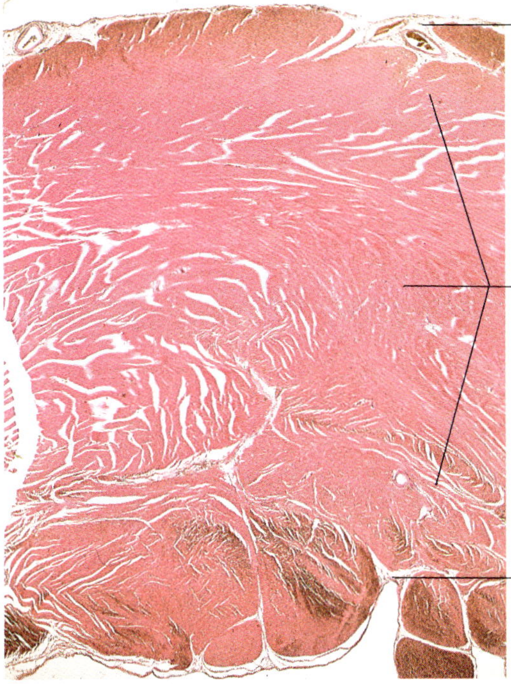

Fig. 9-18. Pared del ventrículo izquierdo del corazón mostrando las tres capas características de los vasos sanguíneos que aquí reciben una denominación especial. H & E. x6.

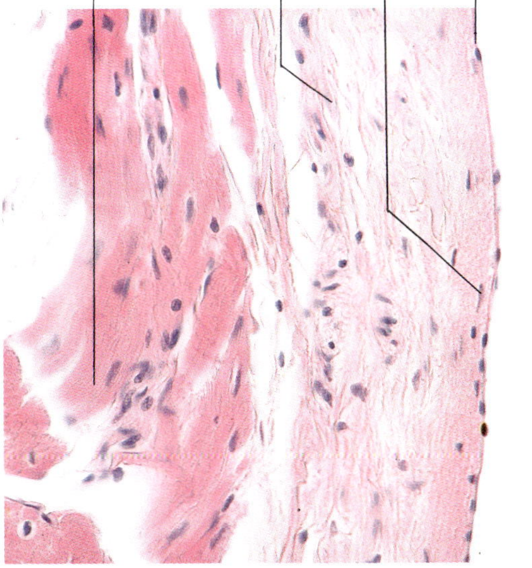

Fig. 9-19. Sección del **endocardio** y de la parte más interna del miocardio. Se observa una gruesa capa de tejido conjuntivo subendocardial. H & E. x275.

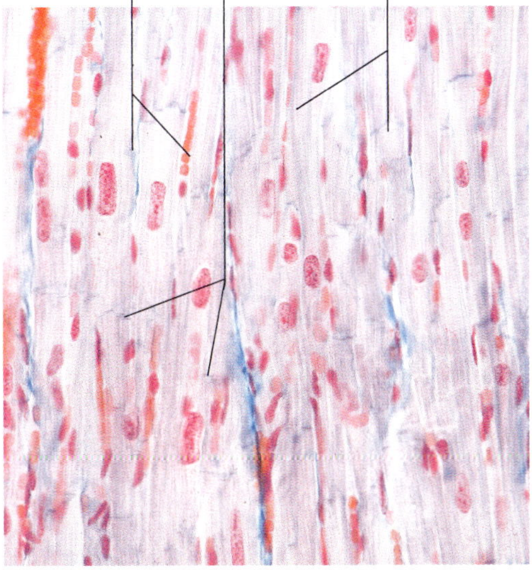

Fig. 9-20. Sección longitudinal del **miocardio.** Azán. x275.

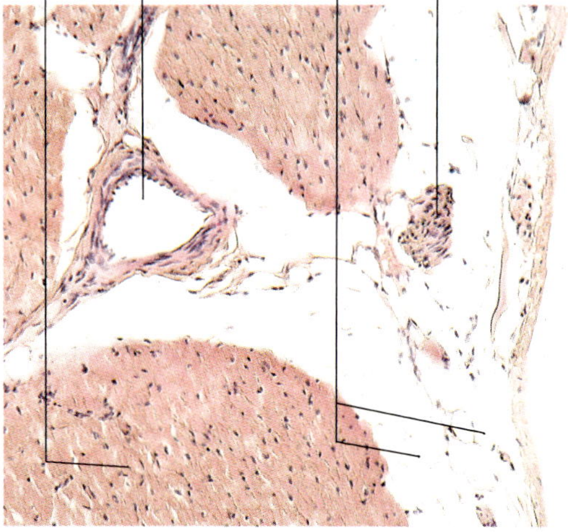

Fig. 9-21. Sección del **epicardio** (capa visceral del pericardio) y de la parte más externa del miocardio. H & E. x110.

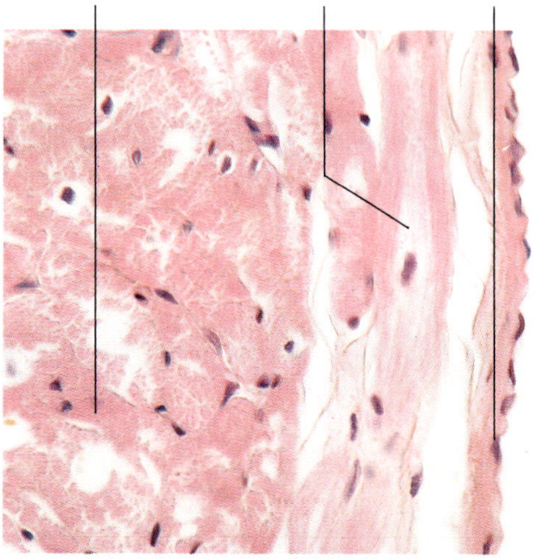

Fig. 9-22. Sección del endocardio mostrando el aspecto de las **células de Purkinje.** H & E. x340.

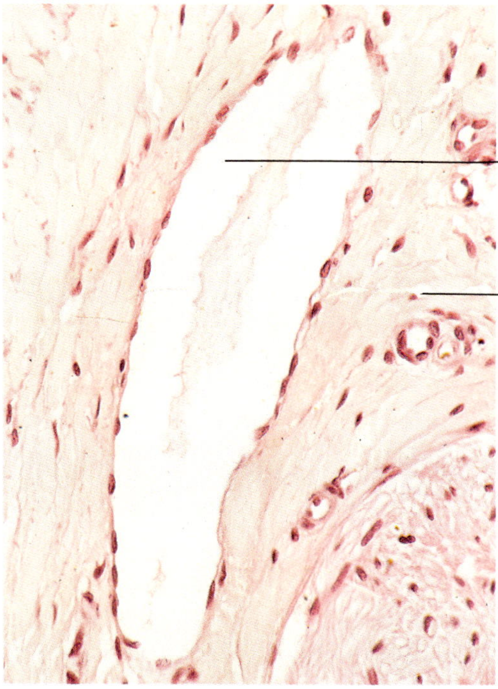

Fig. 9-23. Sección histológica que ilustra el aspecto de los **vasos linfáticos** de pequeño calibre. La túnica media es extremadamente delgada. H & E. x275.

CAPITULO 10

Los órganos linfoides

El tejido linfoide forma determinados órganos (timo, ganglios linfáticos, bazo) y, además, se encuentra distribuido ampliamente por la mucosa de los aparatos digestivo, respiratorio, y de las vías urinarias. Principalmente está constituido por las células responsables de la respuesta inmunitaria: los linfocitos y las células derivadas de ellos, como son las células plasmáticas. Esta respuesta a las agresiones se realiza mediante la inmunidad celular y la humoral. La inmunidad celular está mediada por los linfocitos T, la humoral, por la formación de anticuerpos en las células plasmáticas, que proceden de los linfocitos B.

Los ganglios linfáticos están intercalados en el trayecto de los vasos linfáticos. Tienen una doble función: depuración de la linfa y producción de linfocitos y células plasmáticas. El bazo realiza un papel similar, pero está situado en la corriente sanguínea. El timo situado en el mediastino controla y regula la función de los restantes órganos linfoides.

De los diferentes aparatos, es el digestivo el que posee mayor cantidad de tejido linfoide, un buen número de antígenos alcanzan el cuerpo humano por vía digestiva. Las amígdalas, las placas de Peyer y el apéndice son los ejemplos más característicos de tejido linfoide situado en una mucosa.

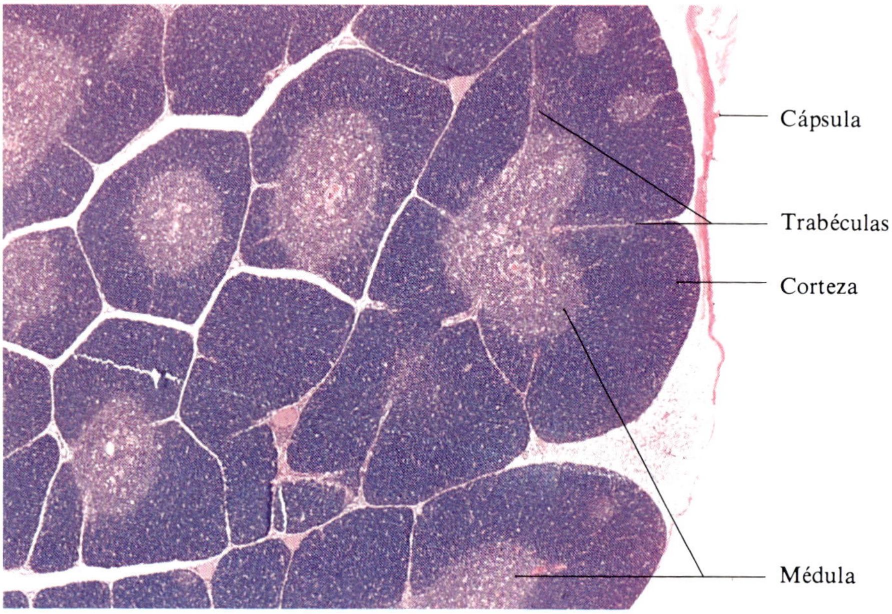

Fig. 10-1. Sección histológica del **timo** de un niño que no presentaba signos de involución. Se distingue entre corteza y médula. H & E. x25.

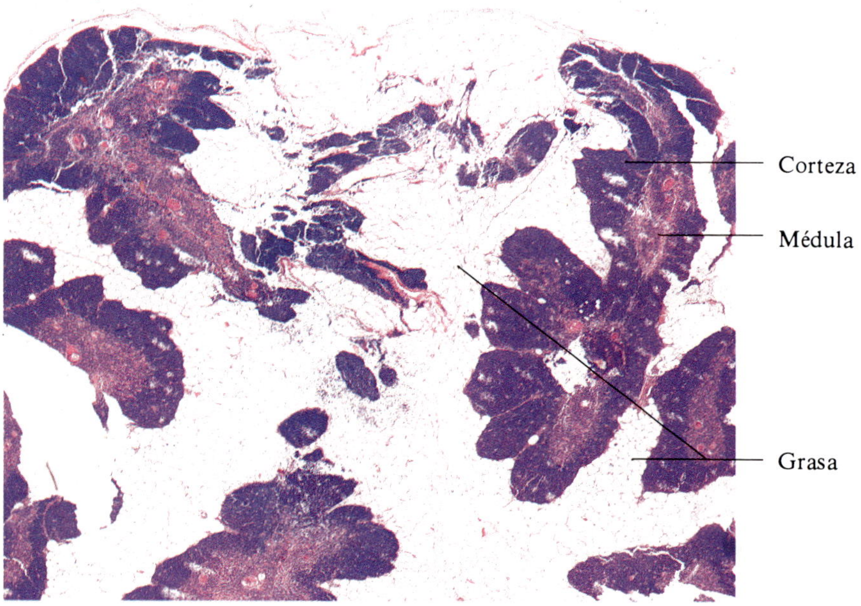

Fig. 10-2. Timo de un adulto mostrando una involución marcada. Se aprecia que gran parte del parénquima **tímico** ha sido reemplazado por grasa. H & E. x20.

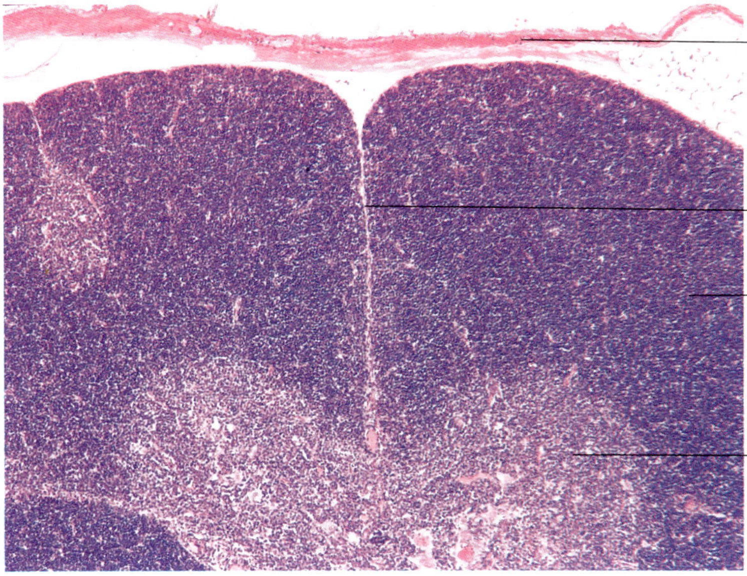

Fig. 10-3. Timo de un niño mostrando la brusca transición entre corteza y médula. H & E. x65.

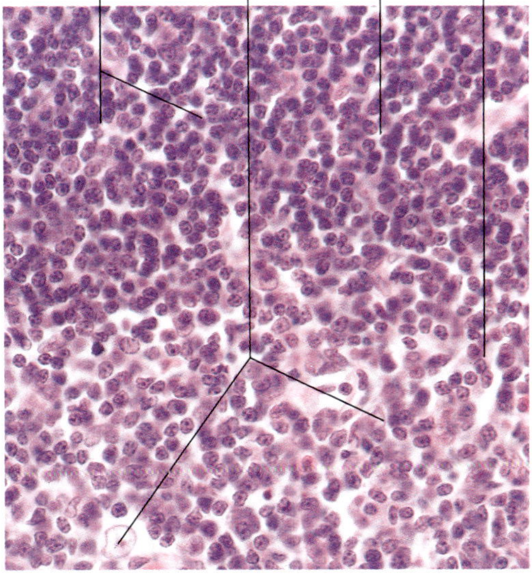

Fig. 10-4. Parte de la corteza y de la médula del **timo.** Se aprecian los núcleos grandes y débilmente teñidos de las células reticulares epiteliales, así como los linfocitos, más pequeños y formando acúmulos. Los linfocitos son mucho más abundantes en la corteza causando la apariencia oscura de ésta en comparación con la médula. H & E.

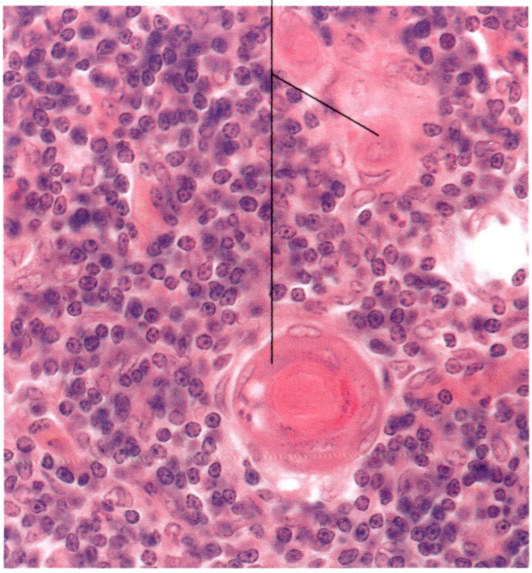

Fig. 10-5. Médula del timo mostrando dos corpúsculos de Hassal. H & E. x440.

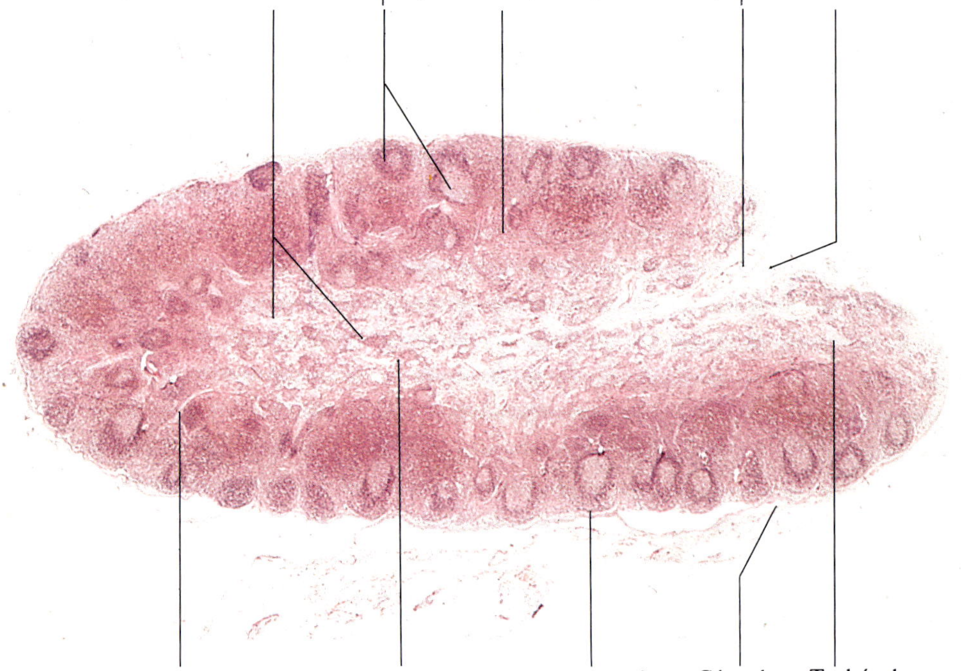

Fig. 10-6. Sección histológica a poco aumento de un **ganglio linfático** completo. Se observa la distinción entre corteza (más teñida) y médula (clara). H & E. x15.

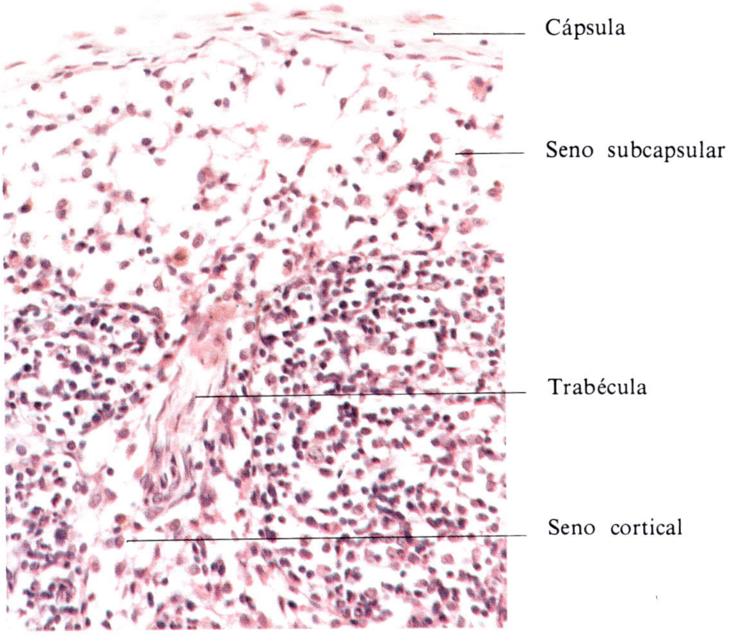

Fig. 10-7. Parte de la zona cortical externa mostrando la cápsula, senos subcapsular y cortical y un **folículo linfoide.** H & E. x275.

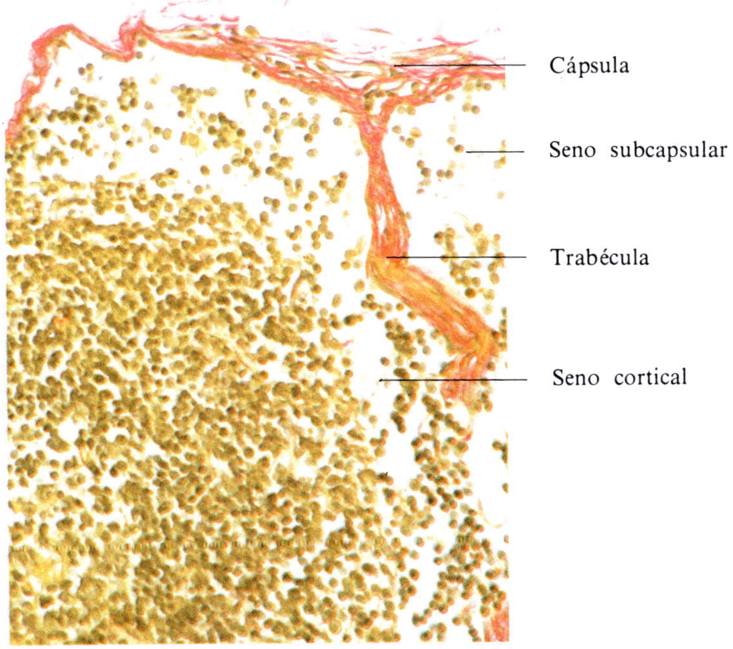

Fig. 10-8. Sección similar a la anterior teñida con tricrómico de Van Gieson. x275.

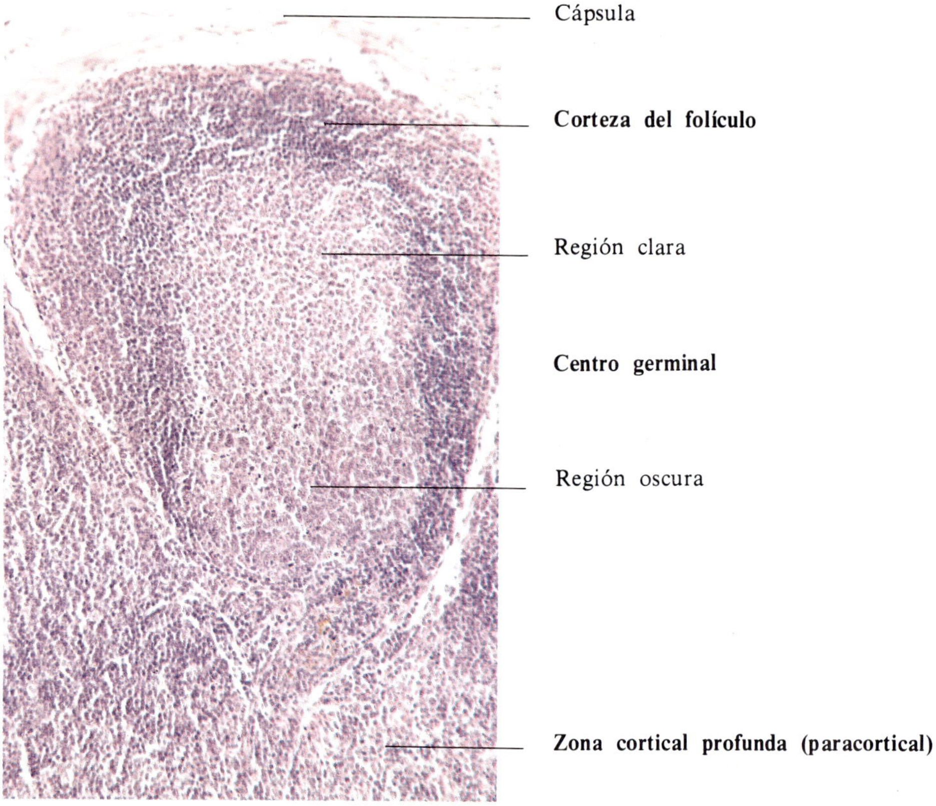

Fig. 10-9. Folículo linfoide en la **corteza externa de un ganglio linfático.** H & E. x135.

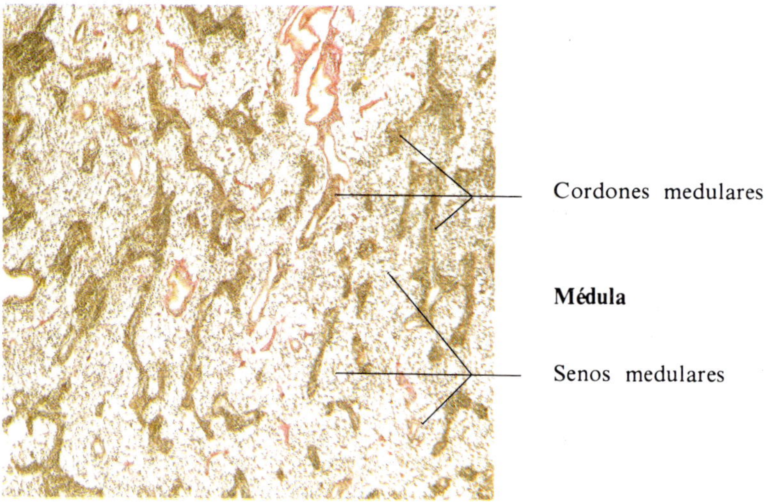

Fig. 10-10. Médula de ganglio linfático. Van Gieson. x45.

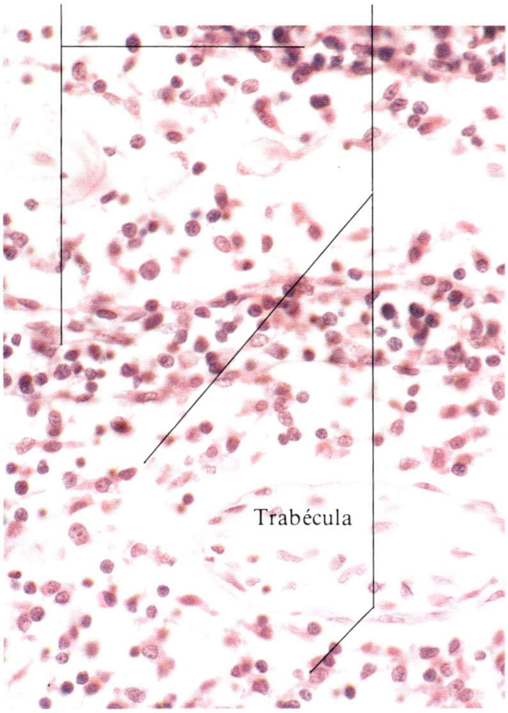

Fig. 10-11. Médula de un ganglio linfático a mayor aumento. H & E. x440.

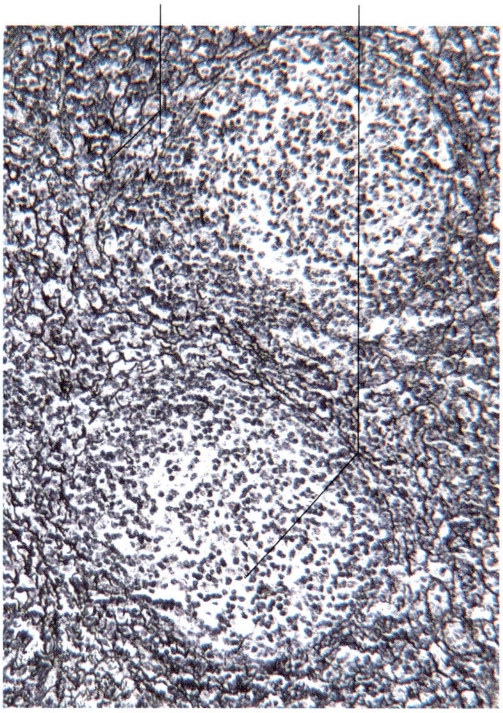

Fig. 10-12. Corteza de un ganglio linfático en la que se demuestran las fibras reticulares mediante una impregnación argéntica. En el centro germinal de los folículos estas fibras son muy escasas. Bielschowski. x165.

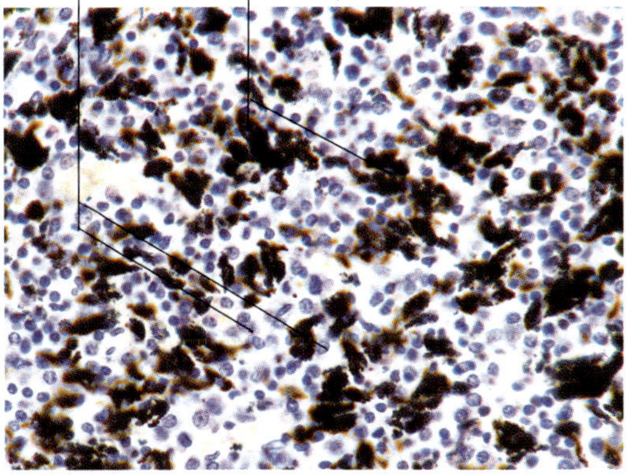

Fig. 10-13. Médula de un **ganglio linfático bronquial** mostrando una marcada antracosis. Los macrófagos aparecen cargados con el polvo de carbón que han fagocitado. H & E. x275.

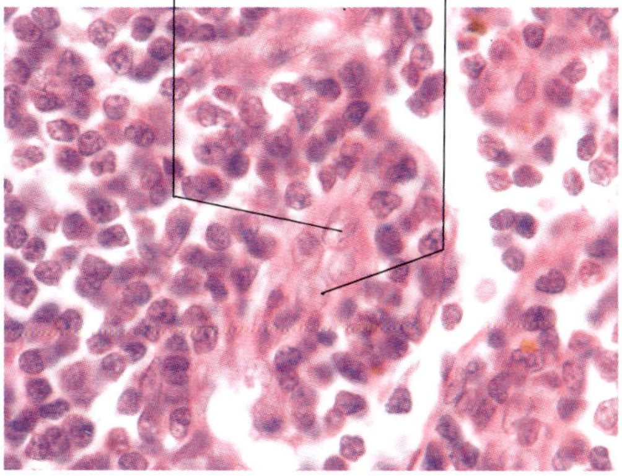

Fig. 10-14. Vénula postcapilar en la **zona cortical profunda de un ganglio linfático.** Se aprecia el endotelio cúbico de la vénula. H & E. x660.

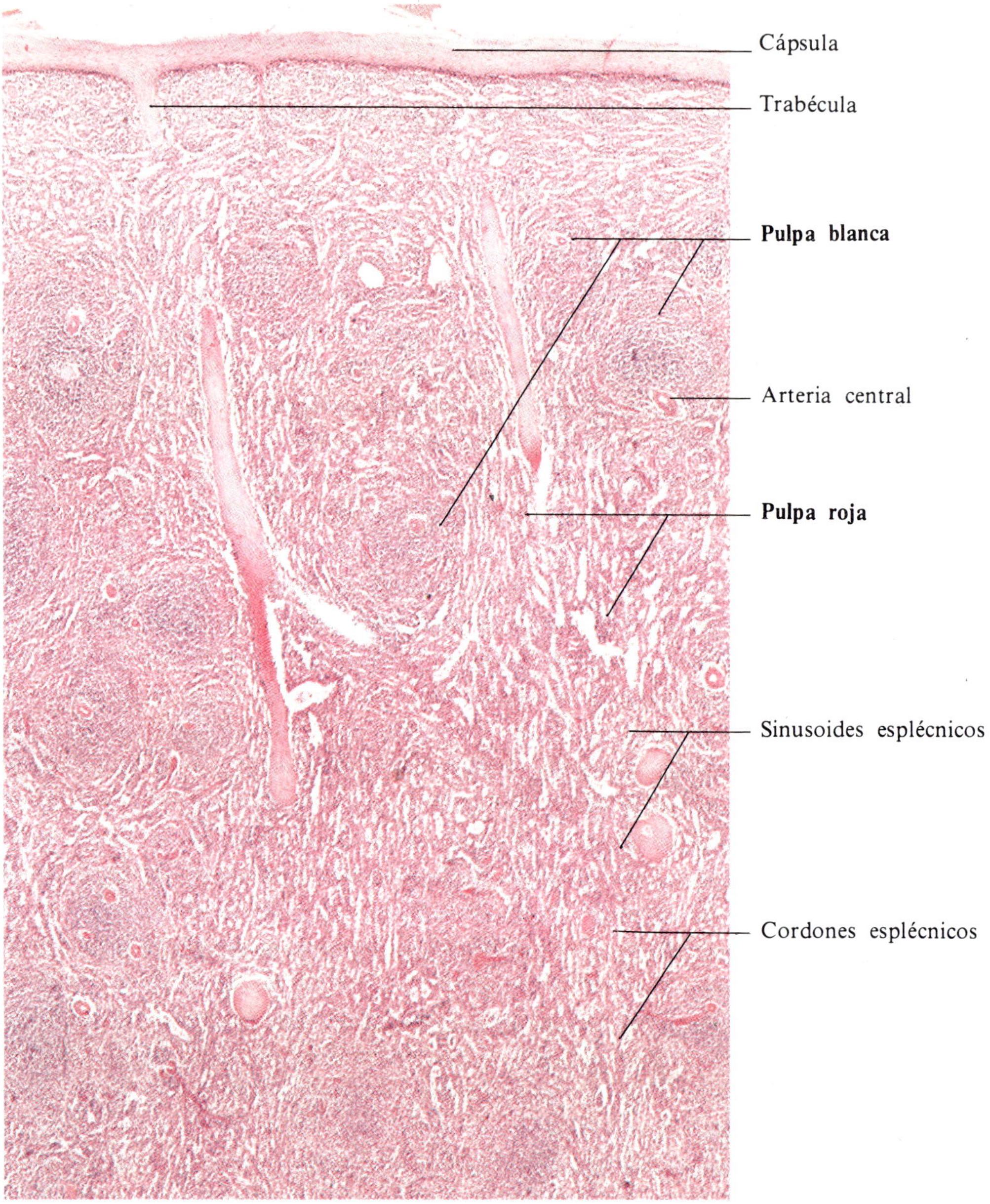

Fig. 10-15. Porción superficial del **bazo.** H & E. x30.

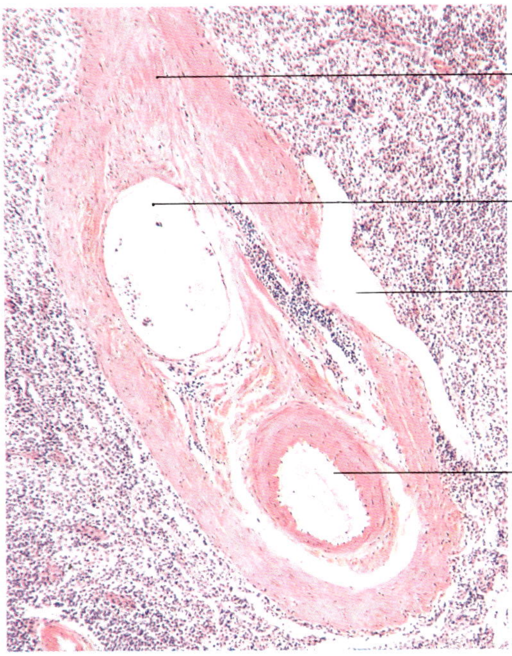

Fig. 10-16. Parte del **bazo** mostrando una arteria y una vena en el interior de una trabécula y una vena de la pulpa. H & E. x65.

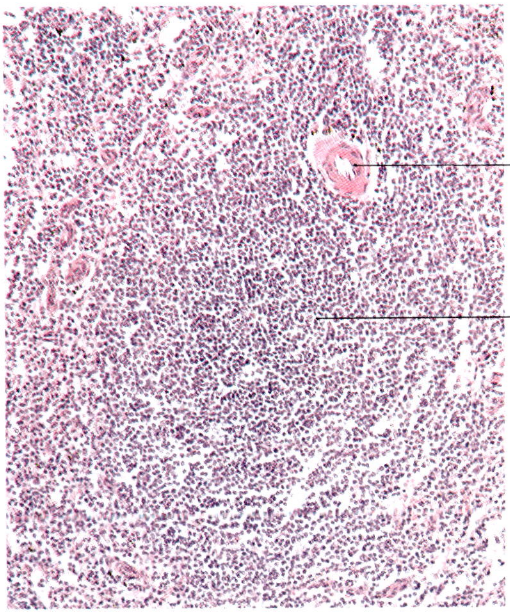

Fig. 10-17. Parte del **bazo** mostrando el aspecto general de la pulpa blanca. H & E. x110.

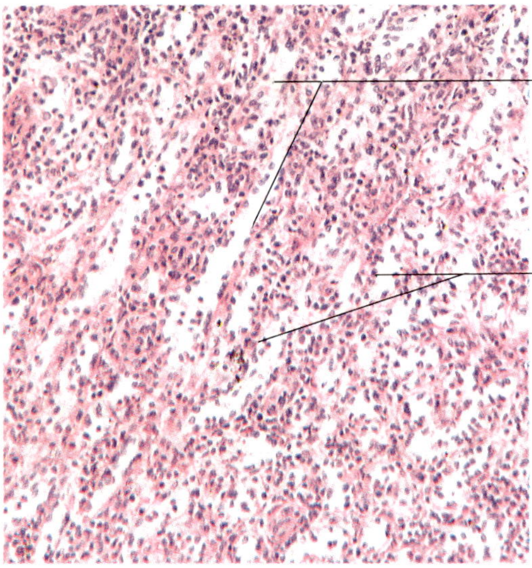

Fig. 10-18. Parte del **bazo** ilustrando el aspecto general de la pulpa roja. H & E. x165.

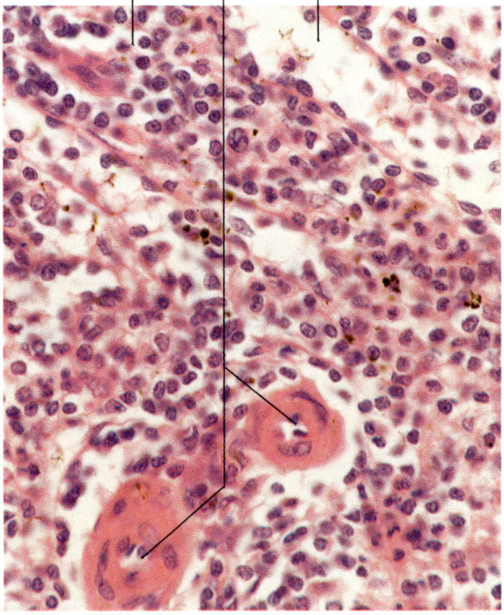

Fig. 10-19. Aspecto parcial a gran aumento de la **pulpa roja del bazo.** H & E. x440.

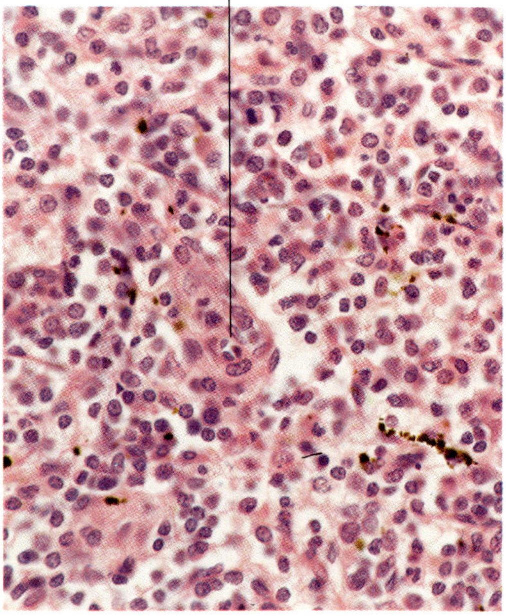

Fig. 10-20. Capilares envainados en la **pulpa roja del bazo.** H & E. x440.

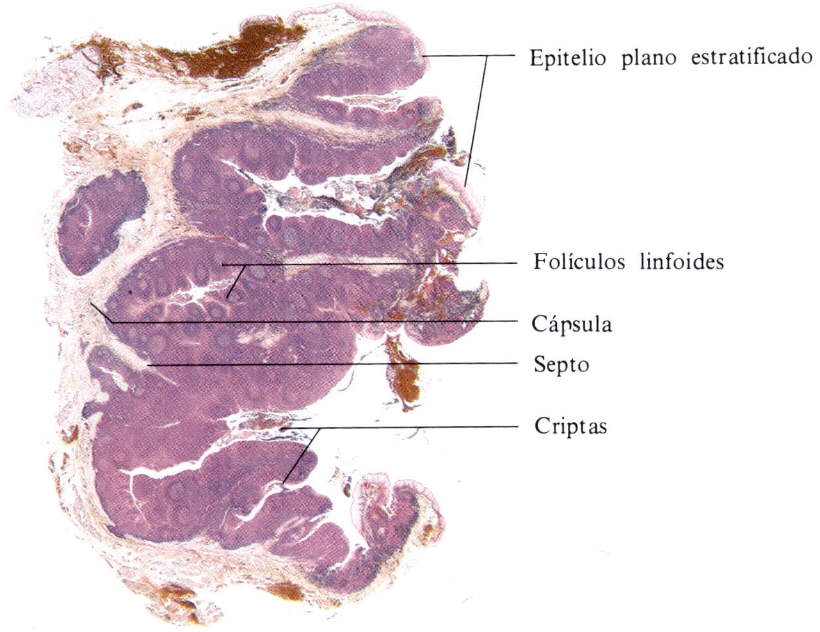

Fig. 10-21. Amígdala palatina vista a bajo aumento. H & E. x5.

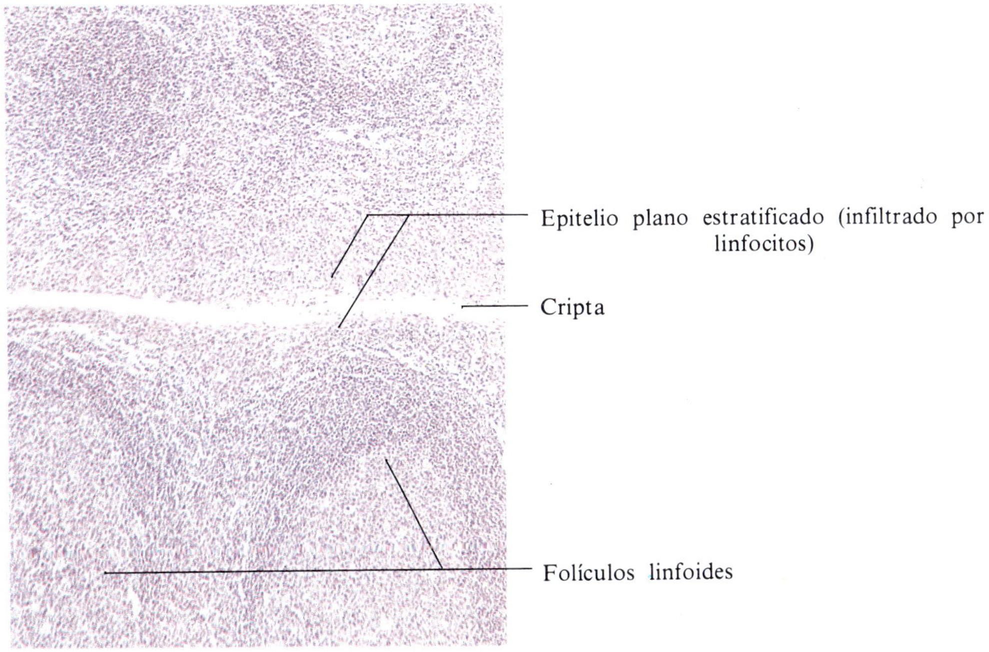

Fig. 10-22. Parte de una **amígdala palatina** mostrando una cripta y las estructuras relacionadas con ella. H & E. x65.

CAPITULO 11

La piel

La piel constituye la cubierta protectora del cuerpo. Su especial constitución evita la desecación del organismo, la pérdida excesiva de temperatura, la penetración de agentes patógenos y protege en gran parte de la acción solar. Al mismo tiempo aprovecha esa acción del sol para la producción de determinadas vitaminas como la D.

En relación con la piel se encuentran ciertas faneras, pelos, uñas, glándulas sebáceas, sudoríparas y mamarias, que desempeñan misiones específicas.

La piel es además un órgano de relación con el mundo exterior; en ella asientan terminaciones nerviosas que están al servicio del sentido del tacto.

Su organización básica es en tres capas superpuestas de superficie a profundidad: epidermis, dermis e hipodermis. El espesor de las capas es variable según la región anatómica que se estudie.

La capa más externa o epidermis que se considera como un ejemplo típico de epitelio plano poliestratificado queratinizado, no sólo contiene las células implicadas en la queratinización, queratinocitos, sino otros tipos celulares que desempeñan funciones diversas. Los melanocitos sintetizan melanina, las células de Langerhans están relacionadas con la captación de antígenos y las células de Merkel con terminaciones nerviosas.

En la dermis o hipodermis se sitúan otras terminaciones nerviosas y las faneras.

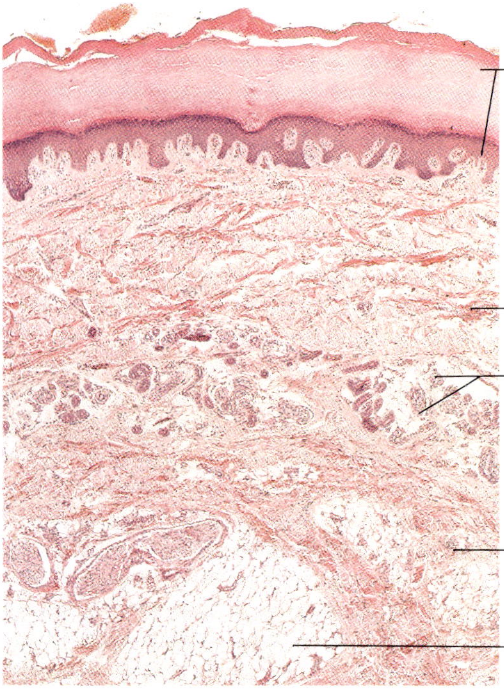

Fig. 11-1. Piel gruesa de la planta del pie. El término histológico "piel gruesa" hace referencia únicamente al espesor de la epidermis, no al de la dermis. H & E. x30.

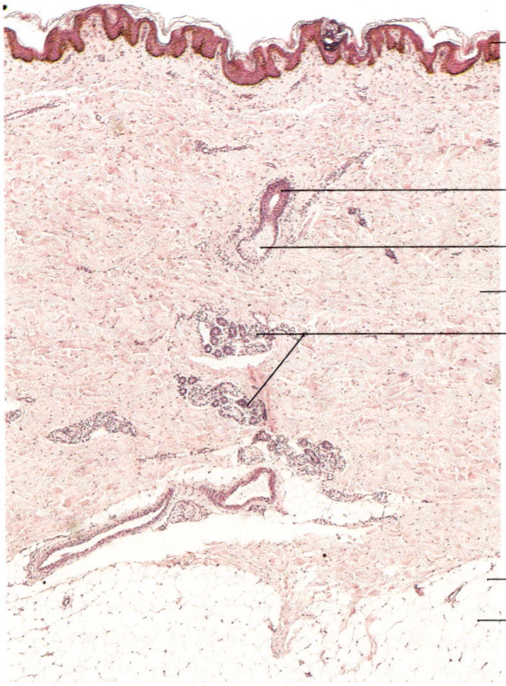

Fig. 11-2. Piel fina del abdomen. El espesor de la epidermis es mucho menor que en la figura 11-1. H & E. x30.

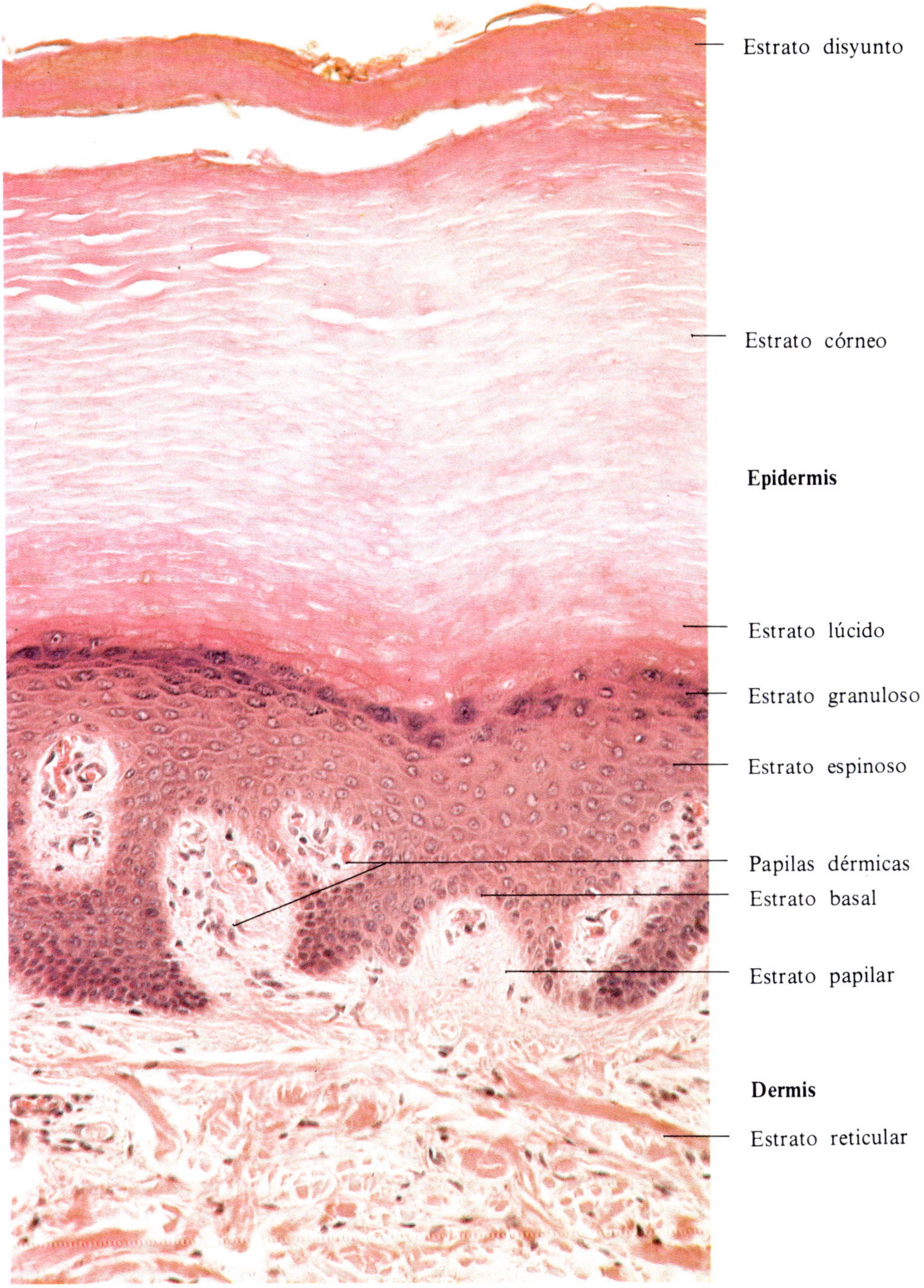

Fig. 11-3. Piel gruesa de la planta del pie. Se observan las diferentes capas de la epidermis y las capas papilar y reticular de la dermis. H & E. x220.

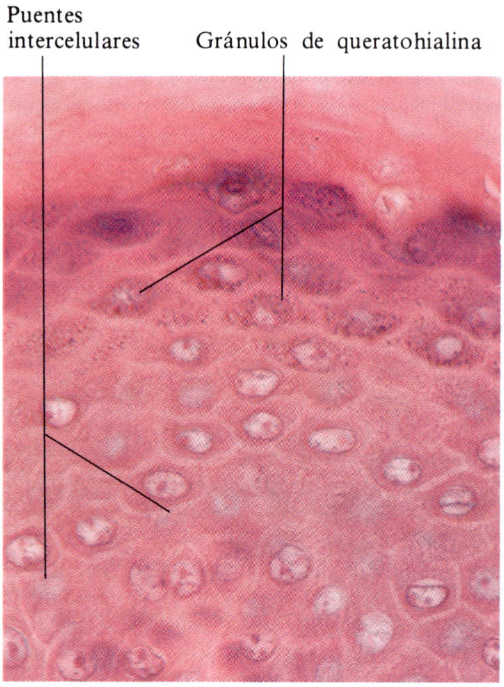

Fig. 11-4. Vista de la parte de la **epidermis de la piel gruesa** a gran aumento. H & E. x660.

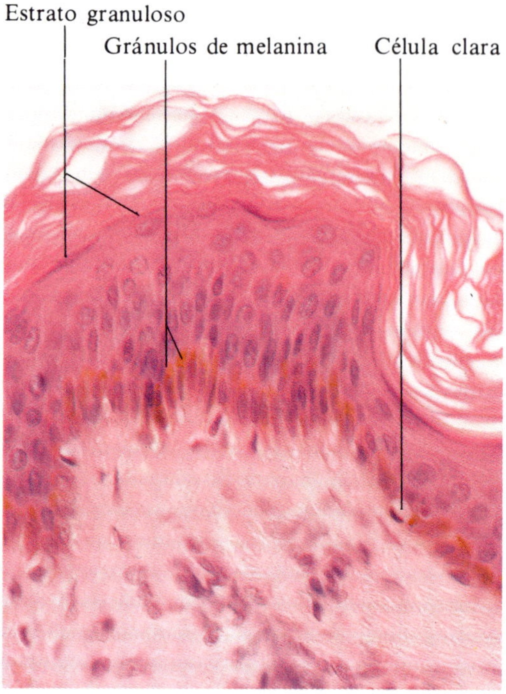

Fig. 11-5. Vista de la **epidermis de la piel fina** a gran aumento. Se aprecia que el estrato granuloso y el estrato córneo están mucho menos desarrollados que en la piel gruesa, y que falta el estrato lúcido. A estos aumentos se puede apreciar también la presencia de gránulos de melanina en el citoplasma supranuclear de muchos queratinocitos. En el estrato basal se observa una célula clara que corresponde a un melanocito. H & E. x440.

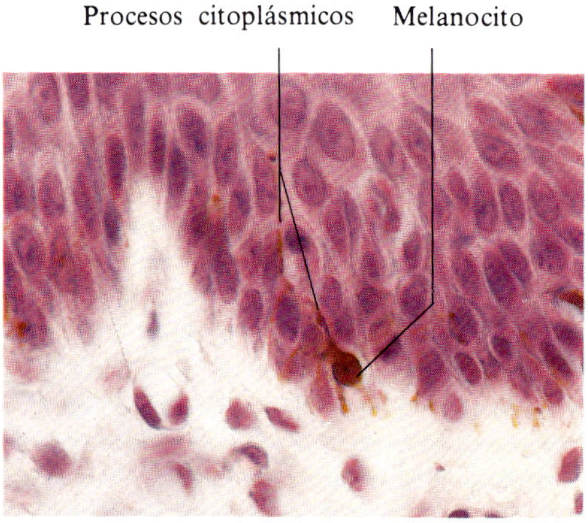

Fig. 11-6. Vista a gran aumento de la porción basal de la **epidermis** intensamente pigmentada de un mono mostrando un melanocito conteniendo melanina. Este se puede identificar por el citoplasma claro alrededor del núcleo y la presencia de largos procesos citoplásmicos a modo de dendritas. H & E. x660.

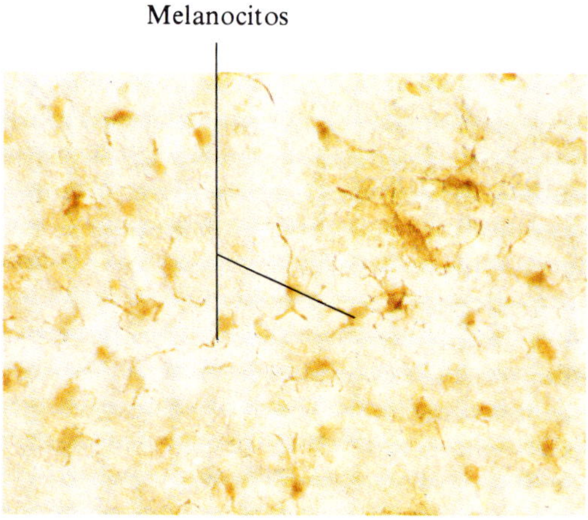

Fig. 11-7. Preparación histológica obtenida de la **epidermis** de la cara, que ha sido separada de la dermis y expuesta a la reacción de DOPA para la demostración histoquímica de los melanocitos. De esta forma se ponen de manifiesto los procesos citoplásmicos ramificados, que forman una red casi continua en la parte basal de la epidermis.

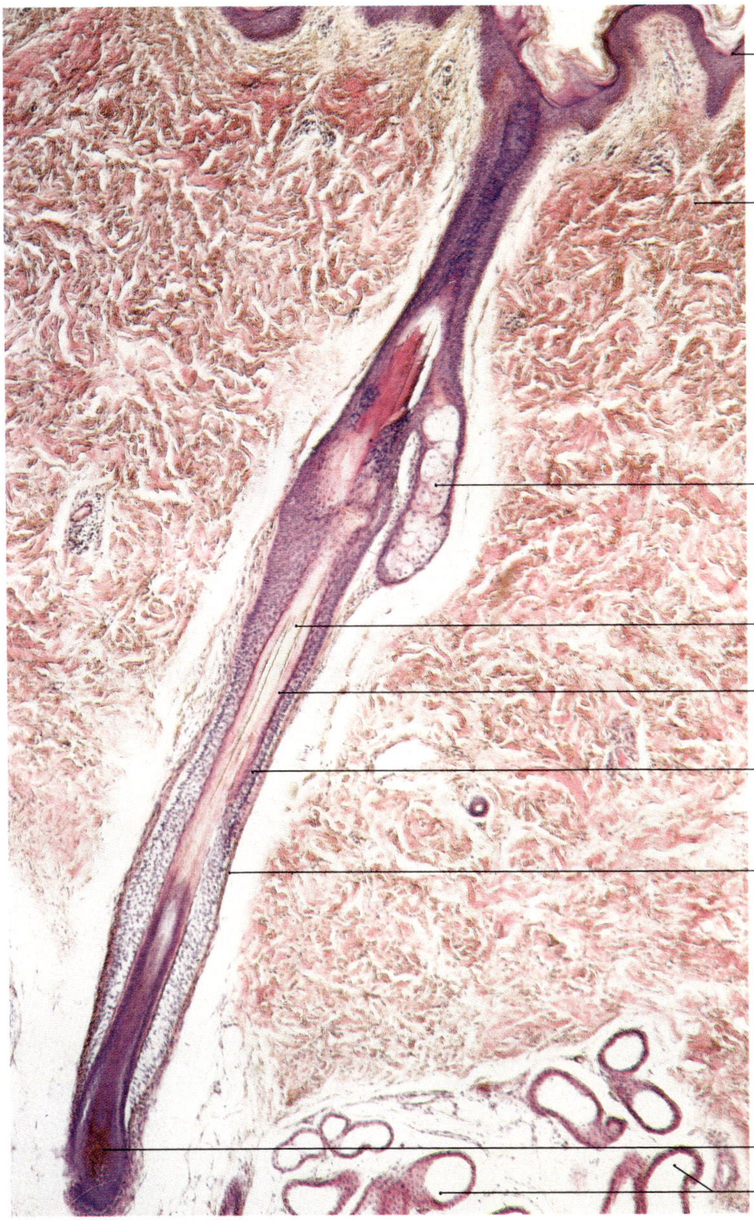

Fig. 11-8. Sección longitudinal de la **raíz de un pelo y su folículo piloso asociado.** H & E. x65.

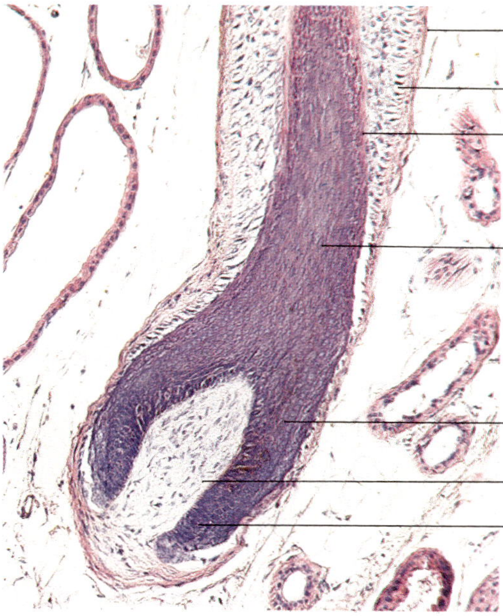

Fig. 11-9. Sección longitudinal de la **papila (bulbo) de un pelo.** H & E. x110.

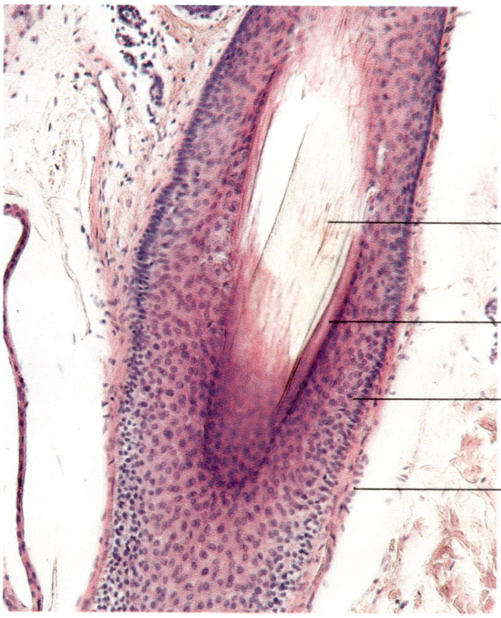

Fig. 11-10. Sección oblicua de un **pelo y su folículo piloso asociado.** H & E. x110.

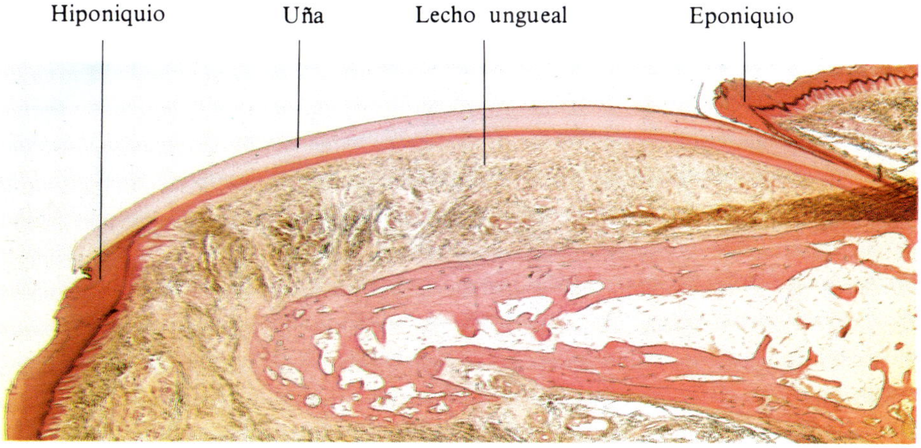

Fig. 11-11. Sección longitudinal de una **uña y de su lecho ungueal.** H & E. x7.

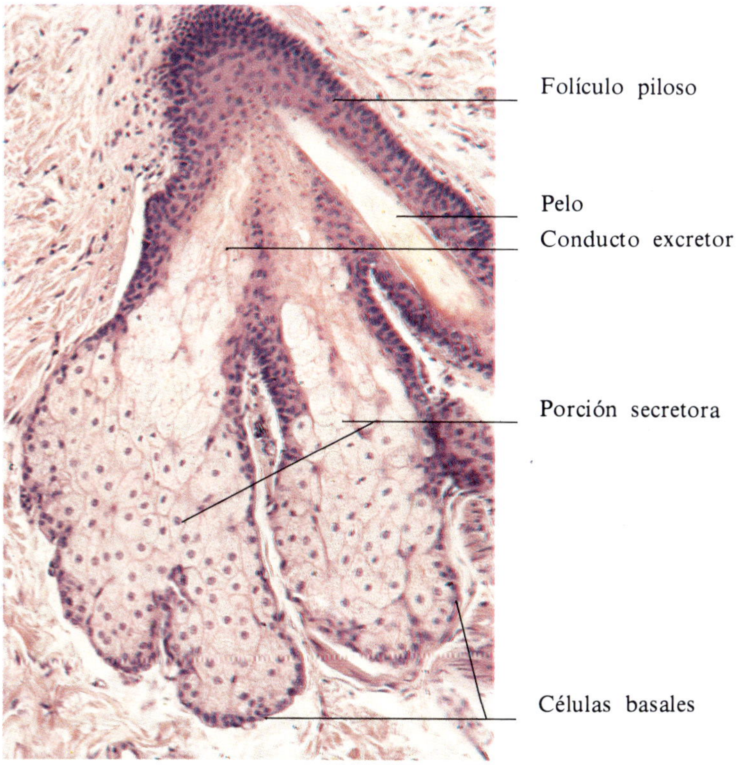

Fig. 11-12. Glándula sebácea asociada a su folículo piloso. H & E. x135.

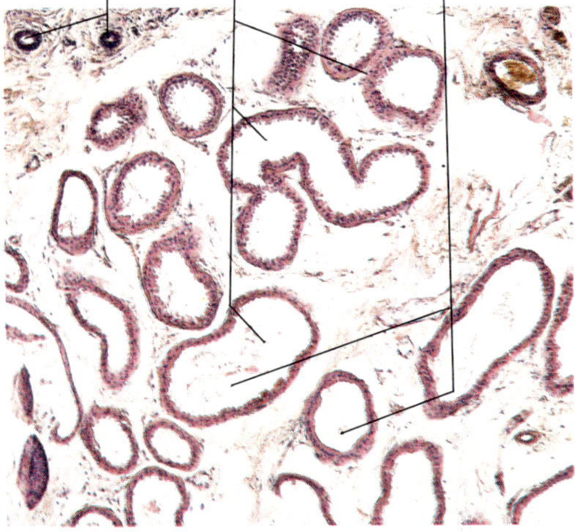

Fig. 11-13. Glándulas sudoríparas apocrinas de la axila vistas a poco aumento. H & E. x55.

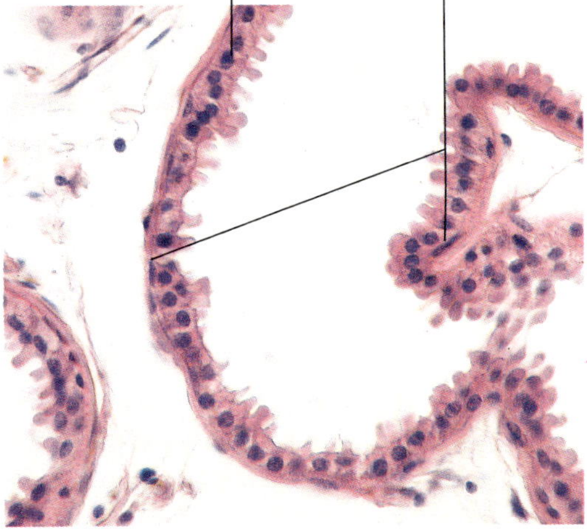

Fig. 11-14. Porción secretora de una **glándula sudorípara apocrina.** Se observan las protrusiones citoplásmicas características de las células secretoras. Estas protrusiones representan la secreción apocrina extruida por las células glandulares. H & E. x275.

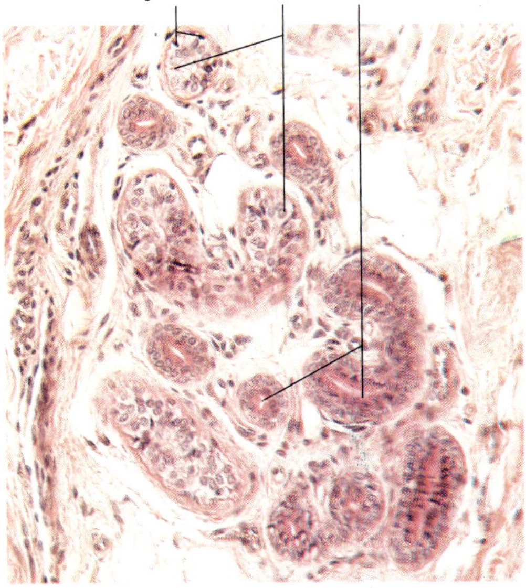

Fig. 11-15. Porción secretora y porción inicial del conducto excretor de una **glándula sudorípara ecrina.** H & E. x165.

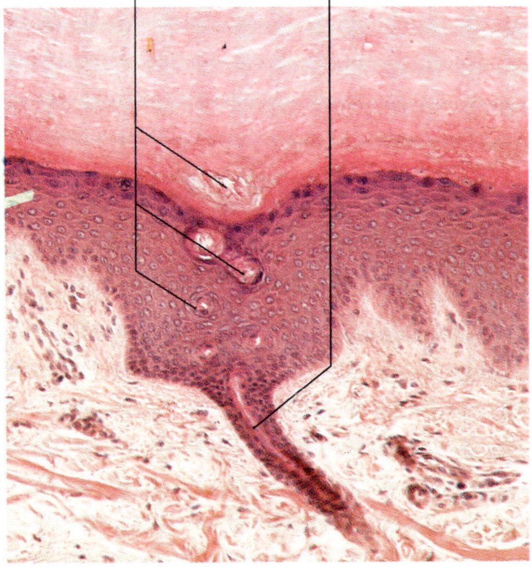

Fig. 11-16. Conducto excretor de una glándula sudorípara ecrina en el punto de entrada en la base de una cresta epidérmica. La pared del conducto contorneado en forma de sacacorchos está constituida por células epidérmicas, pues el conducto excretor pierde su pared propia al entrar en la epidermis. H & E. x135.

CAPITULO 12

Aparato digestivo

El aparato digestivo es un tubo muscular a lo largo del cual se produce la digestión y absorción de los alimentos. Está formado por las siguientes partes: cavidad bucal, esófago, estómago, intestino delgado, intestino grueso y canal anal. A lo largo del mismo se vierten en la luz secreciones de naturaleza diversa. Unas proceden de glándulas situadas en su pared, como la secreción salival, el jugo gástrico o el jugo intestinal; otras, de glándulas que, como el hígado y páncreas, están alejadas y mediante largos conductos vacían su secreción en el intestino delgado. A excepción de la cavidad bucal, la pared del tubo digestivo está constituida por cuatro capas superpuestas: mucosa, submucosa, muscular y serosa o adventicia. El estudio de la mucosa es el que reviste la mayor complejidad, pues a este nivel es donde se localizan un gran número de glándulas de funciones muy diversas dependiendo del segmento del tubo digestivo que se considere.

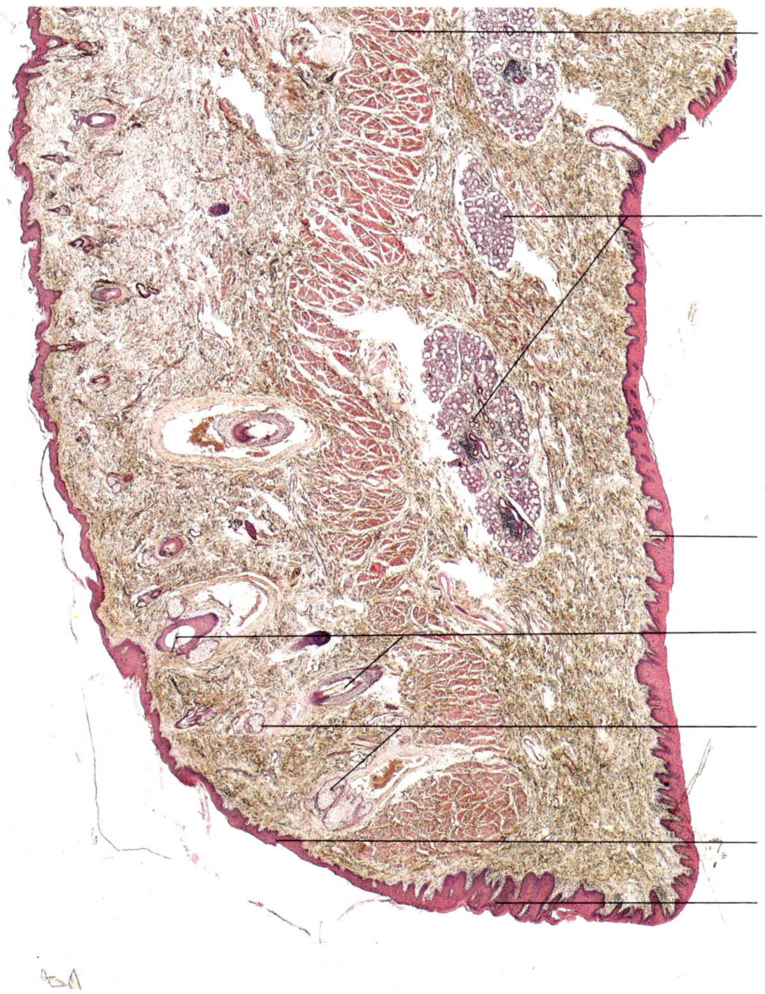

Fig. 12-1. Sección sagital del **labio.** En el prolabio (parte roja del labio) las papilas dérmicas de la piel están muy desarrolladas. H & E. x15.

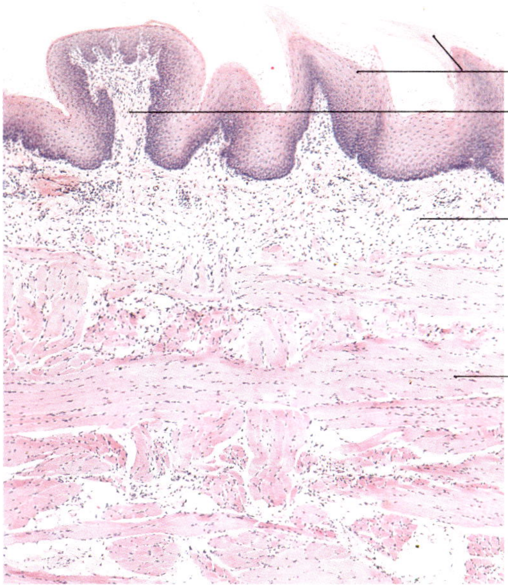

Fig. 12-2. Sección de la superficie dorsal de la porción bucal de la **lengua.** Se aprecia una papila fungiforme y dos papilas filiformes. H & E. x45.

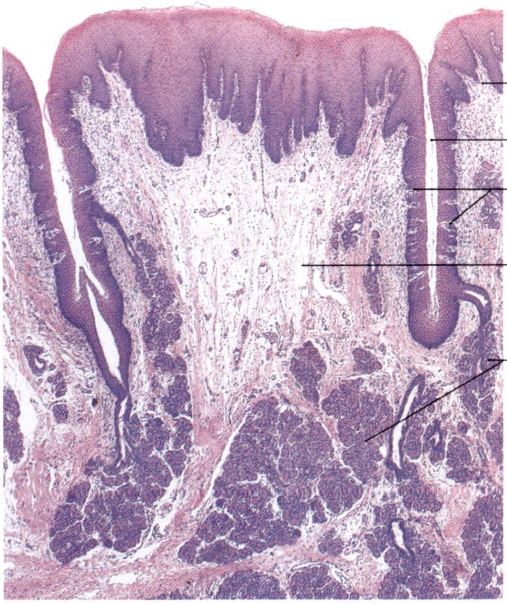

Fig. 12-3. Sección de la superficie dorsal de la parte bucal de la **lengua** mostrando una papila caliciforme. H & E. x30.

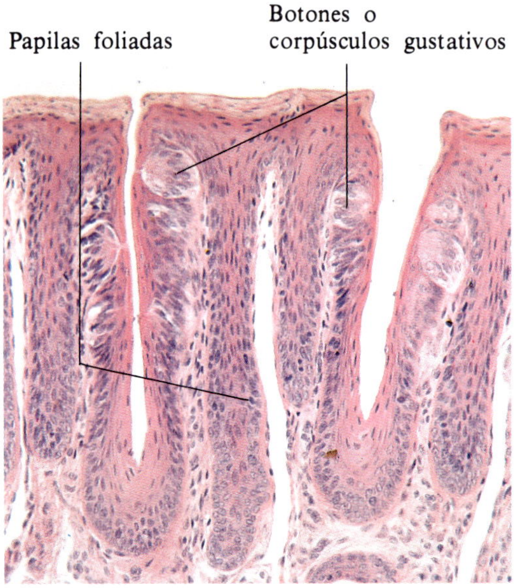

Fig. 12-4. Papilas foliadas de la **lengua** de un conejo. H & E. x165.

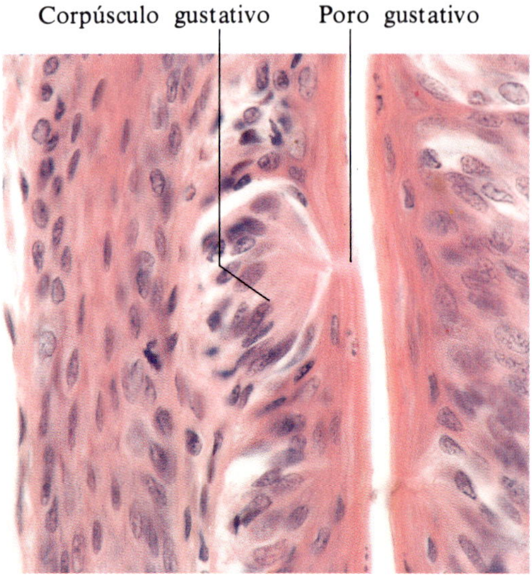

Fig. 12-5. Corpúsculo gustativo de la **lengua** observado a gran aumento. H & E. x540.

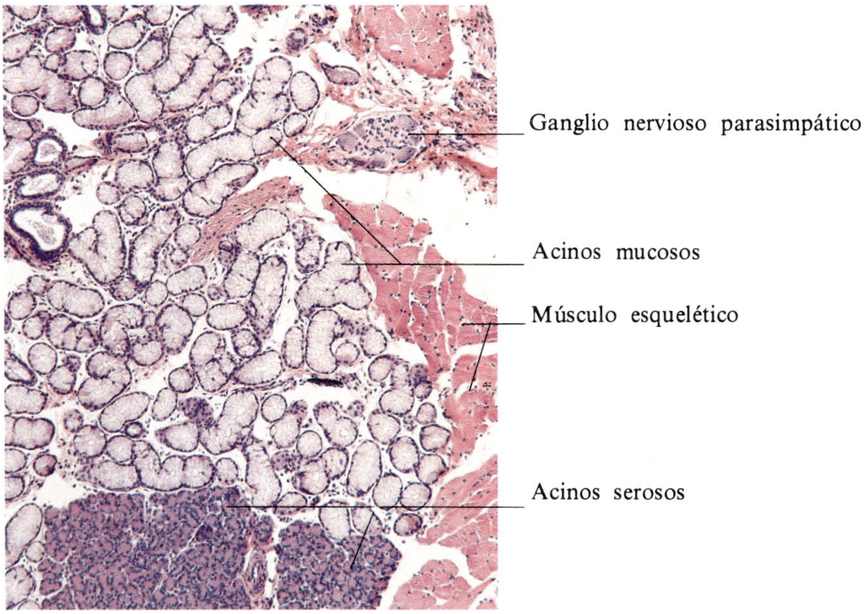

Fig. 12-6. Parte de la **glándula salivar lingual anterior** en la que se observan porciones glandulares mucosas y serosas. H & E. x65.

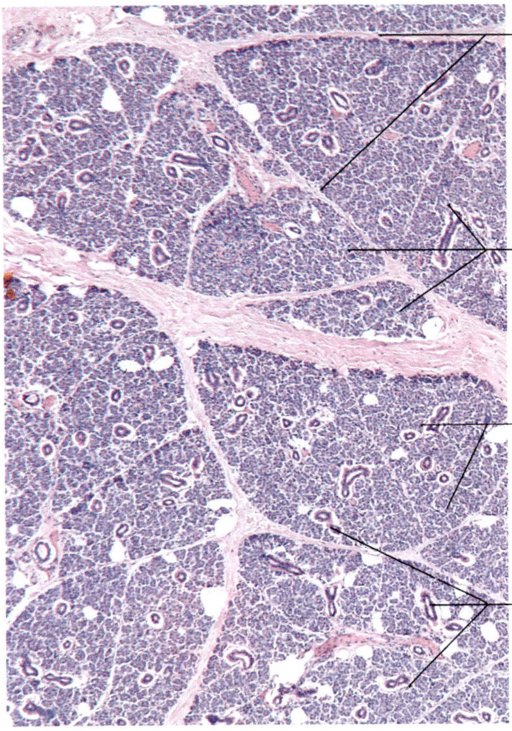

Fig. 12-7. Glándula salivar parótida observada a pocos aumentos. Se observa la compartimentación en lobulillos característicos de las glándulas salivares. H & E. x45.

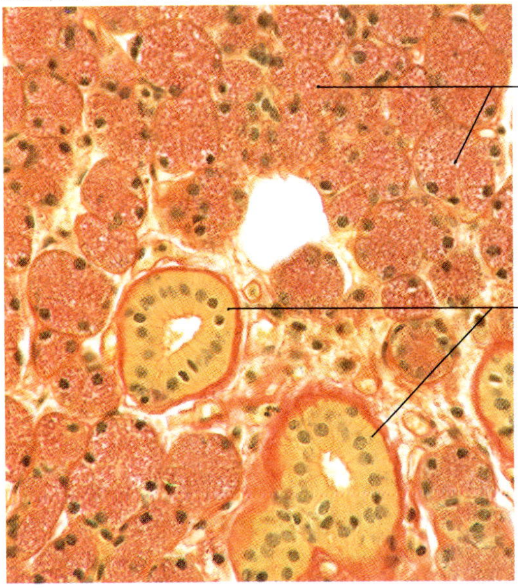

Fig. 12-8. Parte de la **glándula parótida** observada a mayor aumento. Se aprecian acinos serosos y conductos salivares estriados. Van Gieson. x275.

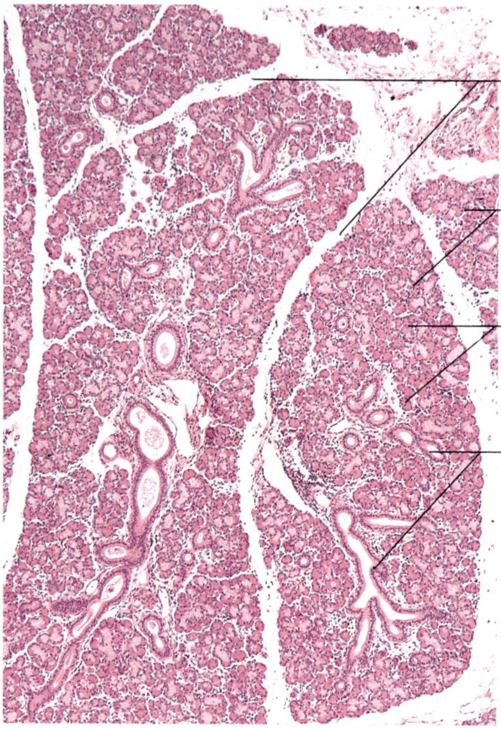

Fig. 12-9. Glándula salivar submandibular vista a bajo aumento. Se observan conductos estriados salivares muy desarrollados. H & E. x45.

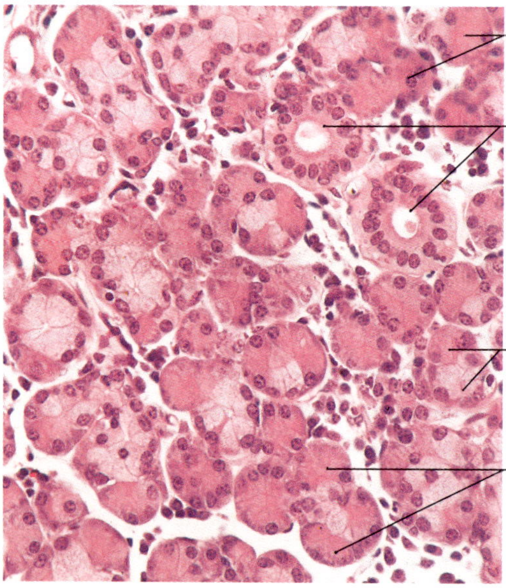

Fig. 12-10. Glándula salivar submandibular vista a mayor aumento. Se observan acinos mixtos con predominio de las porciones serosas. H & E. x275.

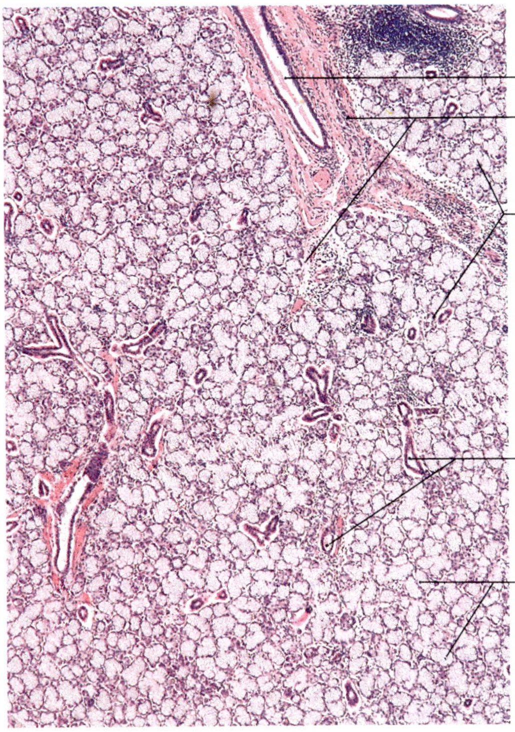

Fig. 12-11. Glándula salivar sublingual vista a pocos aumentos. H & E. x45.

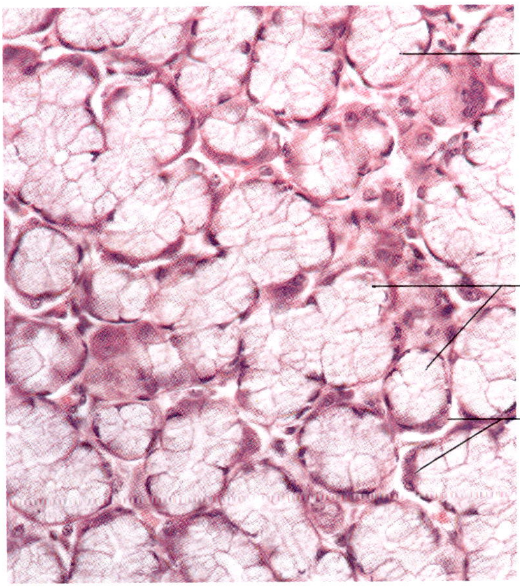

Fig. 12-12. Glándula salivar sublingual vista a mayor aumento. Se aprecia el predominio de los acinos mucosos, junto a algunos acinos mixtos. H & E. x275.

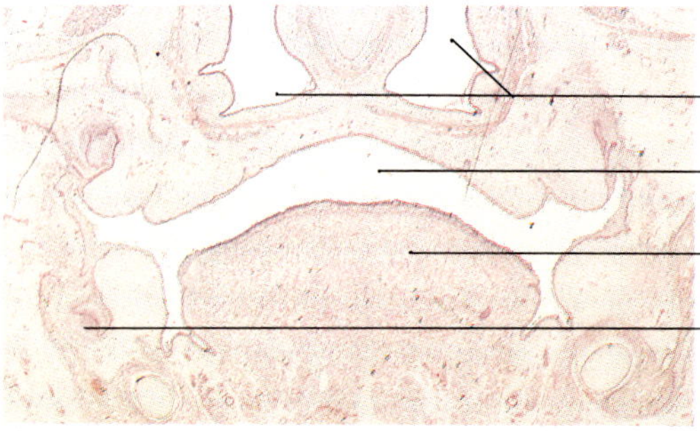

Fig. 12-13. Sección frontal de la **cabeza de un feto** mostrando el primordio de un diente. H & E. x7.

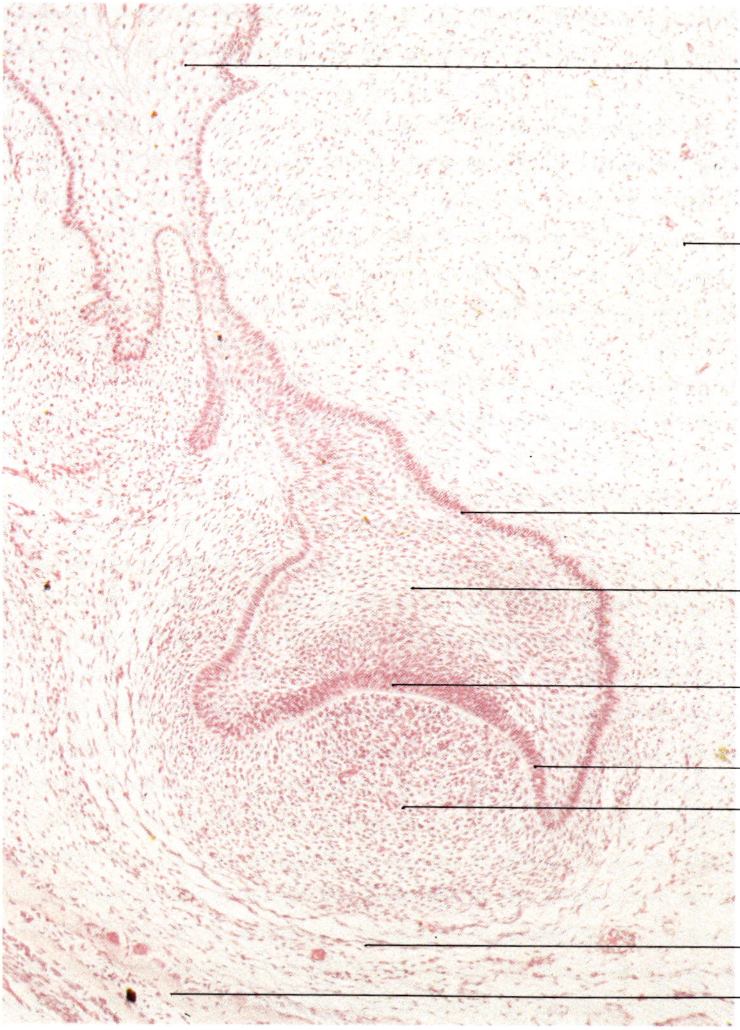

Fig. 12-14. Primordio dental en el estadío de desarrollo denominado "fase de capuchón". H & E. x100.

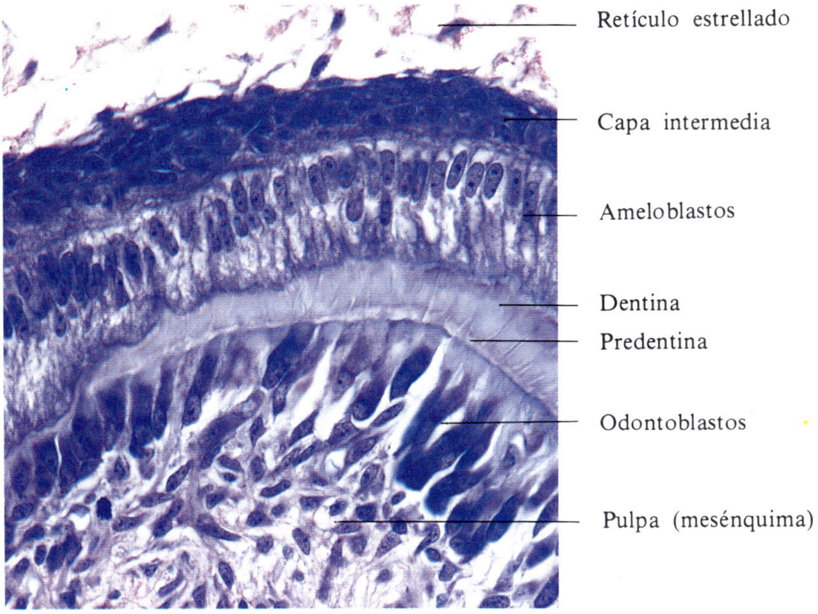

Fig. 12-15. Parte del **primordio dental** observado a gran aumento en el estadío de desarrollo denominado "fase de campana", poco después del inicio de la formación de la dentina. Azán. x540.

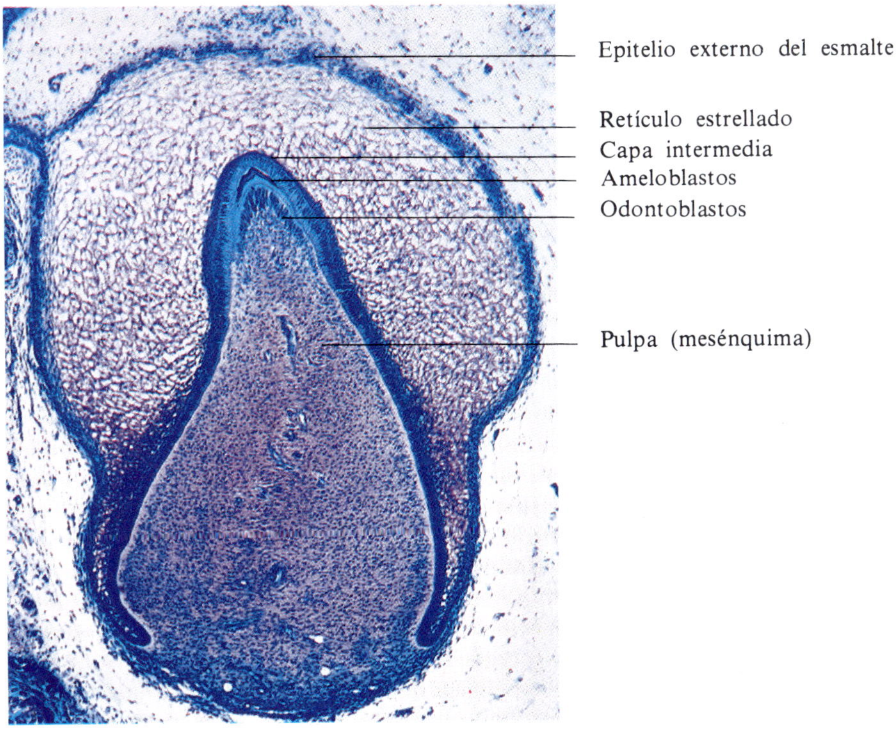

Fig. 12-16. Primordio dental en el estadío de "campana". Azul de toluidina. x40.

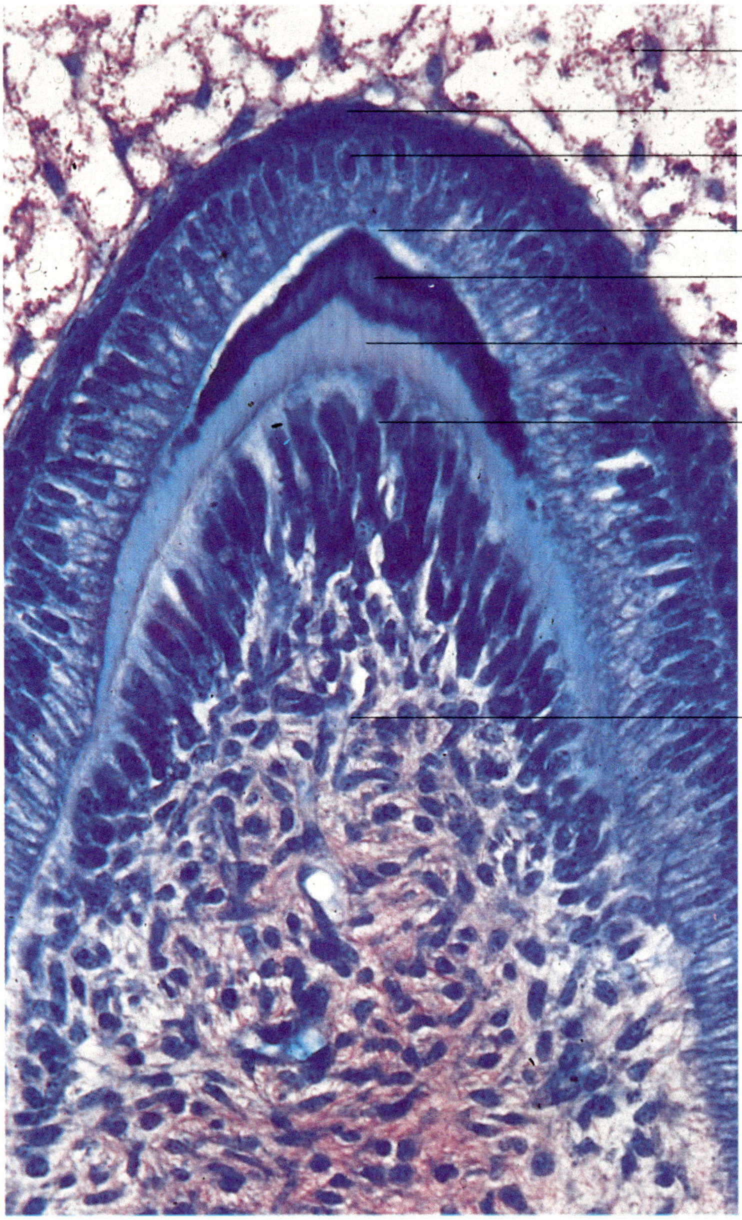

Fig. 12-17. Vista a gran aumento del **primordio dental** en el estadío de campana, poco después del inicio de la formación del esmalte. Azul de toluidina. x415.

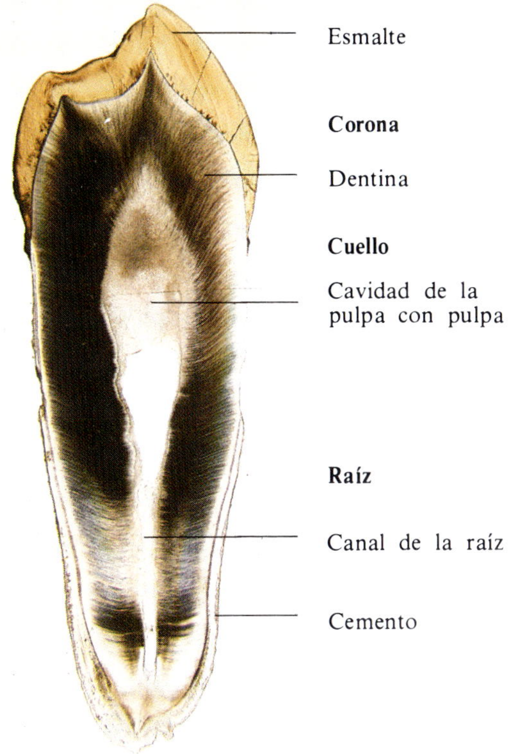

Fig. 12-18. Sección longitudinal de un **diente** completamente desarrollado. x5.

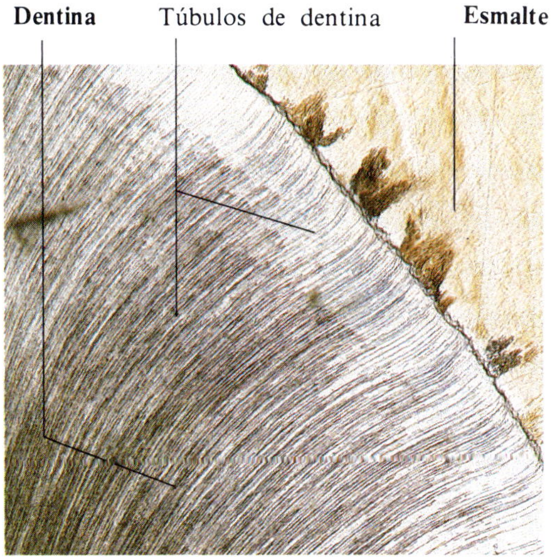

Fig. 12-19. Parte de la sección longitudinal de un **diente** desarrollado mostrando la unión dentina-esmalte. x45.

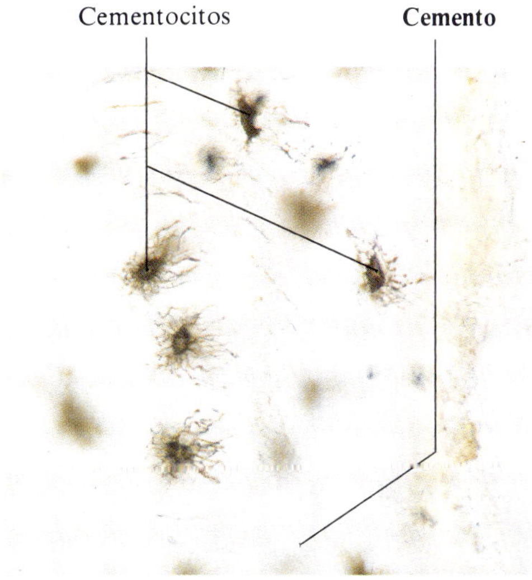

Fig. 12-20. Parte de la sección longitudinal del **diente,** desarrollado mostrando el cemento celular de la mitad apical de la raíz dental. x275.

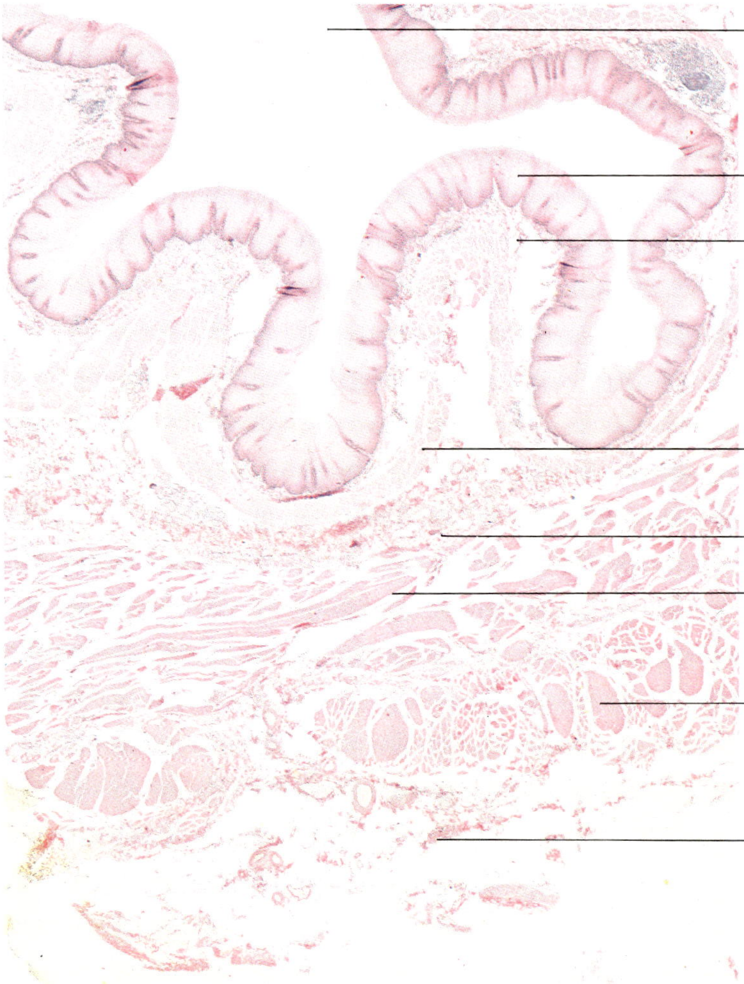

Fig. 12-21. Sección transversal de la pared del **esófago.** H & E. x15.

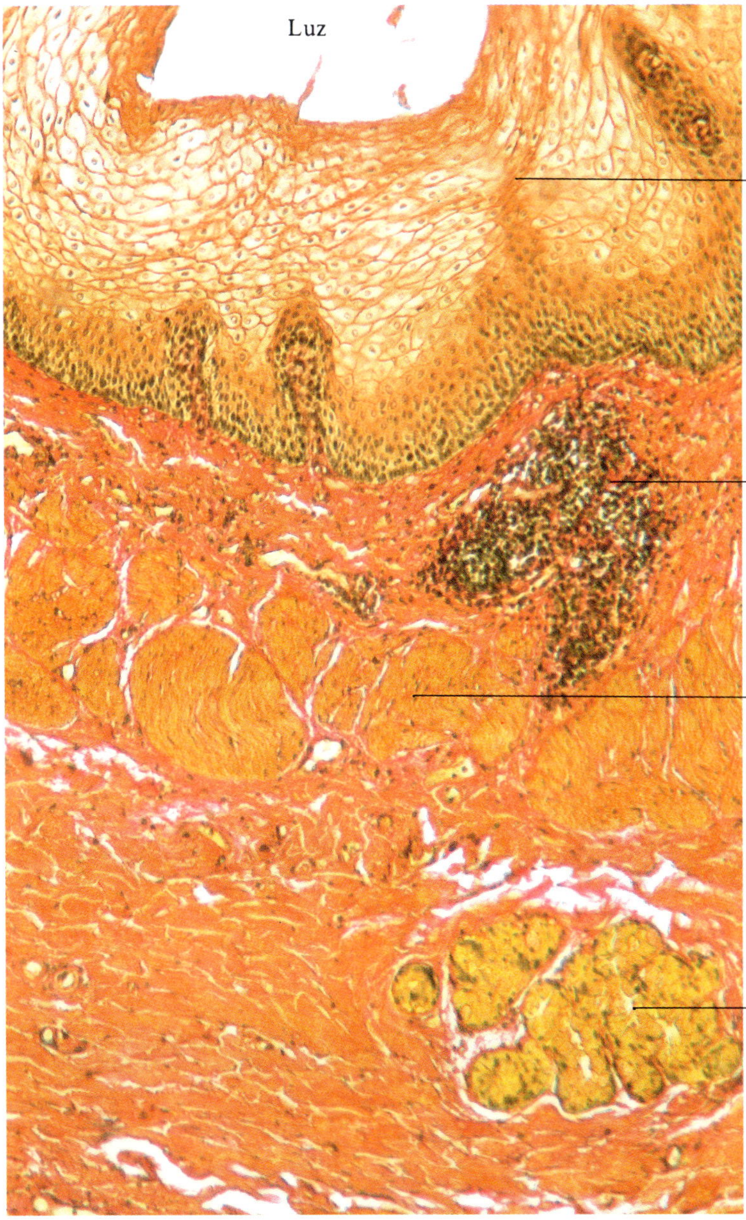

Fig. 12-22. Sección transversal de la pared del **esófago** mostrando la mucosa y submucosa. Van Gieson. x135.

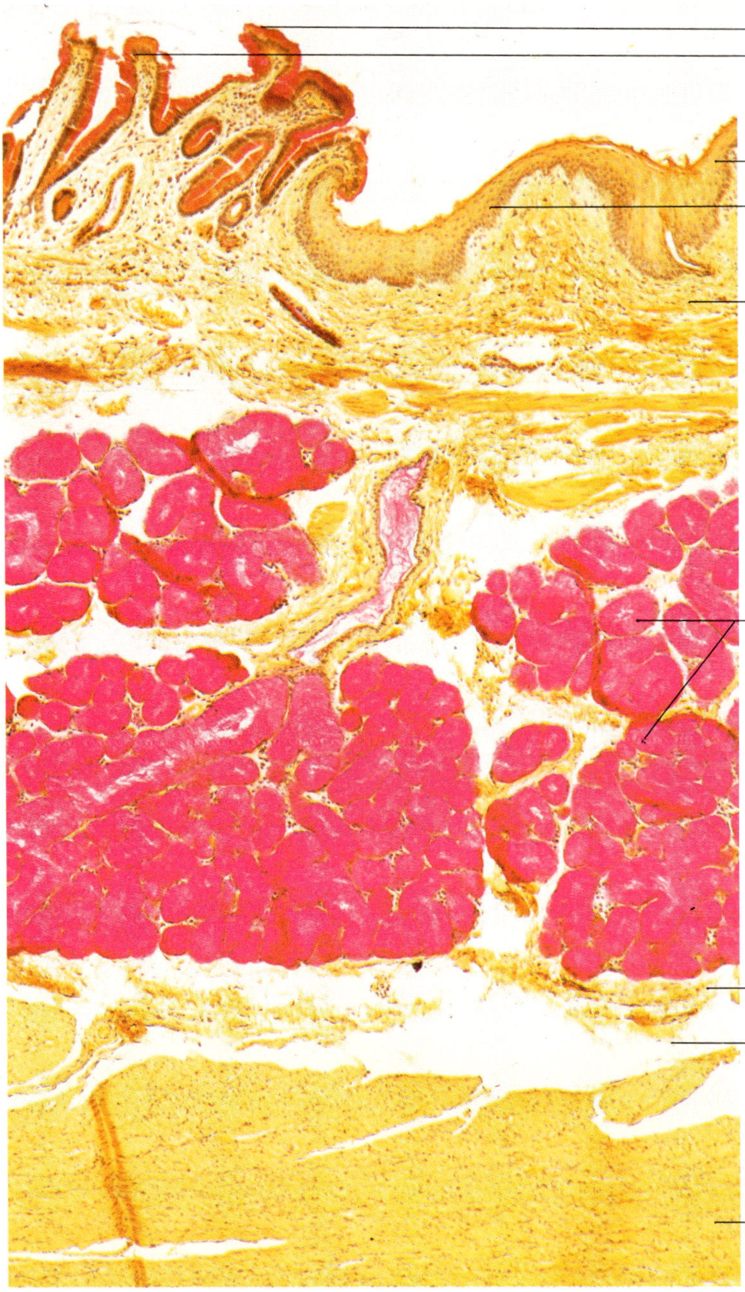

Fig. 12-23. Sección longitudinal de la **transición esófago a estómago.** Se observa el cambio brusco del epitelio plano estratificado no queratinizado del esófago al epitelio cilíndrico simple del estómago. Las glándulas del cardias y las células del epitelio de revestimiento del estómago están teñidas en rojo mediante la reacción de PAS. PAS-+van Gieson. x90.

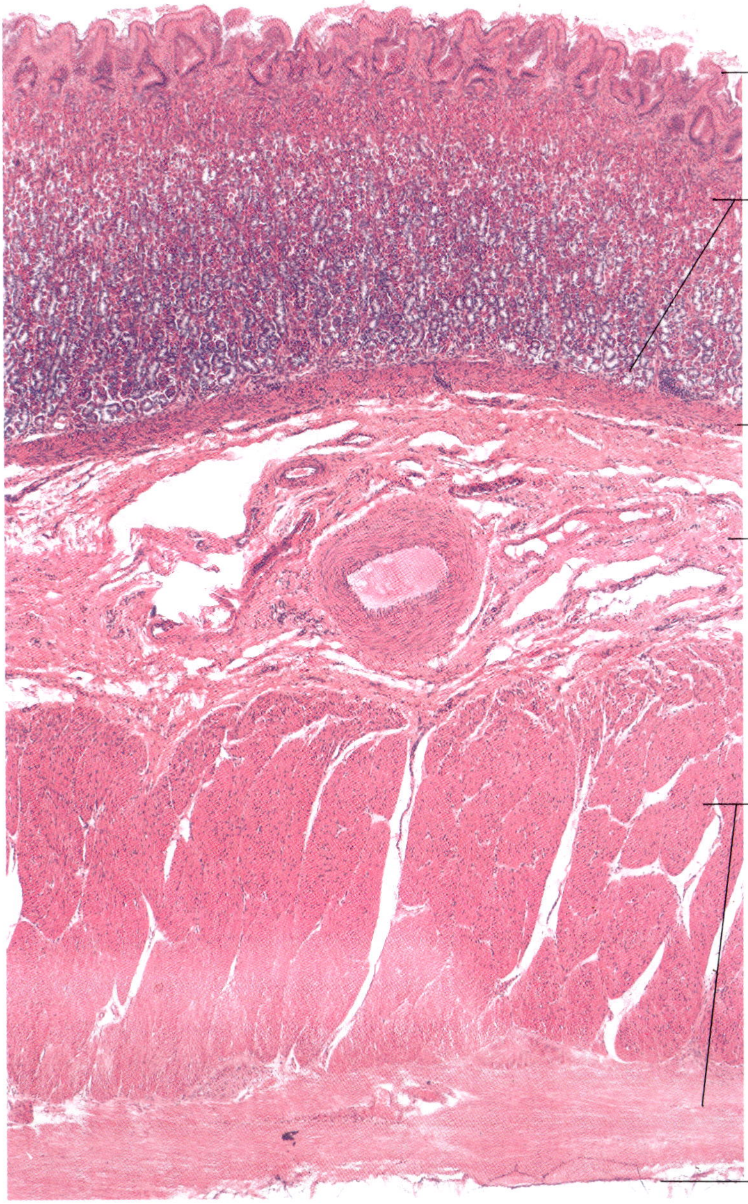

Fig. 12-24. Vista a bajos aumentos de la pared del **estómago.** H & E. x45.

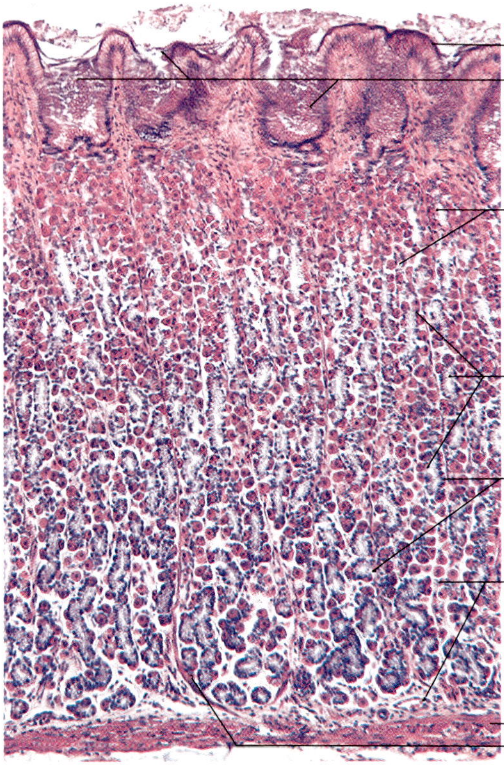

Fig. 12-25. Parte de la **mucosa del cuerpo del estómago.** H & E. x130.

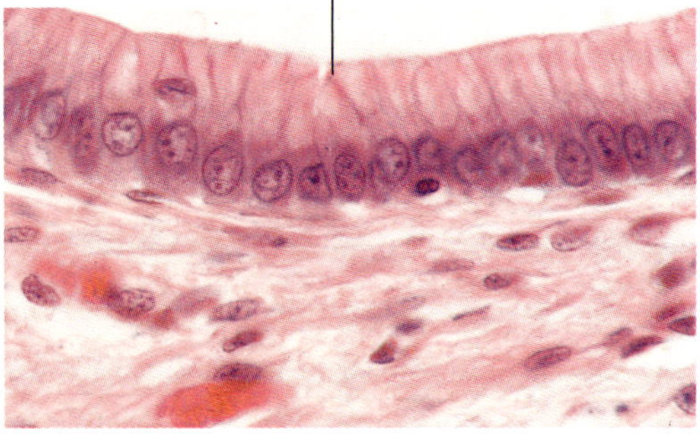

Fig. 12-26. Vista a gran aumento del **epitelio de revestimiento del estómago.** H & E. x540.

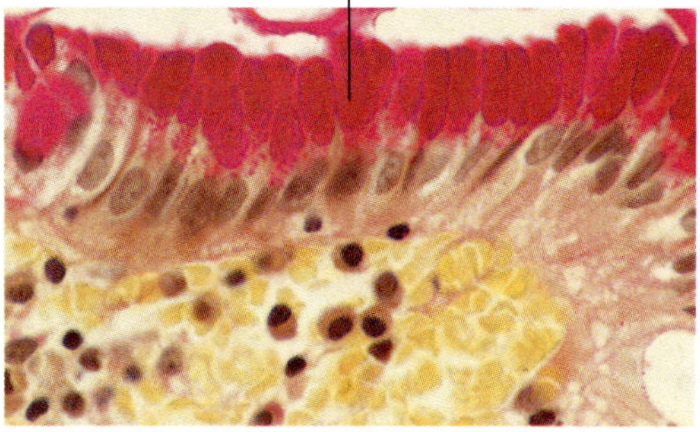

Fig. 12-27. Vista a gran aumento del **epitelio de revestimiento del estómago** teñido por el método de PAS. Todas las células epiteliales son PAS positivas debido a que son células secretoras de mucina, que forman una capa completa que protege al estómago. PAS + H & E. x540.

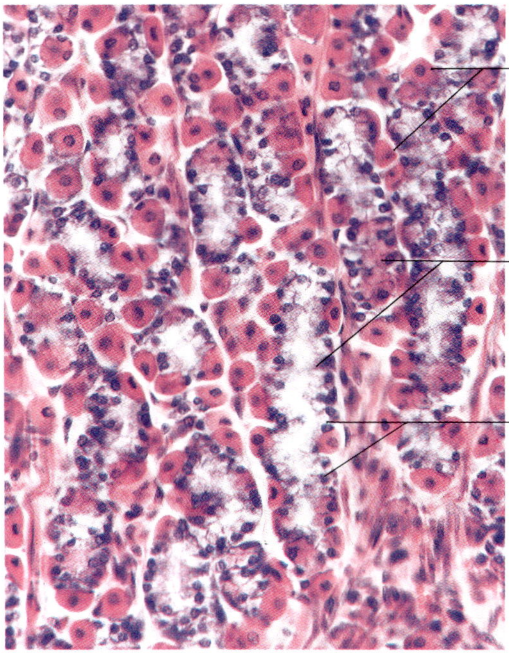

Fig. 12-28. Parte de la **mucosa del cuerpo del estómago.** Se observa el aspecto de las glándulas gástricas, características del cuerpo y fondo del estómago. H & E. x240.

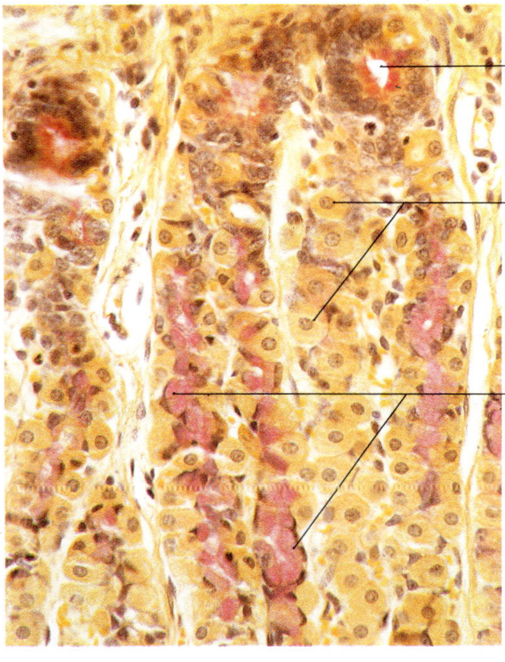

Fig. 12-29. Parte de la **mucosa del cuerpo del estómago** mostrando las células mucosas del cuello de las glándulas gástricas. Estas células quedan también teñidas con la reacción de PAS. PAS + van Gieson. x275.

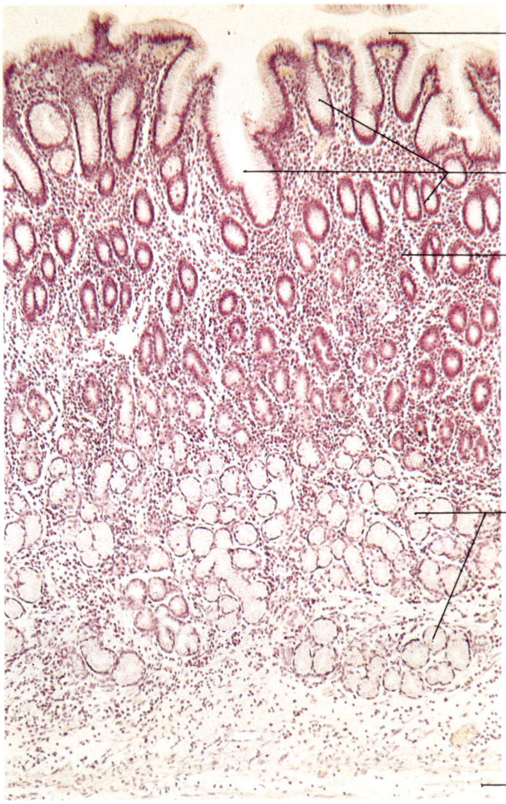

Fig. 12-30. Mucosa de la región pilórica del estómago. Se observan numerosos perfiles de las glándulas pilóricas. El curso contorneado de estas glándulas hace que muchas de ellas hayan sido seccionadas transversalmente. H & E. x75.

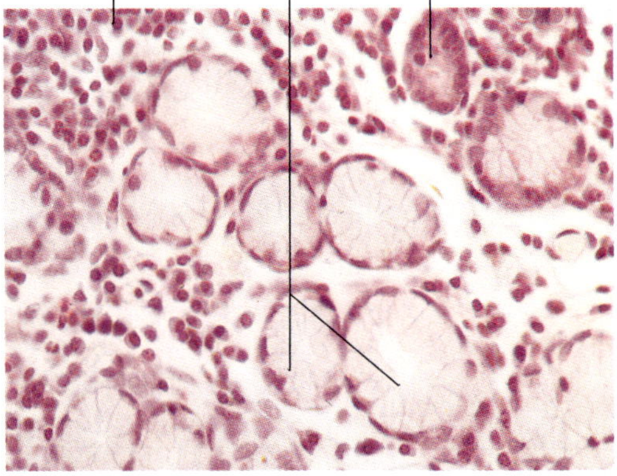

Fig. 12-31. Vista a mayor aumento de las **glándulas pilóricas.** Se aprecia el aspecto diferente de estas glándulas en comparación con las criptas del epitelio de revestimiento (véanse figura 12-30 y la parte superior derecha de esta figura). H & E.

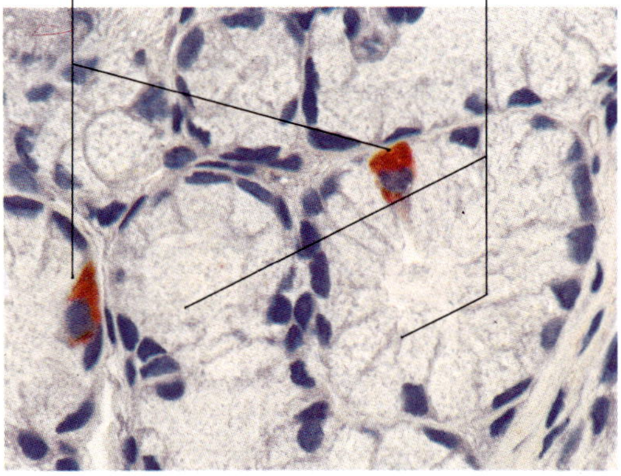

Fig. 13-32. Vista a gran aumento de las **glándulas pilóricas.** Las células secretoras de gastrina de estas glándulas se han demostrado inmunohistoquímicamente. El material ha sido incluido en Epon y contrastado con azul de metileno. x550.

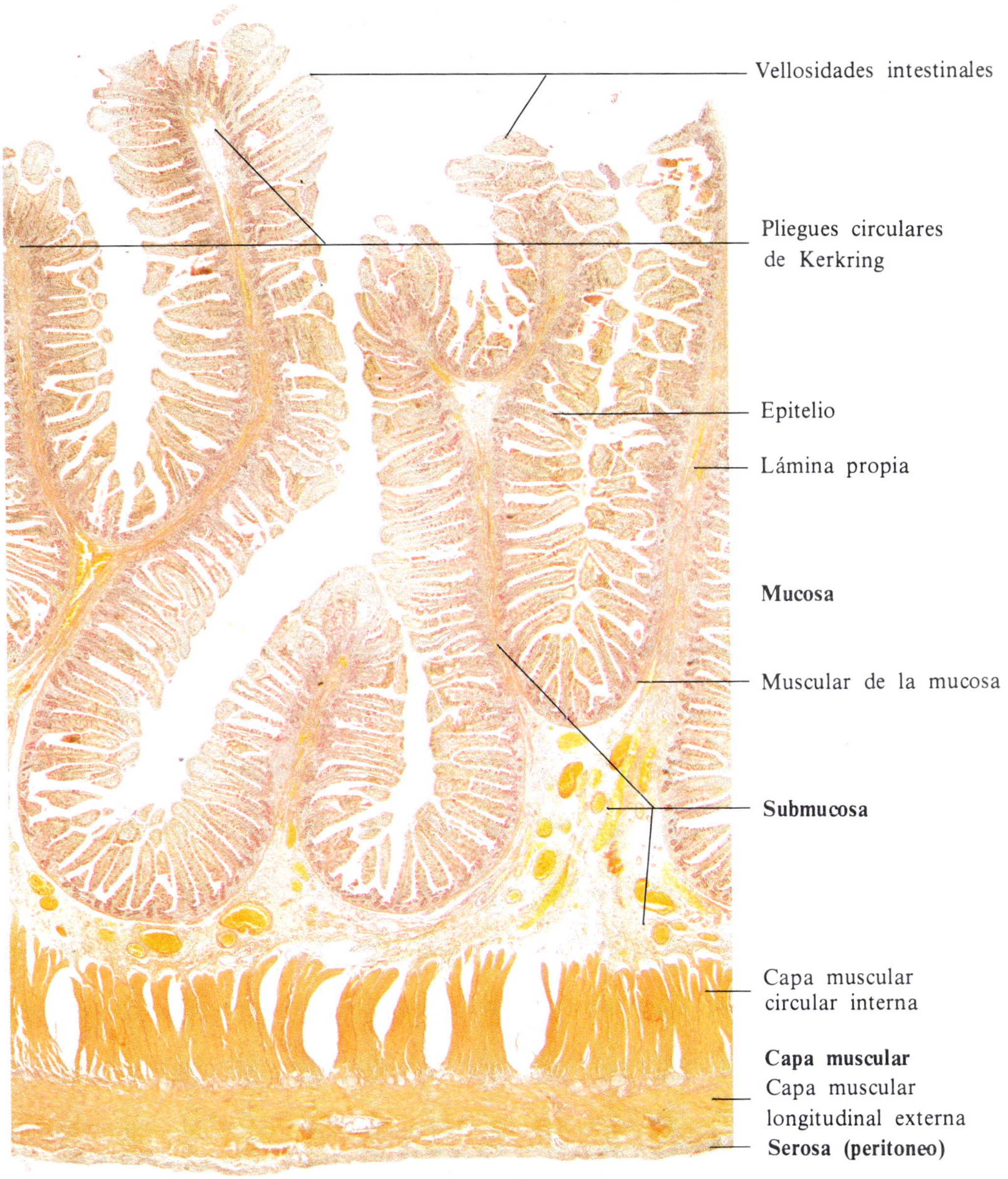

Fig. 12-33. Sección longitudinal de la pared del **yeyuno del intestino delgado.** Se observan los pliegues circulares de Kerkring que incluyen mucosa y submucosa y son estructuras permanentes que aumentan la superficie intestinal. Van Gieson. x15.

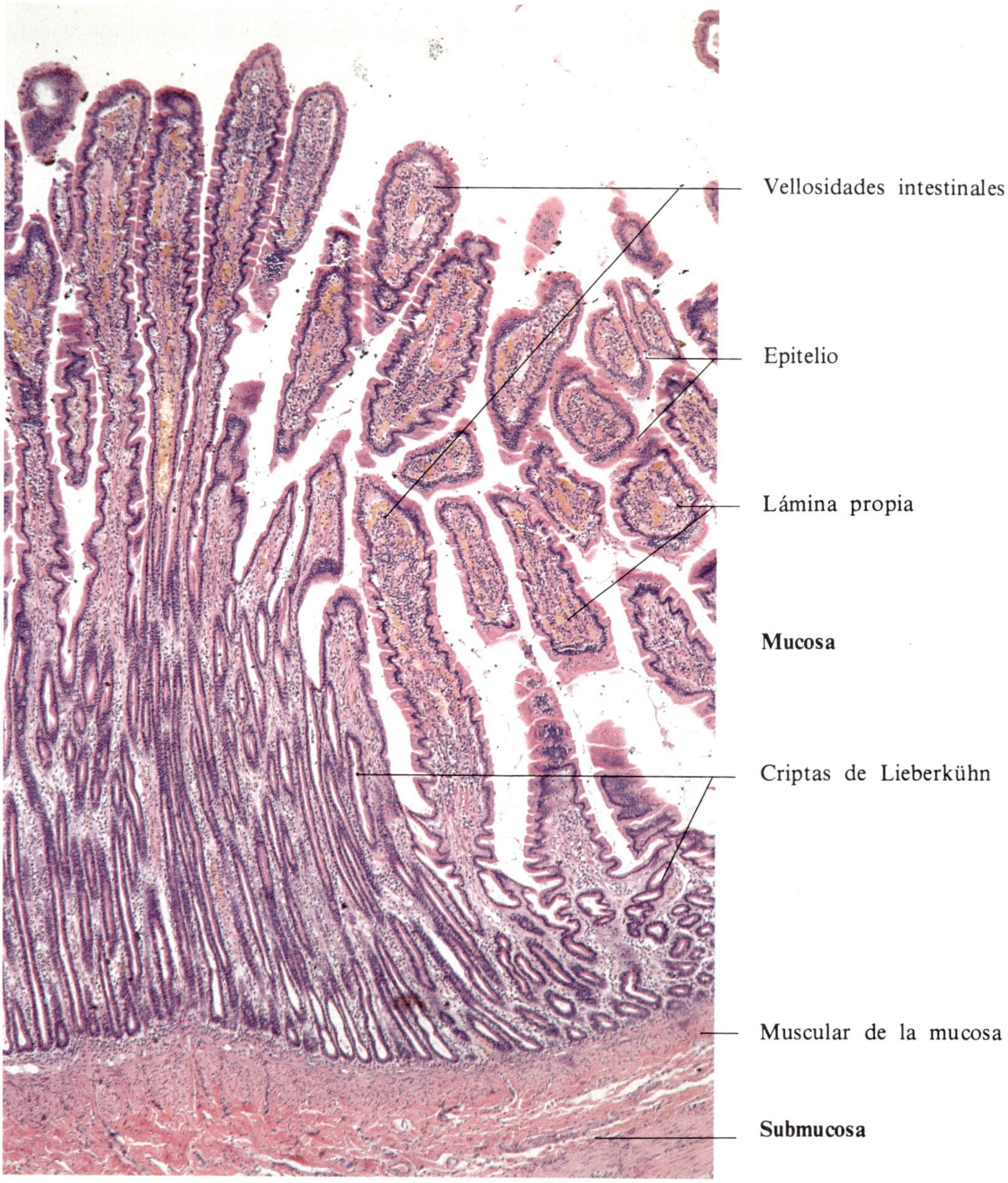

Fig. 12-34. Sección transversal de la **mucosa del intestino delgado.** Las microvellosidades intestinales aparecen como cilindros de conjuntivo revestidos por epitelio. H & E. x65.

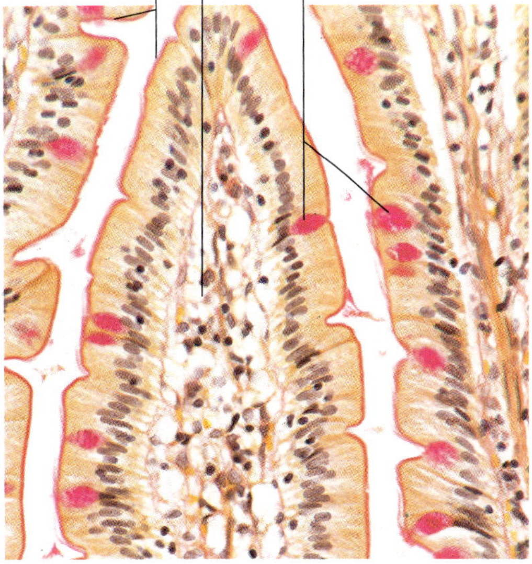

Fig. 12-35. Parte de **microvellosidades intestinales** observadas a gran aumento. Las células caliciformes y el ribete en cepillo de las células absorbentes (enterocitos) se tiñen con el método de PAS. El tejido conjuntivo de la lámina propia es rico en células. PAS + van Gieson. x275.

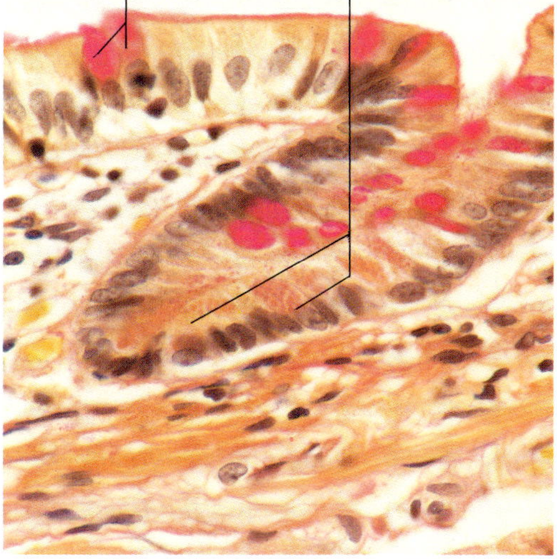

Fig. 12-36. Pequeña cripta de Lieberkühn de la **mucosa del intestino delgado.** En el fondo de la cripta se observan células de Paneth. PAS + van Gieson. x540.

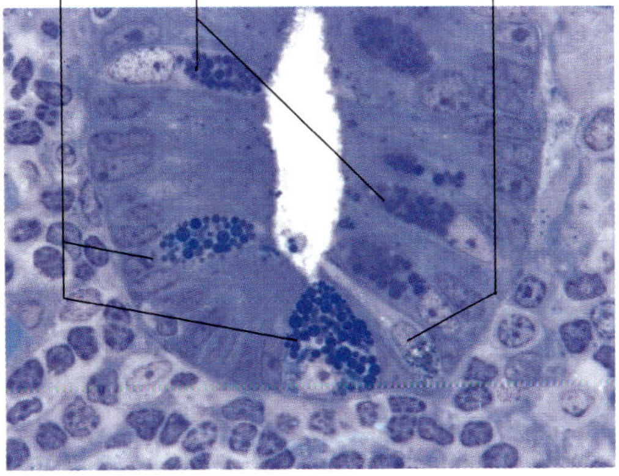

Fig. 12-37. Vista a gran aumento del fondo de una cripta de Lieberkühn en la **mucosa del intestino delgado.** Junto a las células caliciformes se observan dos células de Paneth y una célula de secreción endocrina. Esta última se identifica por la presencia de finos gránulos situados en la porción infranuclear del citoplasma.

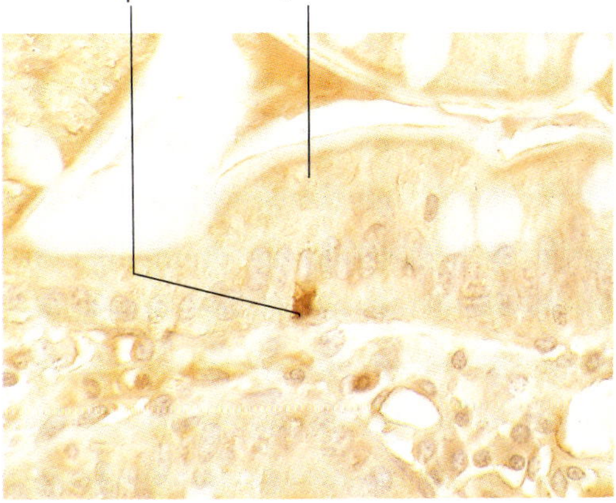

Fig. 12-38. Vista a gran aumento de una célula D (productora de somatostatina) en la **mucosa del intestino delgado.** La célula se ha puesto de manifiesto mediante inmunohistoquímica. x660.

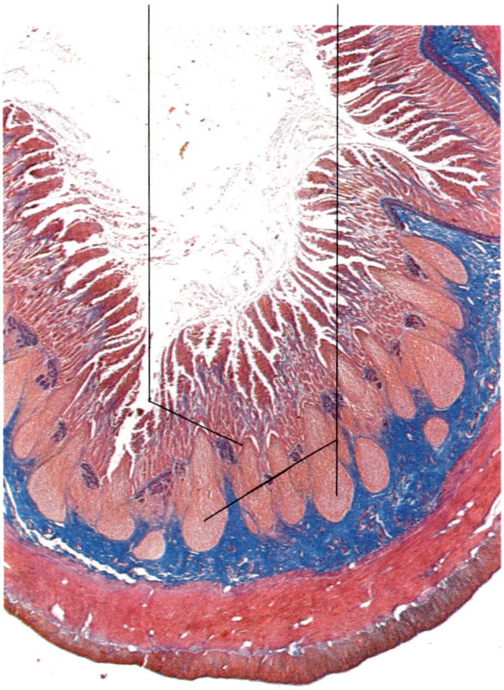

Fig. 12-39. Placas de Peyer en la lámina propia de la **mucosa del ileon.** Azán. x15.

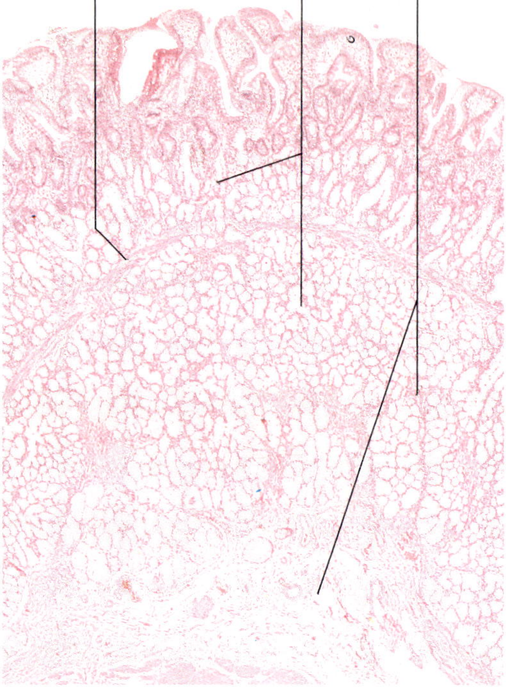

Fig. 12-40. Sección transversal de la pared del **duodeno** mostrando las glándulas de Brunner localizadas en la submucosa. H & E. x25.

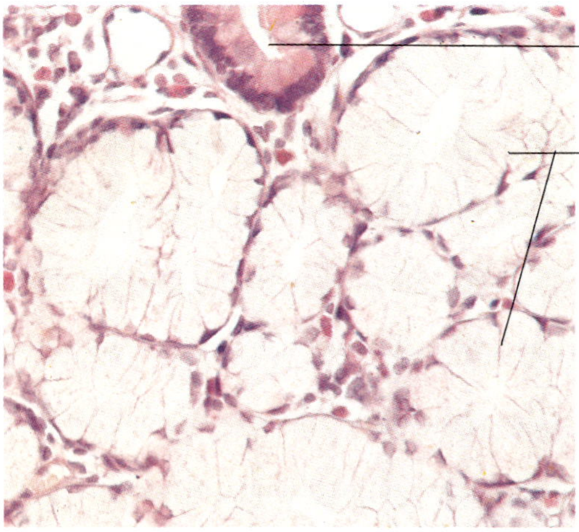

Fig. 12-41. Parte de las porciones secretoras de las **glándulas duodenales de Brunner,** que muestran un aspecto de células de secreción mucosa. H & E. x275.

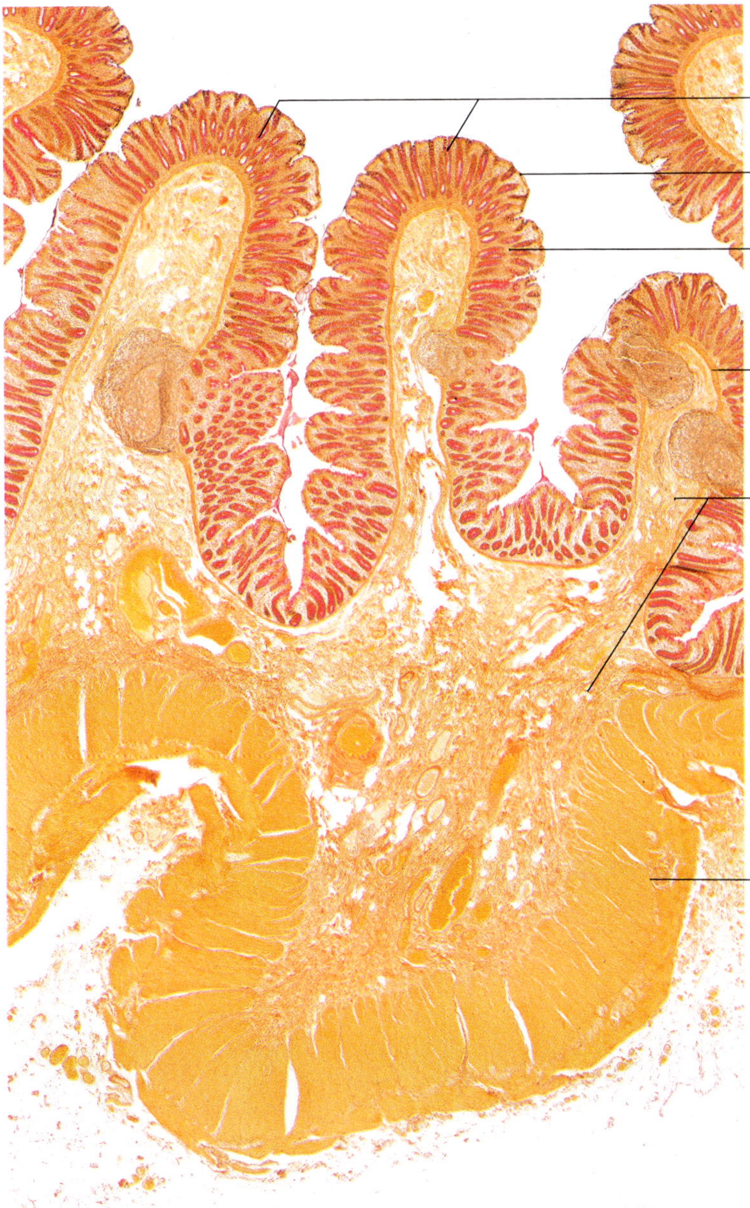

Fig. 12-42. Sección transversal de la pared del **colon.** PAS + van Gieson. x18.

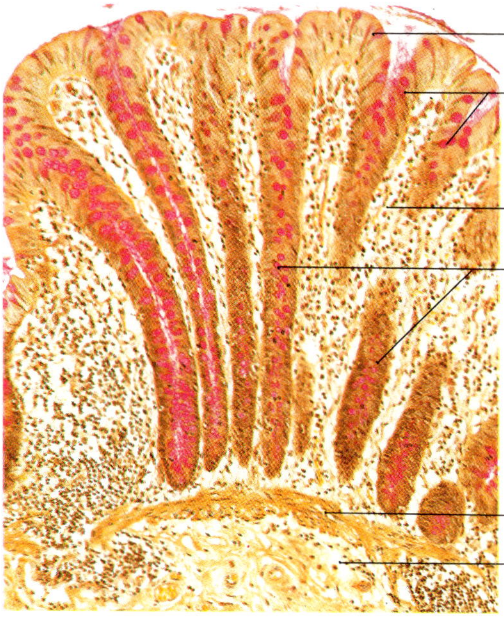

Fig. 12-43. Sección transversal de la pared del **colon** mostrando la mucosa y parte de la submucosa. Las criptas de Lieberkühn son estrechas y, en su mayor parte, están revestidas por células caliciformes, que han quedado teñidas en rojo con la reacción de PAS. PAS + van Gieson. x110.

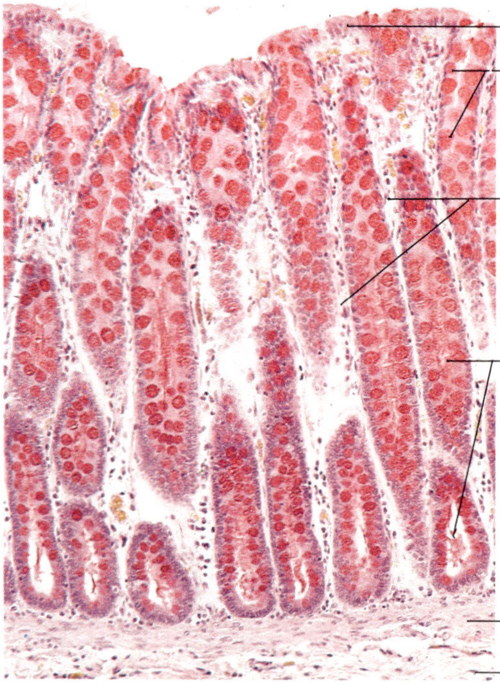

Fig. 12-44. Sección transversal de la pared del **colon** mostrando la mucosa y parte de la submucosa. Las células caliciformes están teñidas en rojo con mucicarmín. Mucicarmín + H & E. x140.

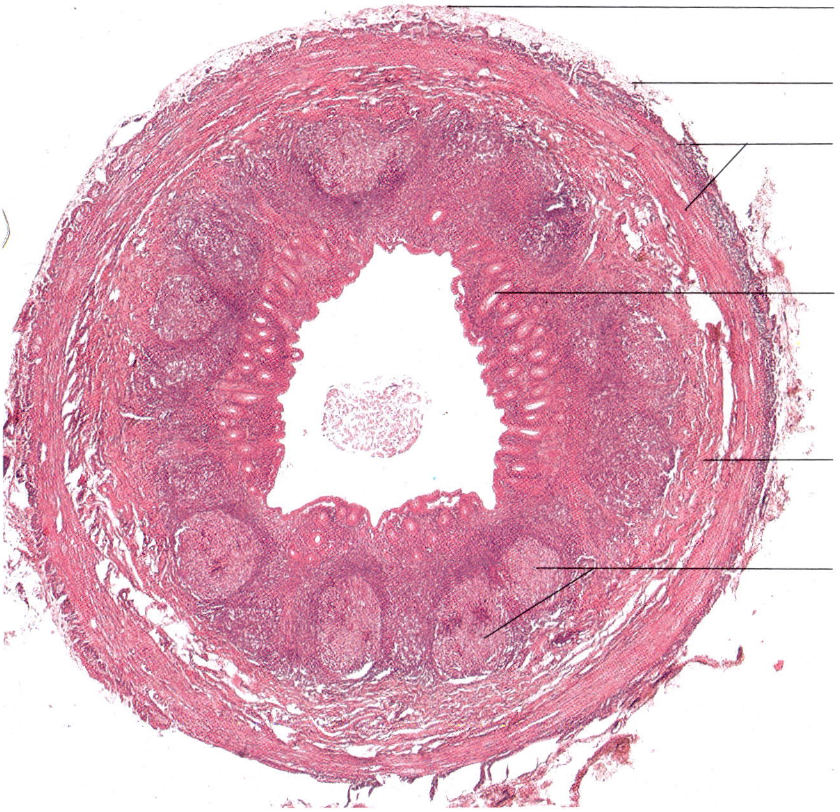

Fig. 12-45. Sección transversal completa del **apéndice vermiforme.** Destacan la luz irregular del apéndice, la escasez de criptas de Lieberkühn y, sobre todo, la gran abundancia de tejido linfoide en la lámina propia. H & E. x20.

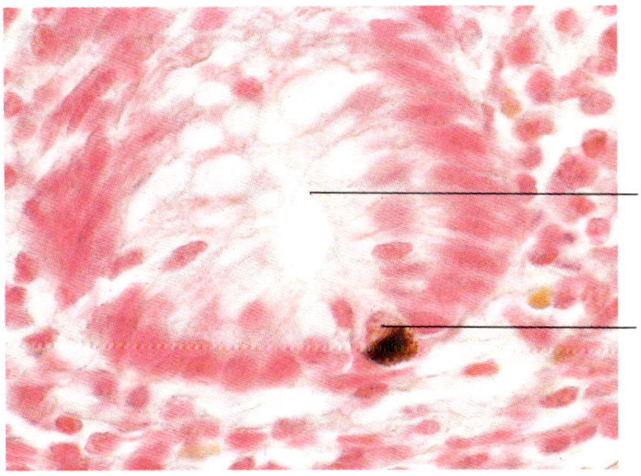

Fig. 12-46. Célula argentafín (endocrina) en el fondo de una cripta de Lieberkühn del **apéndice.** El tejido ha sido incubado en una solución básica de nitrato de plata. Este ha sido reducido a plata metálica por la serotonina (5-hidroxitriptamina) contenida en los gránulos de la célula endocrina. El resultado es que los gránulos aparecen teñidos intensamente. La sección se contrastó con rojo neutro. x660.

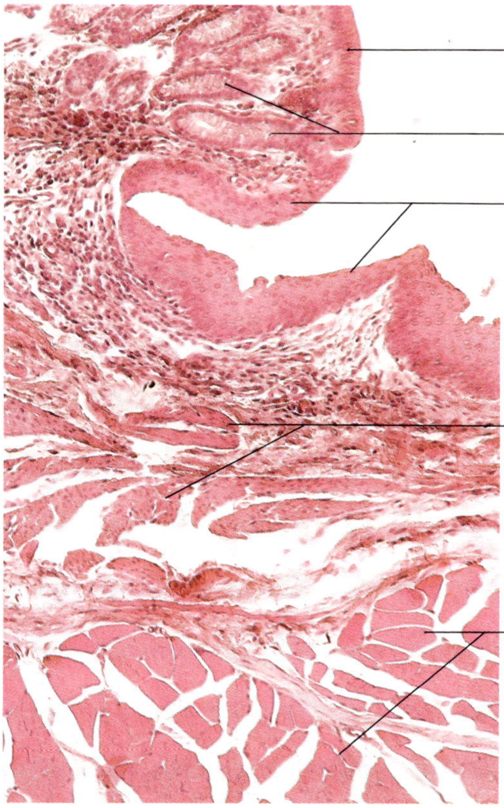

Fig. 12-47. Sección longitudinal del **conducto anal** al nivel de la línea pectínea. Se observa la brusca transición del epitelio cilíndrico simple del intestino al epitelio plano estratificado no queratinizado del conducto anal. H & E. x135.

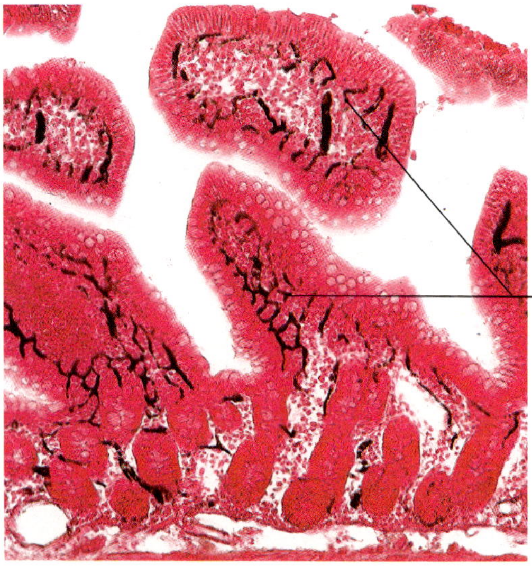

Fig. 12-48. Plexos capilares en las vellosidades de la **mucosa del intestino delgado.** Antes de la preparación del corte histológico se inyectó tinta china en las arterias intestinales del animal vivo anestesiado. La tinta china llenó los plexos capilares situados inmediatamente debajo del epitelio de las vellosidades. La sección se contrastó con rojo neutro. x110.

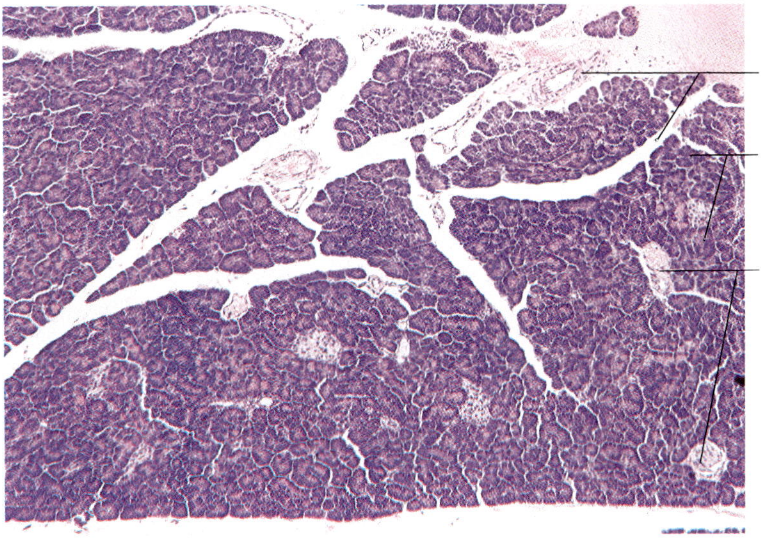

Fig. 12-49. Páncreas visto a bajo aumento mostrando la distribución del tejido exocrino y endocrino. H & E. x65.

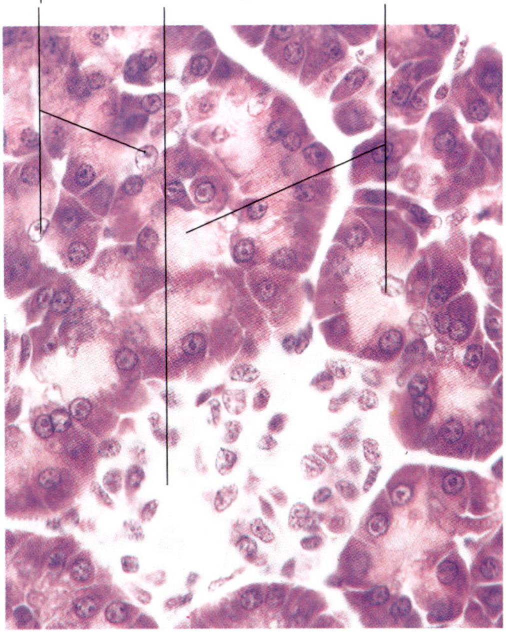

Fig. 12-50. Vista del **páncreas** a gran aumento mostrando varios acinos exocrinos y un islote de Langerhans. Las células del islote presentan un aspecto homogéneo con esta tinción. H & E. x565.

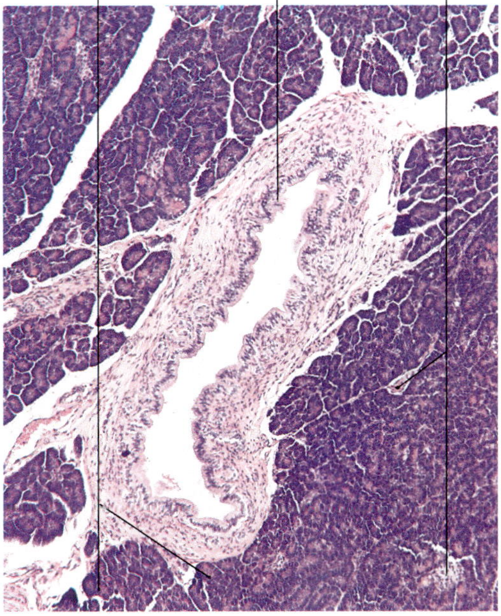

Fig. 12-51. Conducto excretor interlobulillar en el **páncreas.** H & E. x65.

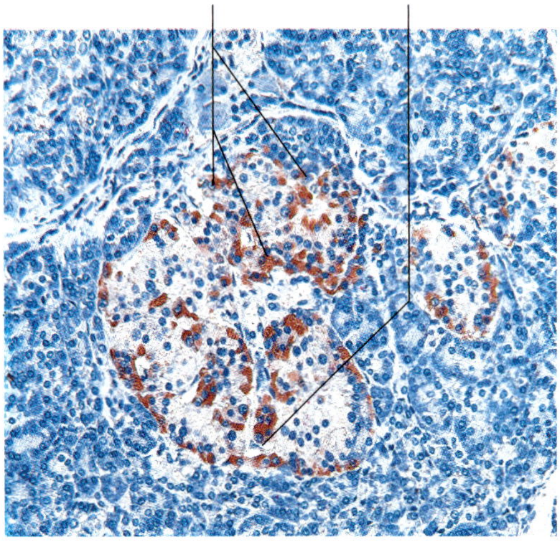

Fig. 12-52. Esta imagen y las tres siguientes corresponden a secciones seriadas consecutivas del mismo islote de Langerhans del **páncreas** humano. En esta imagen se demuestra la distribución de las células A (secretoras de glucagón) por procedimientos inmunohistoquímicos. Estas células se reparten por todo el islote. Material incluido en Epon y contrastado con azul de metileno. x135.

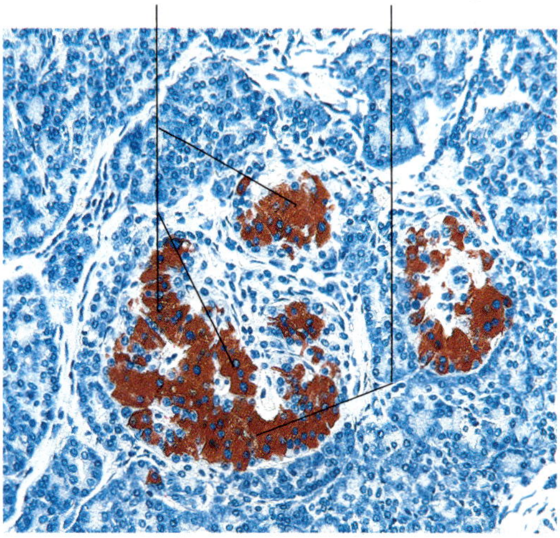

Fig. 12-53. Distribución de las células B (secretoras de insulina) en el **páncreas** endocrino humano, por métodos inmunohistoquímicos. Material incluido en Epon y contrastado con azul de metileno. x135.

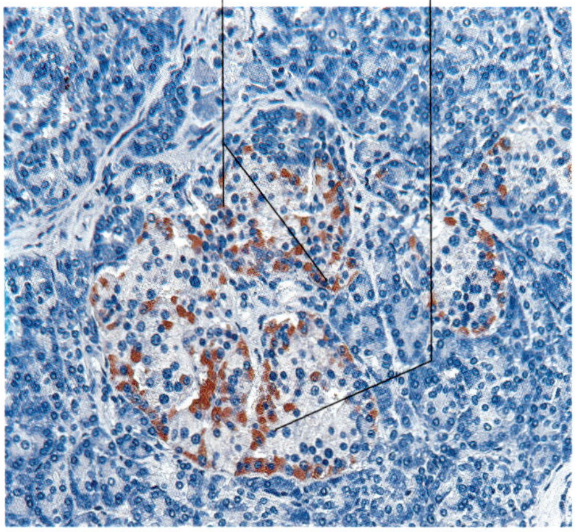

Fig. 12-54. Distribución de las células D (secretoras de somatostatina) en el **páncreas** endocrino humano. Estas células fueron teñidas siguiendo procedimientos inmunohistoquímicos. Material incluido en Epon y contrastado con azul de metileno. x135.

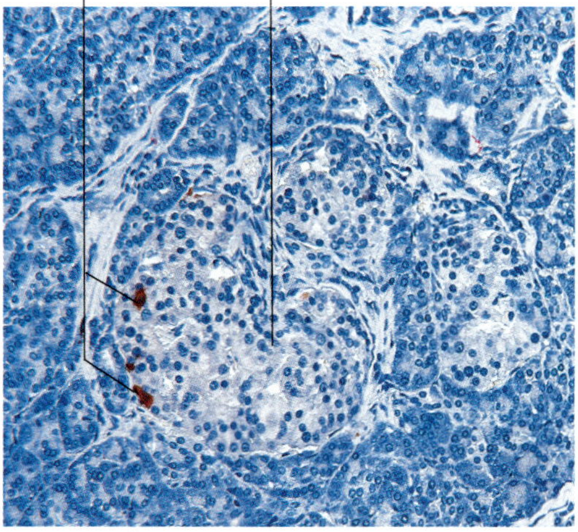

Fig. 12-55. Distribución de las células PP (secretoras de un polipéptido pancreático) en el **páncreas** endocrino humano. Estas células se tiñeron por procedimientos inmunohistoquímicos. Material incluido en Epon y contrastado con azul de metileno. x135.

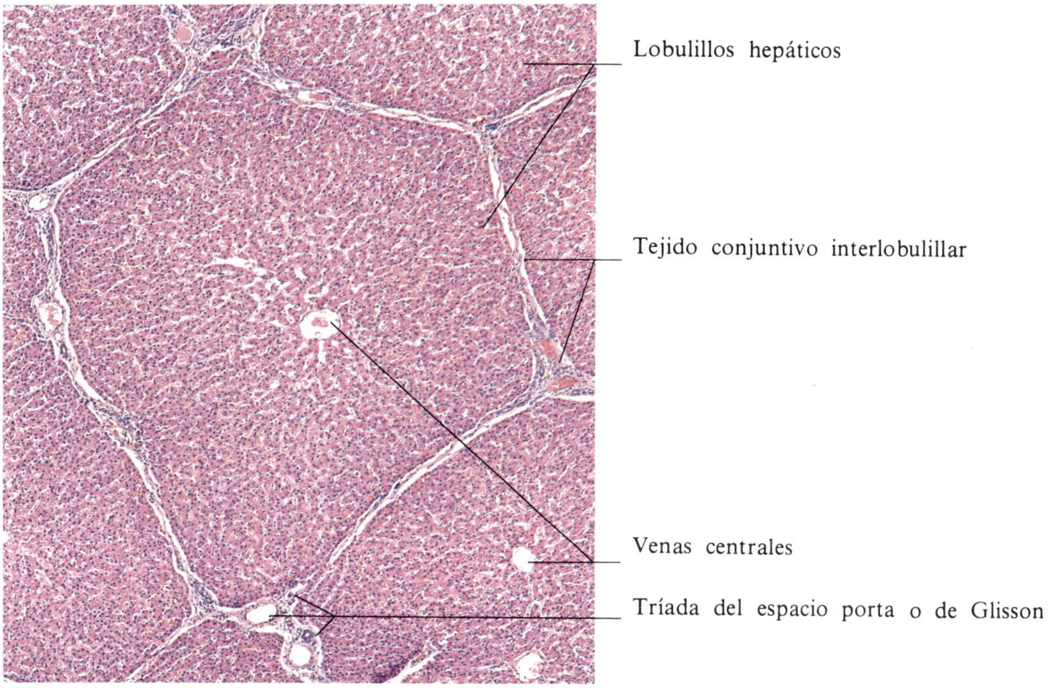

Fig. 12-56. Parte del **hígado** de cerdo. En esta especie animal, la delimitación de los lobulillos hepáticos es especialmente evidente debido a la presencia de septos de tejido conjuntivo muy marcados. H & E. x55.

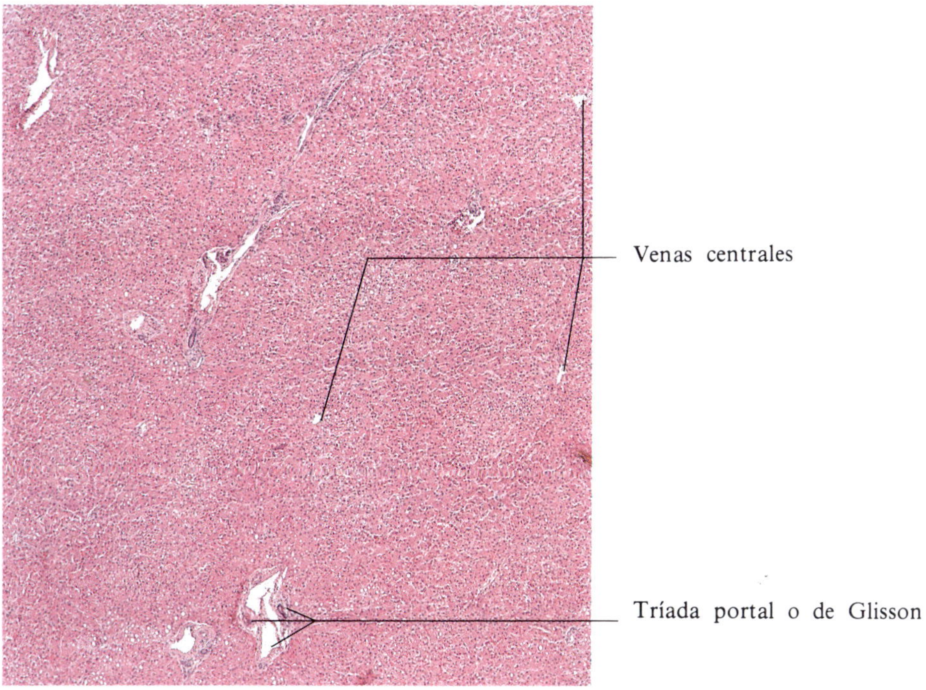

Fig. 12-57. Parte del **hígado** de buey. Como en la mayoría de los mamíferos, el tejido conjuntivo hepático está presente en pequeña cantidad, y, por consiguiente, el parénquima hepático forma una masa casi continua con escasa delimitación de los lobulillos hepáticos. H & E. x45.

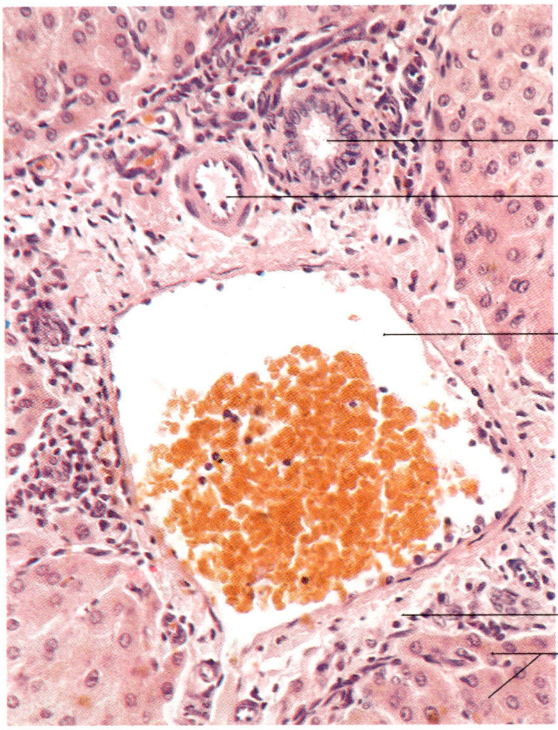

Fig. 12-58. Espacio porta hepático mostrando la tríada habitual (arteria, vena y conductillo biliar). H & E. x275.

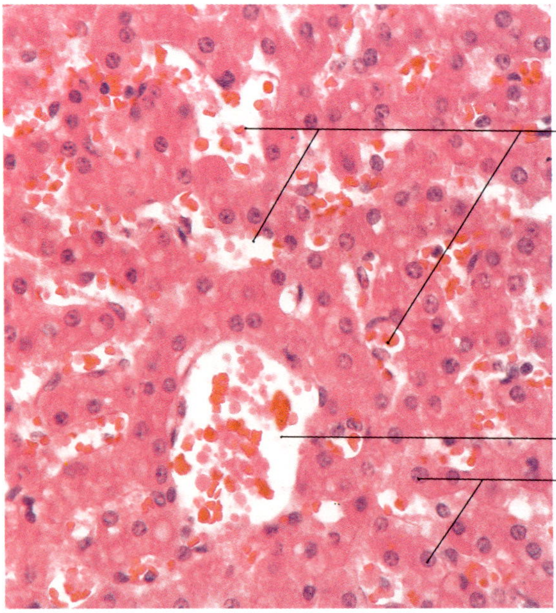

Fig. 12-59. Vista a gran aumento de parte de un **lobulillo hepático** mostrando cordones (tabiques) de hepatocitos, sinusoides y una vena centrolobulillar. H & E. x340.

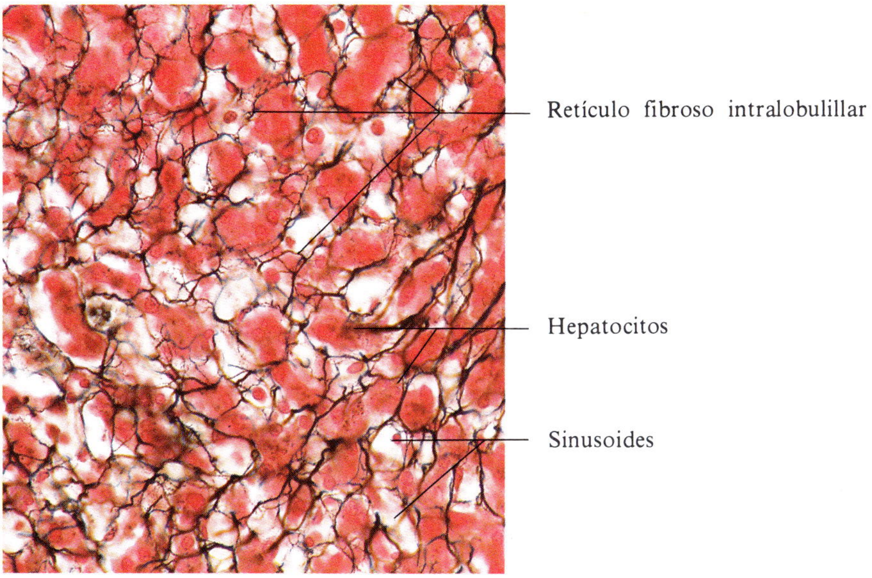

Fig. 12-60. Vista a gran aumento de parte de un **lobulillo hepático.** El armazón de fibras reticulares se ha puesto de manifiesto mediante la impregnación argéntica. La sección ha sido contrastada con eosina. Bielschowski. x275.

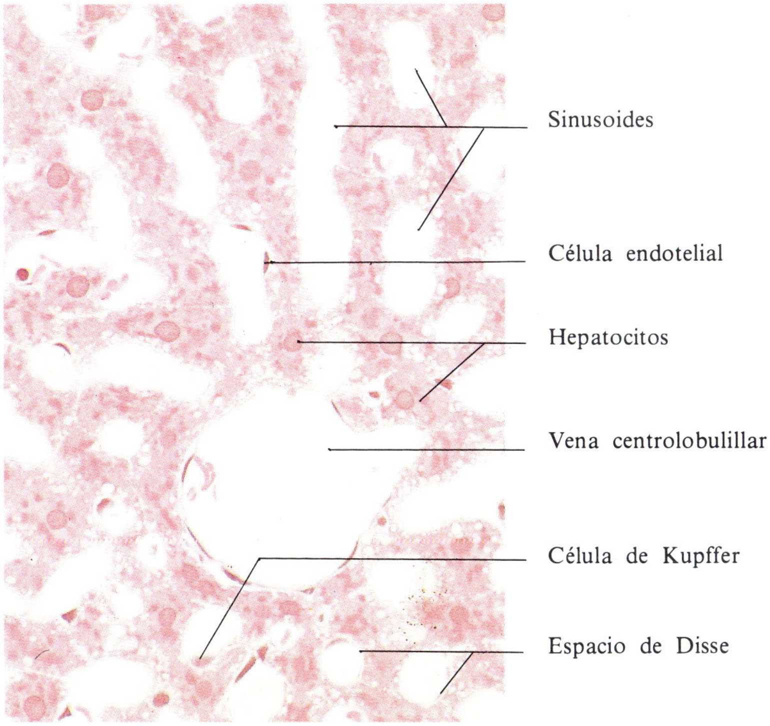

Fig. 12-61. Vista a gran aumento de la parte central de un **lobulillo hepático.** Material incluido en metacrilato y teñido con H & E. x440.

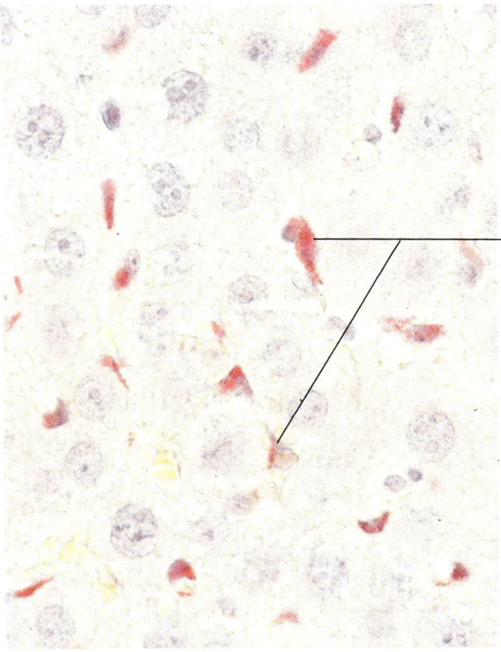

Fig. 12-62. Sección histológica del **hígado** en la que las células de Kupffer se han demostrado mediante la inyección de carmín de litio. Este se inyectó en la vena porta del animal vivo antes de la preparación del material. El carmín fagocitado por las células de Kupffer hace que éstas aparezcan teñidas de rojo. Contraste con hematoxilina. x660.

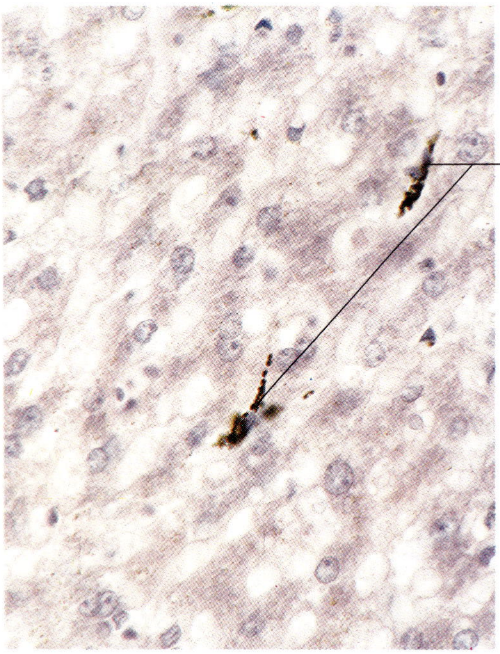

Fig. 12-63. Sección del **hígado** en la que las células de Kupffer han sido teñidas vitalmente mediante la inyección de tinta china en la vena porta del animal vivo antes de la preparación del material. Contraste con hematoxilina. x660.

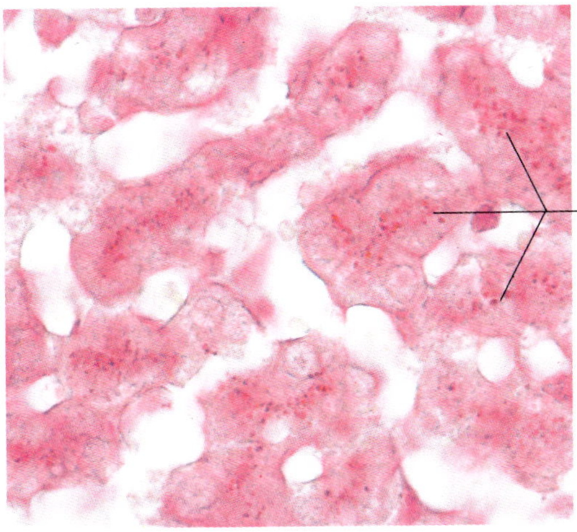

Fig. 12-64. Sección del **hígado** mostrando gránulos de glucógeno en el citoplasma de las células hepáticas. Los gránulos de glucógeno han quedado teñidos mediante la reacción de PAS. x660.

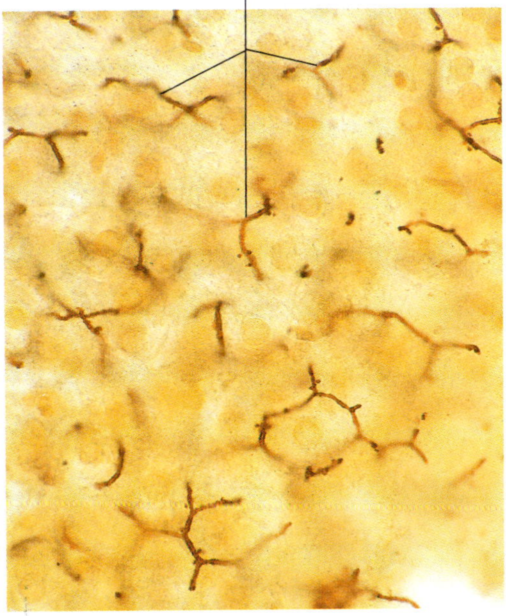

Fig. 12-65. Sección del **hígado** mostrando los canalículos biliares de los tabiques de hepatocitos mediante la impregnación metálica con el método de Golgi. x440.

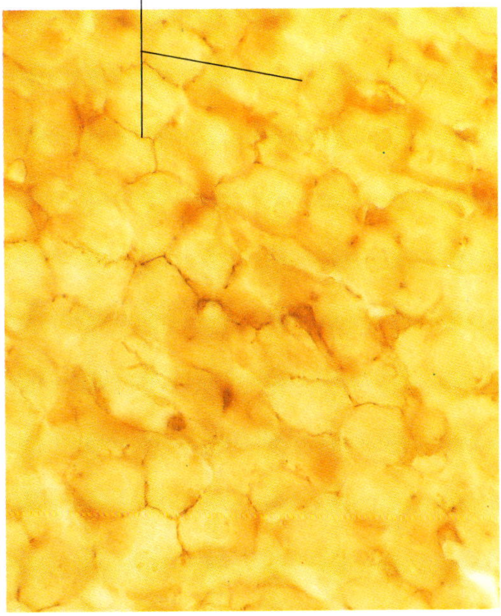

Fig. 12-66. Sección del **hígado** mostrando los canalículos biliares mediante la tinción histoquímica para la demostración de la enzima ATPasa. x440.

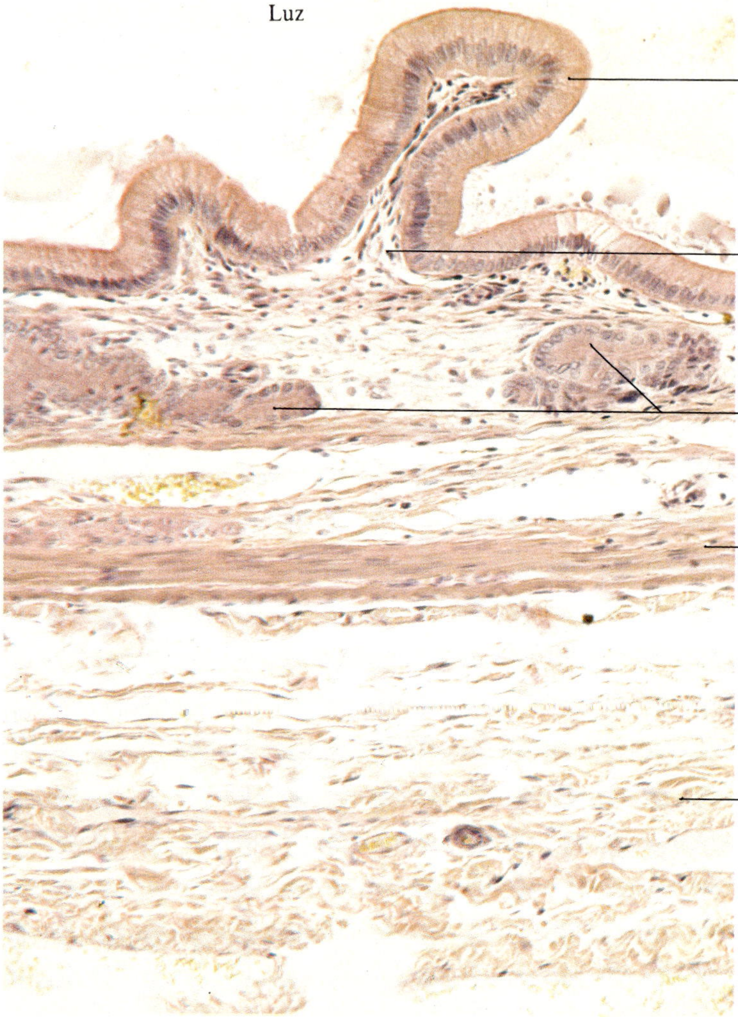

Fig. 12-67. Pared de la **vesícula biliar.** H & E. x220.

CAPITULO 13

Aparato respiratorio

El aparato respiratorio lo constituyen las vías aéreas y el parénquima pulmonar. Las vías aéreas están formadas por las siguientes estructuras: fosas nasales, nasofaringe, laringe, tráquea, bronquios y sus ramificaciones. A lo largo de los mismos se produce la climatización del aire, dándole un grado de depuración, calor y humedad adecuado. En el parénquima pulmonar se realiza el intercambio gaseoso.

La estructura general de las vías aéreas es muy parecida sea cual sea el segmento que se estudie, está formada por una mucosa respiratoria que se apoya en un soporte que unas veces es hueso, otras cartílago o tejido fibroso.

La mucosa respiratoria tiene dos partes: una superficial, el epitelio respiratorio y otra profunda, la lámina propia. En determinadas partes como en la tráquea, debajo de la lámina propia se encuentra una submucosa bien desarrollada.

El epitelio respiratorio es seudoestratificado, la mayor parte de las células son ciliadas, y entre ellas se disponen células caliciformes. El moco segregado retiene un buen número de partículas que penetran con el aire, impidiendo su paso hacia los pulmones. El movimiento de los cilios contribuye a la expulsión de estas partículas.

La lámina propia contiene, en el seno de un tejido conjuntivo laxo con numerosos capilares, glándulas y tejido linfoide.

Al final de las ramificaciones del árbol bronquial surgen los alveolos pulmonares. El epitelio que los tapiza realiza dos misiones diferentes, unas células tienen forma plana, son los neumocitos tipo I, a través de su citoplasma se producen los intercambios gaseosos. Otras células de forma cúbica, o neumocitos tipo II secretan la sustancia tensioactiva que mantiene la estabilidad de la pared alveolar.

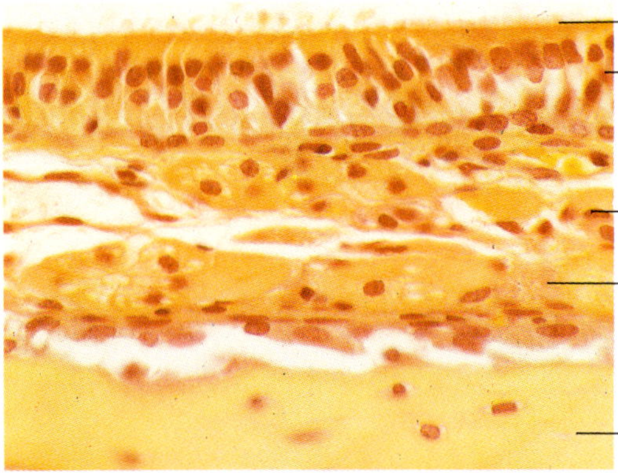

Fig. 13-1. Mucosa respiratoria en la cavidad nasal. H & E. x440.

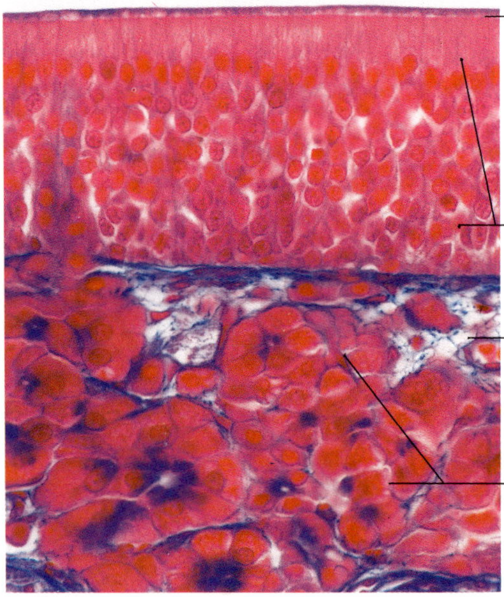

Fig. 13-2. Mucosa olfatoria en la cavidad nasal. El epitelio olfatorio alcanza gran altura. La lámina propia está casi enteramente ocupada por las glándulas de Bowman de secreción serosa. Azán. x440.

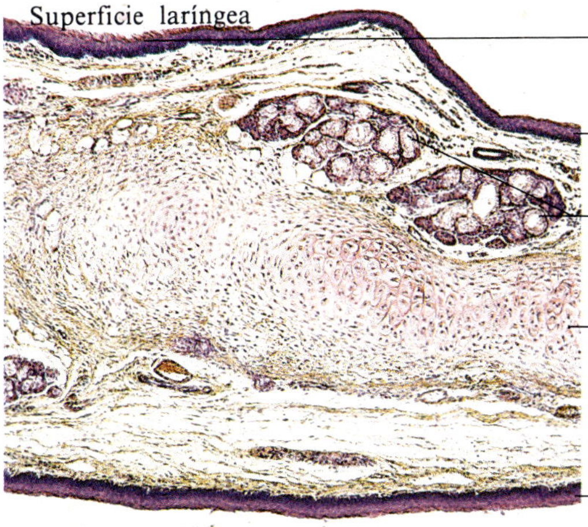

Fig. 13-3. Sección longitudinal de la **epiglotis.** H & E. x55.

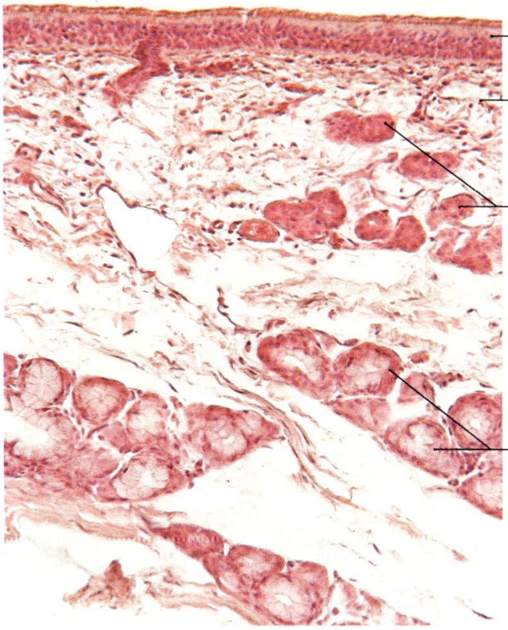

Fig. 13-4. Mucosa laríngea en la porción de la laringe revestida por un epitelio cilíndrico pseudoestratificado ciliado. H & E. x180.

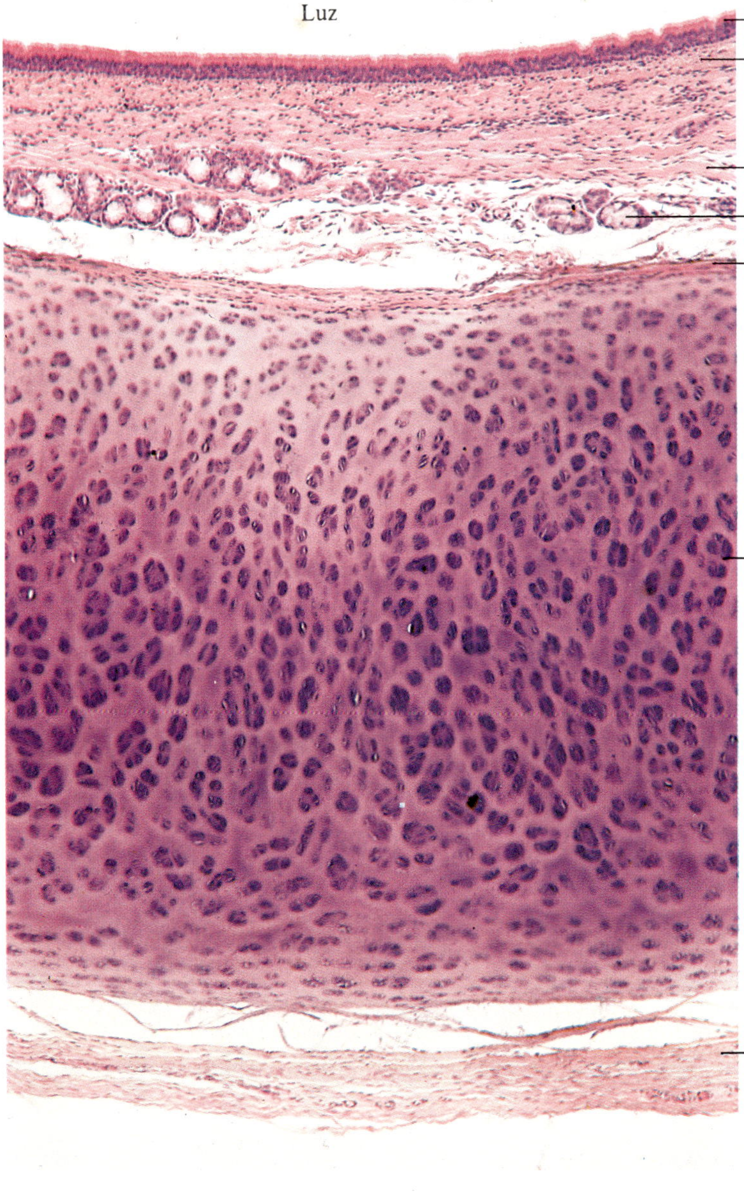

Fig. 13-5. Sección transversal de la **tráquea.** H & E. x90.

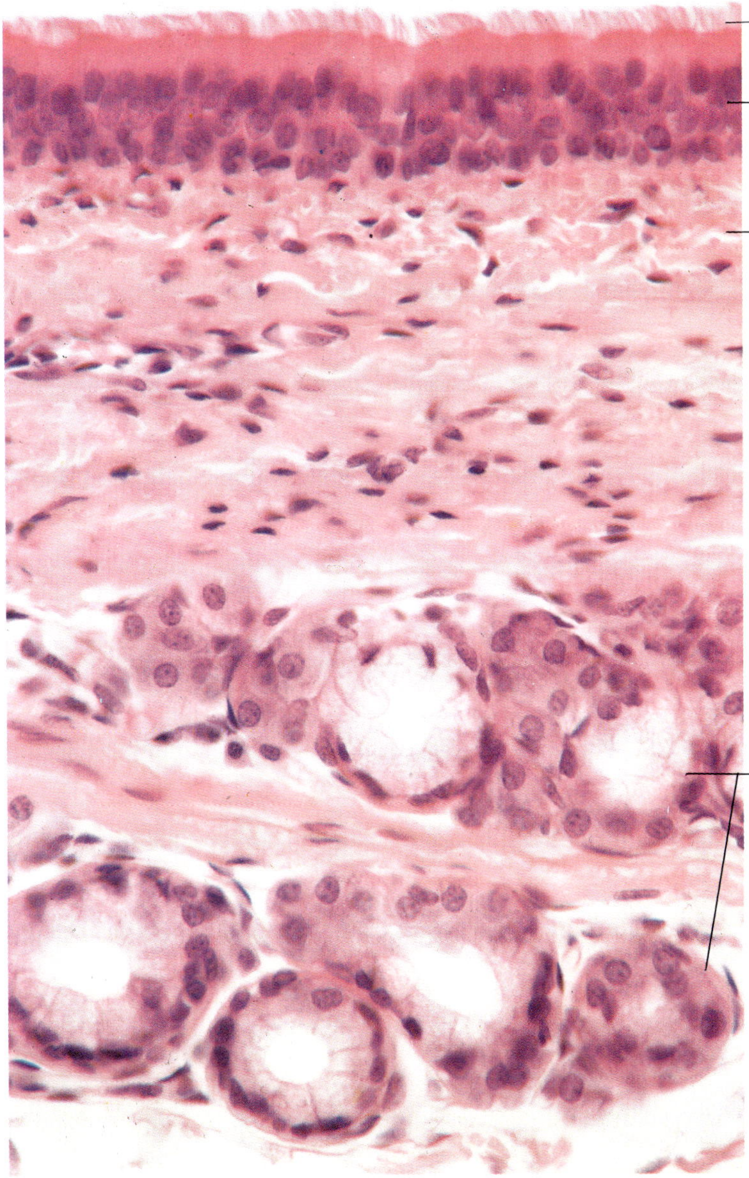

Fig. 13-6. Mucosa de la tráquea a mayor aumento.
H & E. x505.

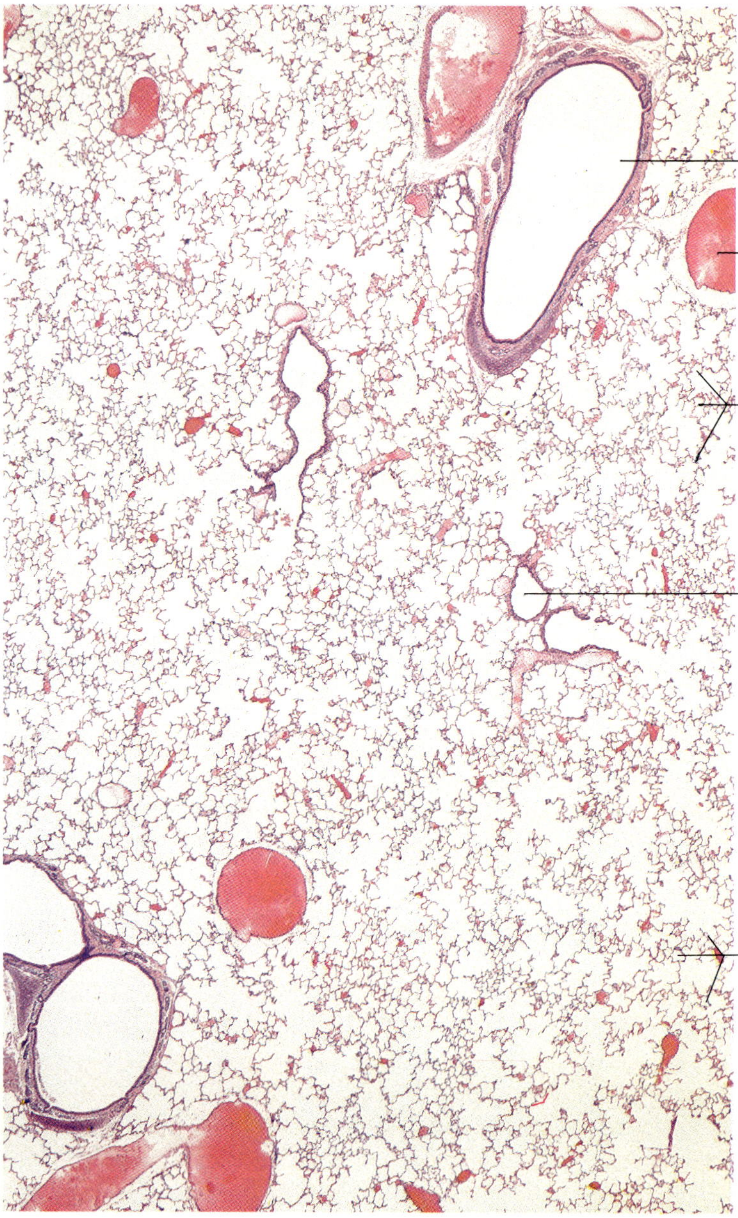

Fig. 13-7. Vista a pequeños aumentos del **pulmón.** H & E. x17.

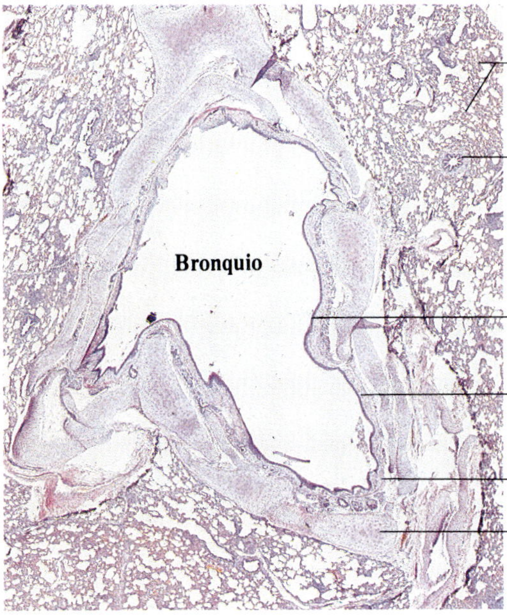

Fig. 13-8. Sección transversal de un **bronquio** de gran tamaño. H & E. x14.

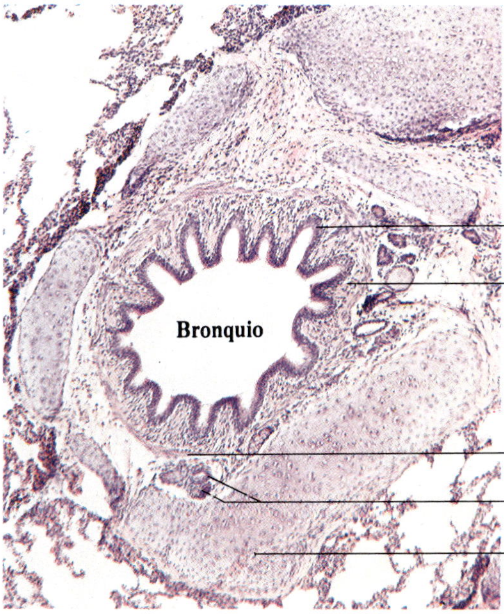

Fig. 13-9. Sección transversal de un **bronquio** de pequeño tamaño. H & E. x65.

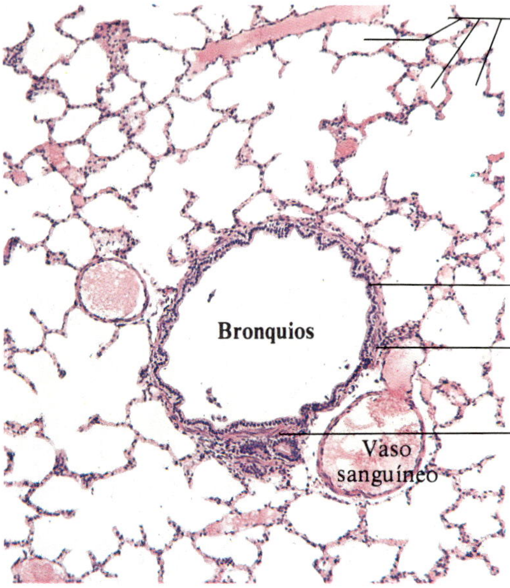

Fig. 13-10. Sección transversal de un **bronquíolo.** El epitelio cilíndrico pseudoestratificado de los bronquios ha sido reemplazado por un epitelio cilíndrico simple, y el cartílago y las glándulas han desaparecido. H & E. x65.

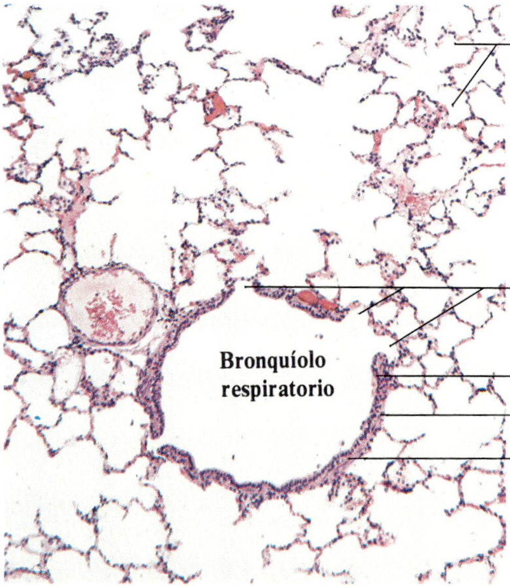

Fig. 13-11. Sección transversal de un **bronquíolo respiratorio.** Obsérvese la presencia de alvéolos en la pared bronquiolar. H & E. x65.

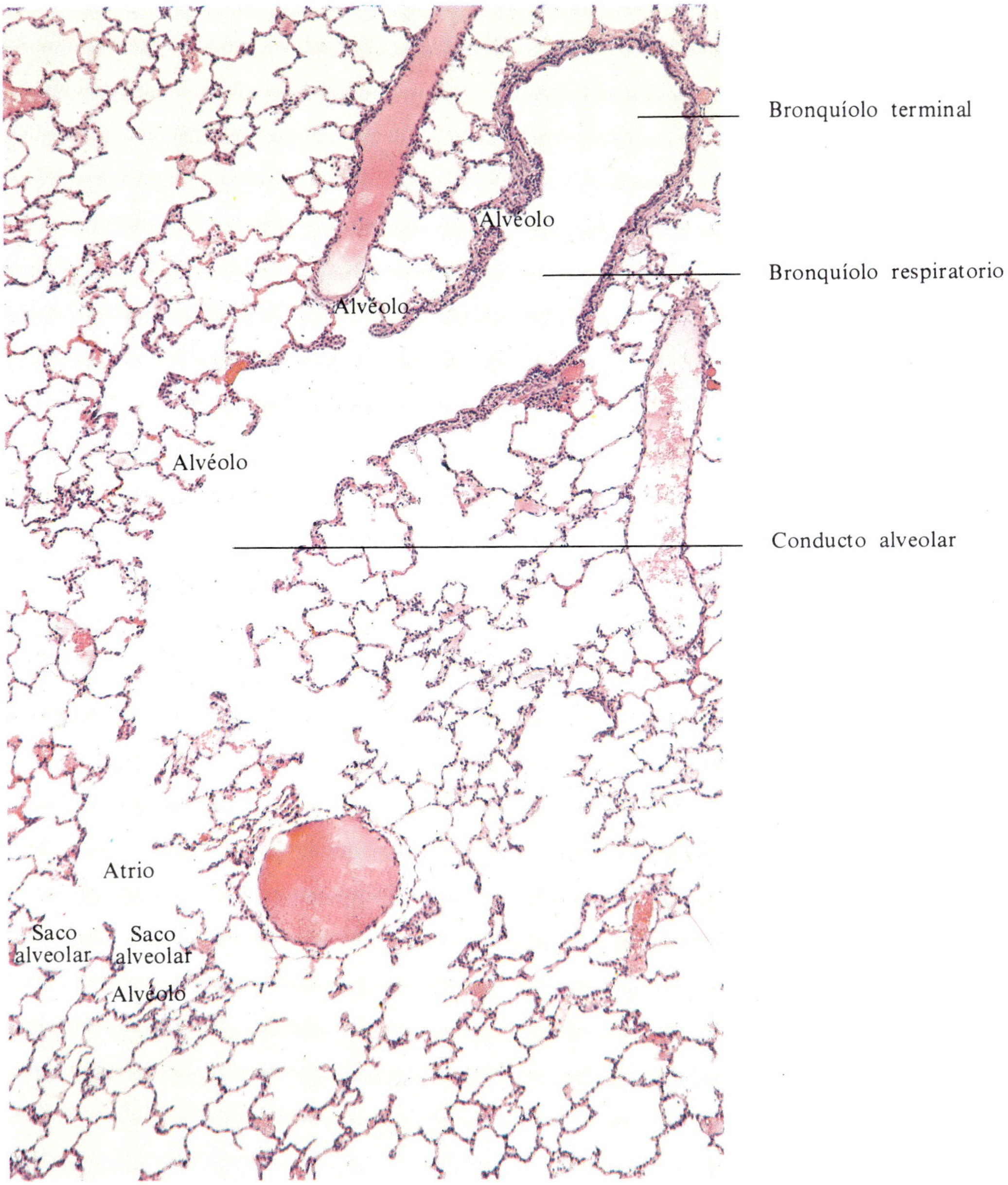

Fig. 13-12. Sección de un **pulmón** mostrando los segmentos sucesivos del árbol bronquial desde un bronquíolo terminal hasta los sacos alveolares. H & E. x65.

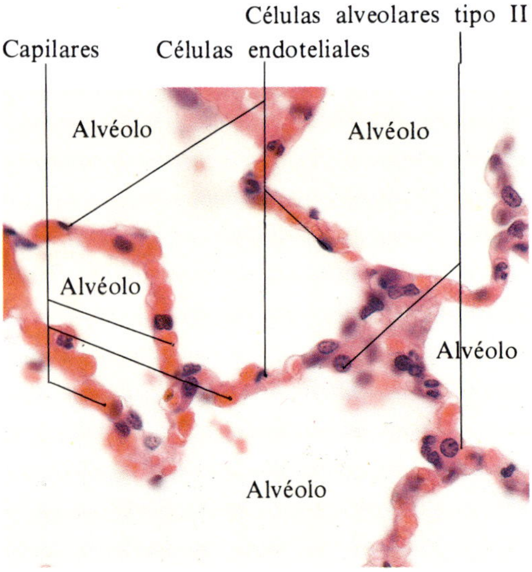

Fig. 13-13. Vista a gran aumento de los alvéolos pulmonares mostrando la estructura de la **pared alveolar.** H & E. x440.

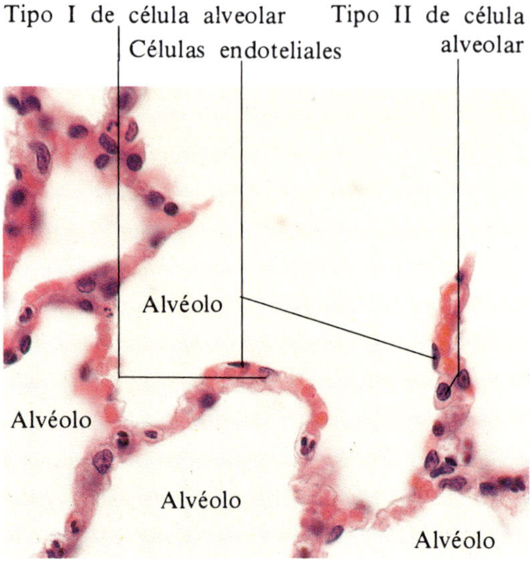

Fig. 13-14. Vista a gran aumento de los alvéolos pulmonares mostrando la estructura de la **pared alveolar.** H & E. x440.

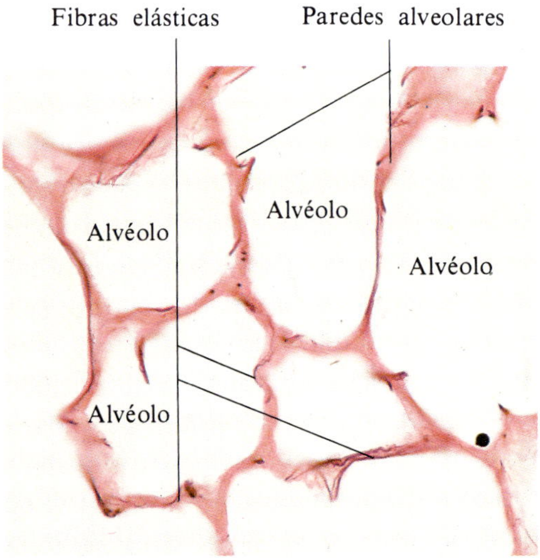

Fig. 13-15. Vista a gran aumento de una sección de **pulmón** teñida para la demostración de fibras maelásticas. Orceína. x275.

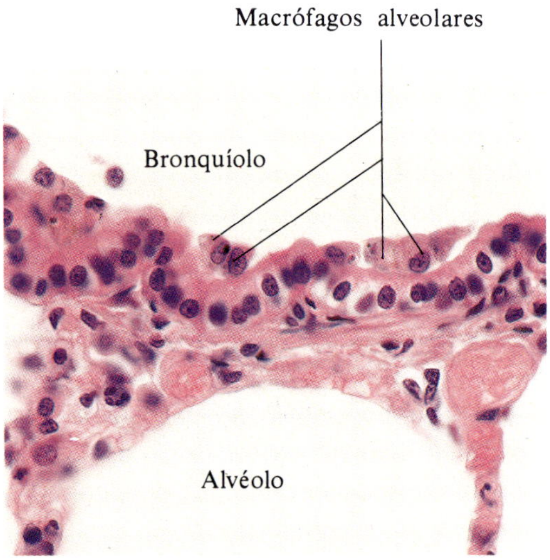

Fig. 13-16. Macrófagos alveolares dispuestos sobre el epitelio de un **bronquíolo** pequeño. Los macrófagos se han puesto de manifiesto mediante la inyección de partículas de carbón que estas células han fagocitado. H & E. x440.

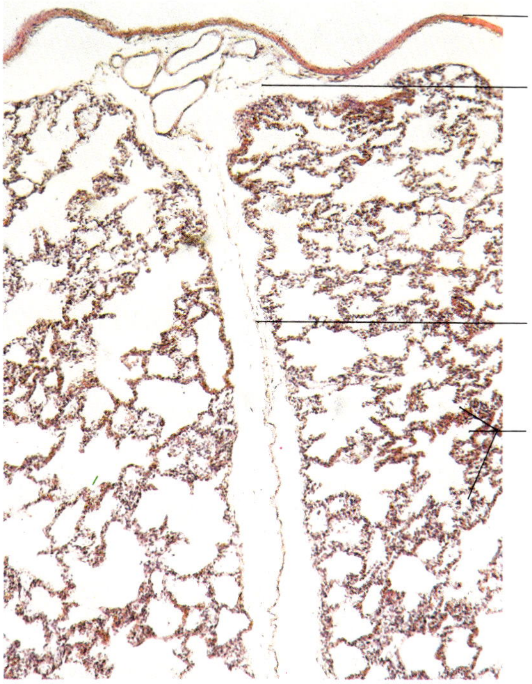

Fig. 13-17. Sección de la porción superficial de un **pulmón.** H & E. x55.

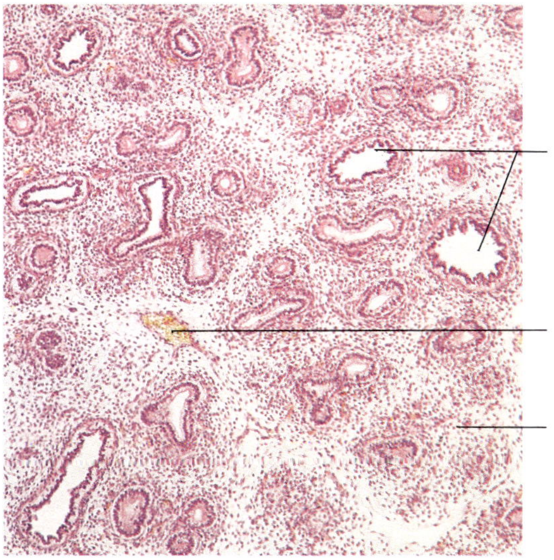

Fig. 13-18. Parte de un **pulmón embrionario** durante el período pseudoglandular del desarrollo. Feto humano en la duodécima semana del desarrollo. H & E. x65.

CAPITULO 14

Aparato urinario

El aparato urinario está formado por dos riñones, en los que la orina es recogida por los cálices renales y drenada a través de la pelvis renal en los uréteres. A través de los uréteres es conducida a la vejiga. En la vejiga, órgano impar y medio, se acumula entre dos micciones. La uretra es un segmento tubular por el que la orina alcanza el exterior.

A la sección de un riñón destacan dos partes diferentes, una periférica, la corteza; y otra profunda, la médula; estas diferencias microscópicas se deben a la presencia de estructuras microscópicas distintas en una u otra. La unidad funcional del riñón es la nefrona que consta de un glomérulo, tubo contorneado proximal, asa de Henle y tubo contorneado distal. Mientras que la mayoría de los componentes de la nefrona son corticales, las asas de Henle y los segmentos próximos, descendente y ascendente, de los tubos contorneados proximales y distales respectivamente, se sitúan en la médula.

Los glomérulos son estructuras esféricas con dos orificios, conocidos como polo vascular y polo urinario, a través del polo vascular penetra un penacho de capilares en su interior. En un solo día los dos millones aproximadamente de glomérulos son capaces de filtrar 180 litros de plasma. El plasma filtrado sale del glomérulo por el polo urinario para penetrar en el tubo contorneado proximal. A este nivel y en las sucesivas formaciones tubulares tiene lugar un complicado proceso de absorción y secreción para formar diariamente sólo unos dos litros de orina.

Entre las múltiples funciones del riñón se encuentran, la eliminación de desechos metabólicos, regulación del volumen plasmático y controlar el equilibrio ácido básico.

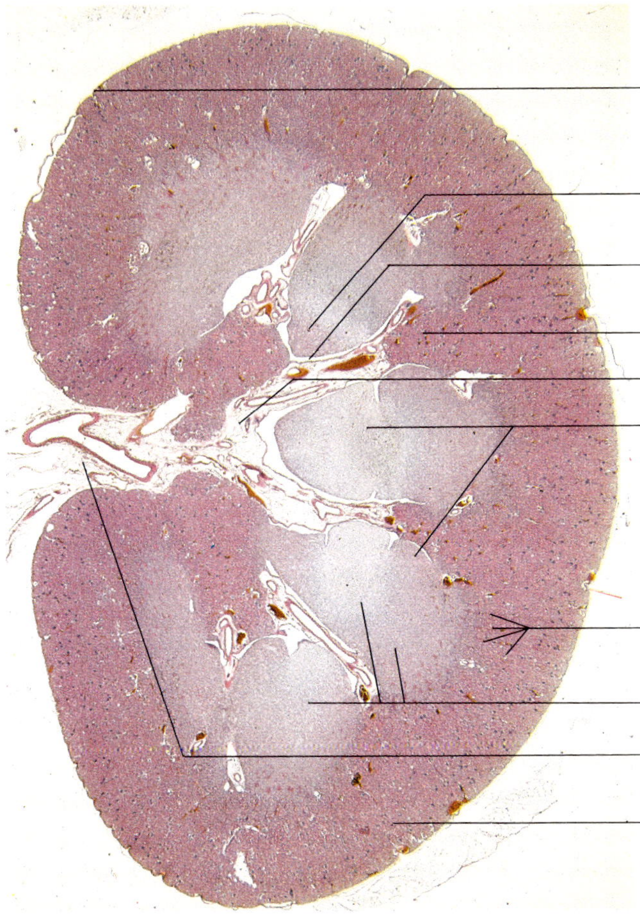

Fig. 14-1. Vista a poco aumento de una sección longitudinal completa del **riñón** de un gato. La distinción entre corteza y médula es patente. H & E. x4.

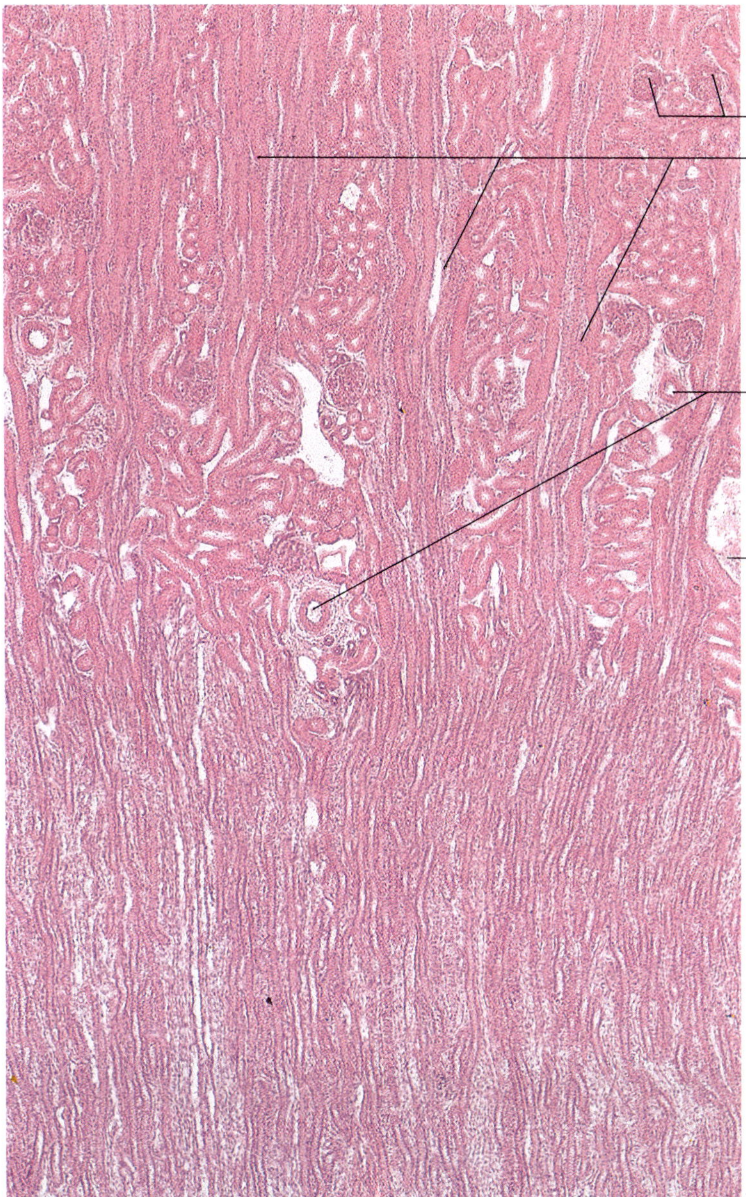

Fig. 14-2. Sección longitudinal de **riñón** mostrando la zona de transición entre corteza y médula. Nótese el aspecto estriado de la médula y su prolongación en la corteza formando los rayos medulares. H & E. x65.

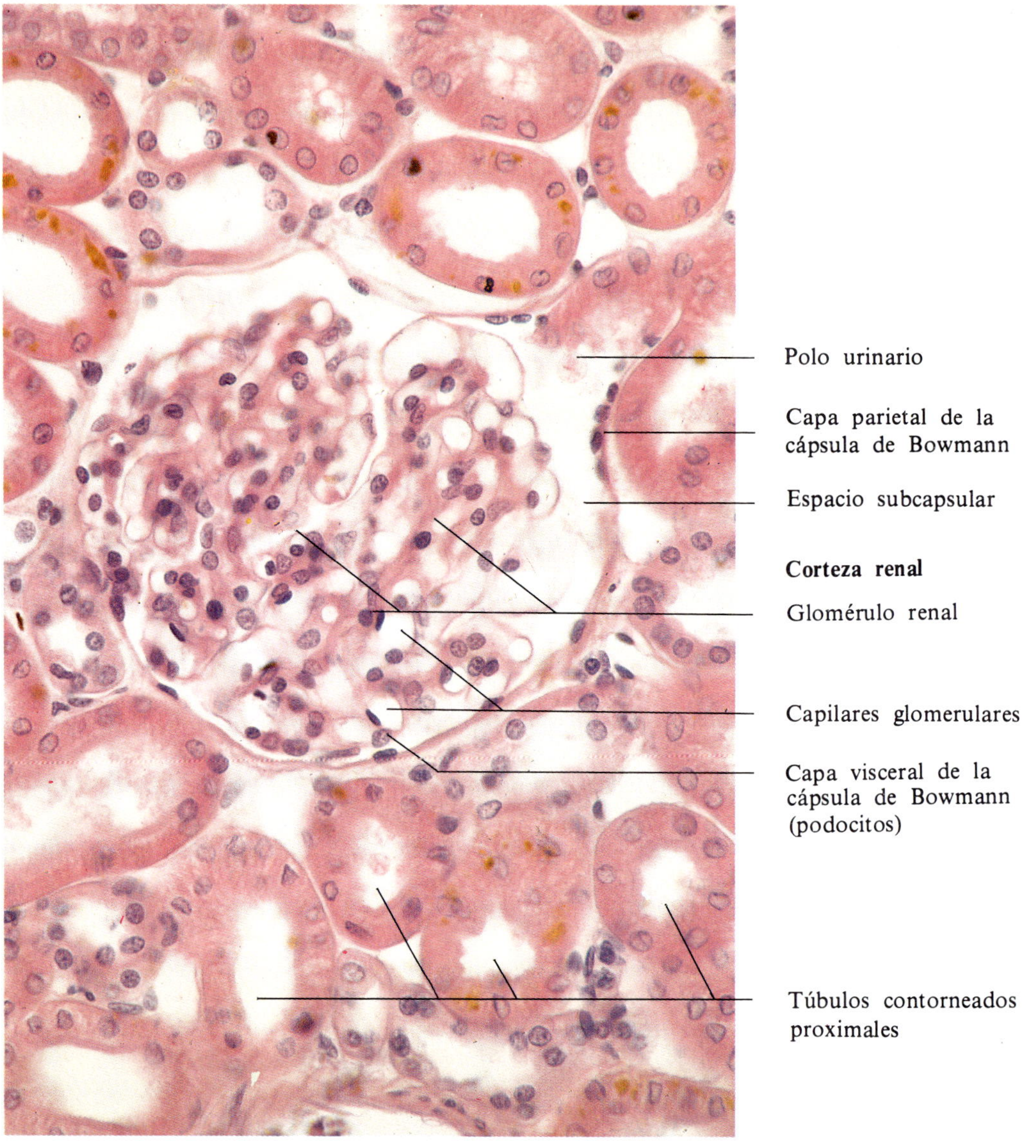

Fig. 14-3. Parte de la **corteza de un riñón** a mayor aumento mostrando un glomérulo rodeado por túbulos contorneados renales. H & E. x415.

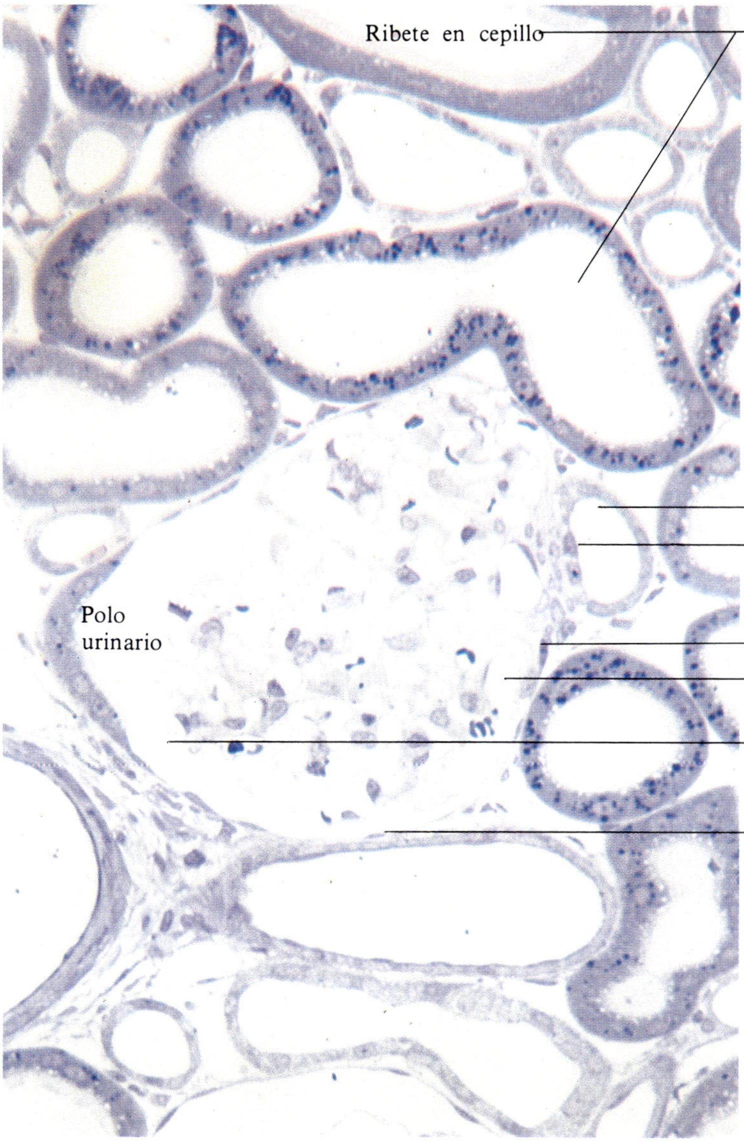

Fig. 14-4. Corteza renal mostrando un glomérulo rodeado por túbulos contorneados renales en un corte semifino de material incluido en Epon y teñido con azul de metileno. x400.

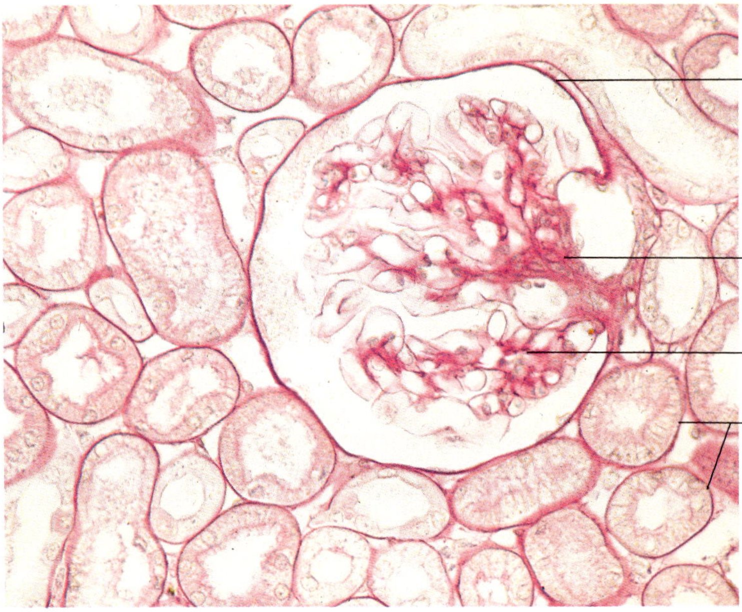

Fig. 14-5. Sección de **corteza renal** teñida con la técnica de PAS para mostrar las membranas basales de los glomérulos, capilares y túbulos contorneados. x325.

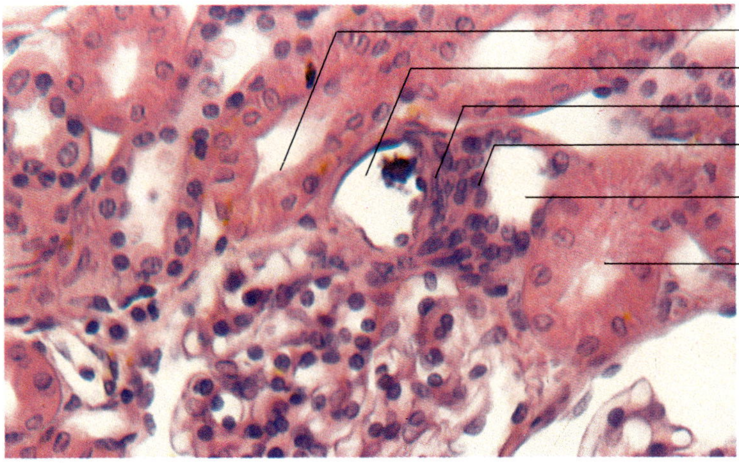

Fig. 14-6. Parte de la **corteza renal** mostrando el polo vascular con el aparato yuxtaglomerular y los túbulos colectores. H & E. x400.

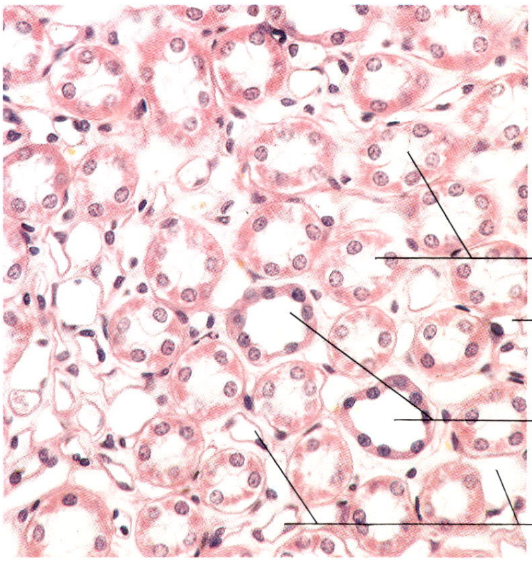

Fig. 14-7. Sección transversal de la parte externa de la **médula renal.** Nótese que todos los túbulos y capilares aparecen seccionados transversalmente. H & E. x275.

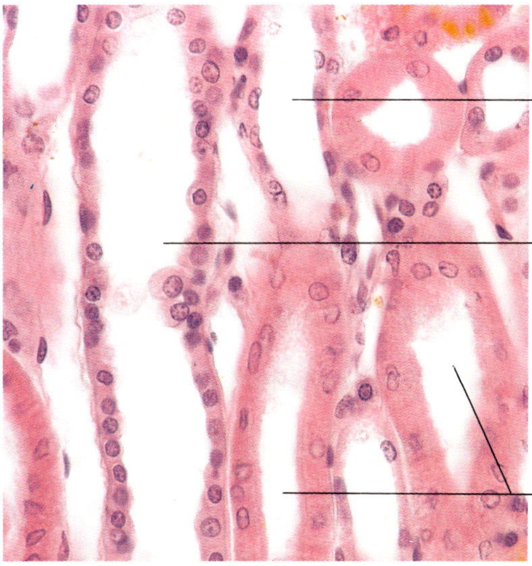

Fig. 14-8. Corteza renal mostrando túbulos colectores y contorneados. H & E. x375.

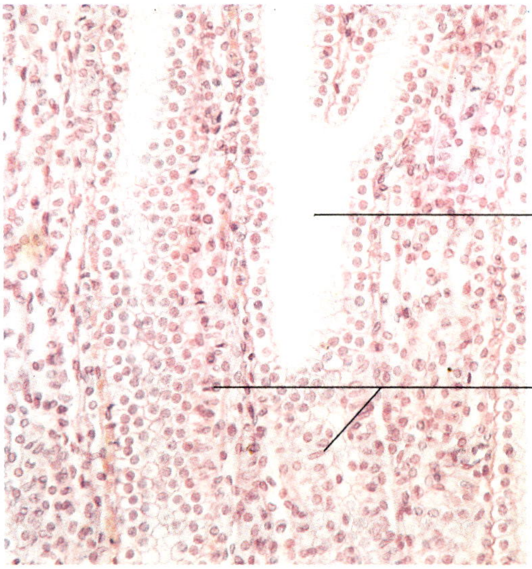

Fig. 14-9. Sección longitudinal de la **médula renal,** justo por encima de la papila renal, mostrando el aspecto característico de las células intersticiales renales, cuyos núcleos se disponen a modo de "travesaños de una escalera". H & E. x190.

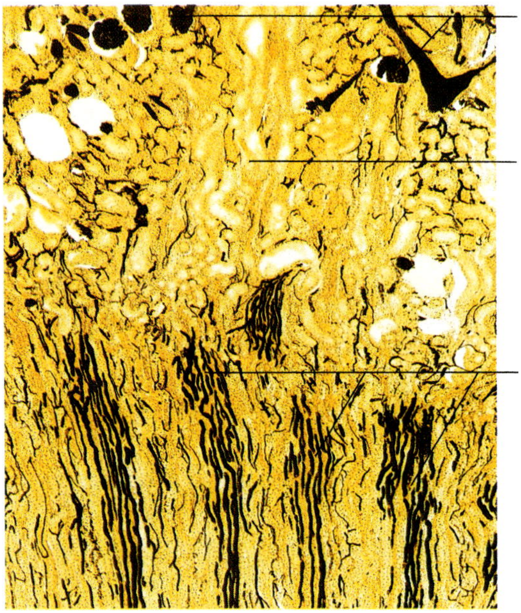

Fig. 14-10. Riñón en el que la arteria renal fue inyectada con tinta china en el animal vivo, antes de la preparación del material. x45.

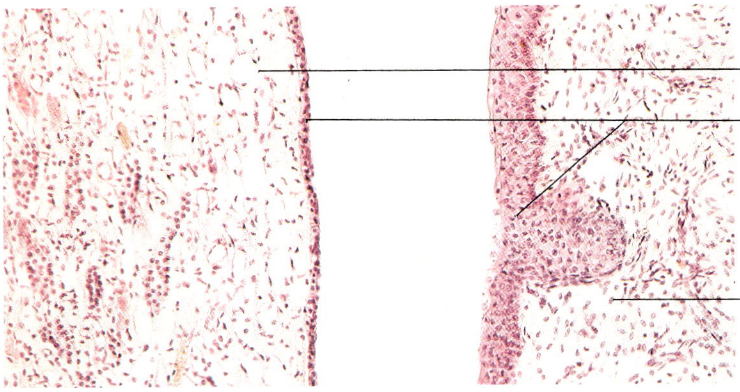

Fig. 14-11. Sección de la papila y de un cáliz menor asociado a ella. H & E. x110.

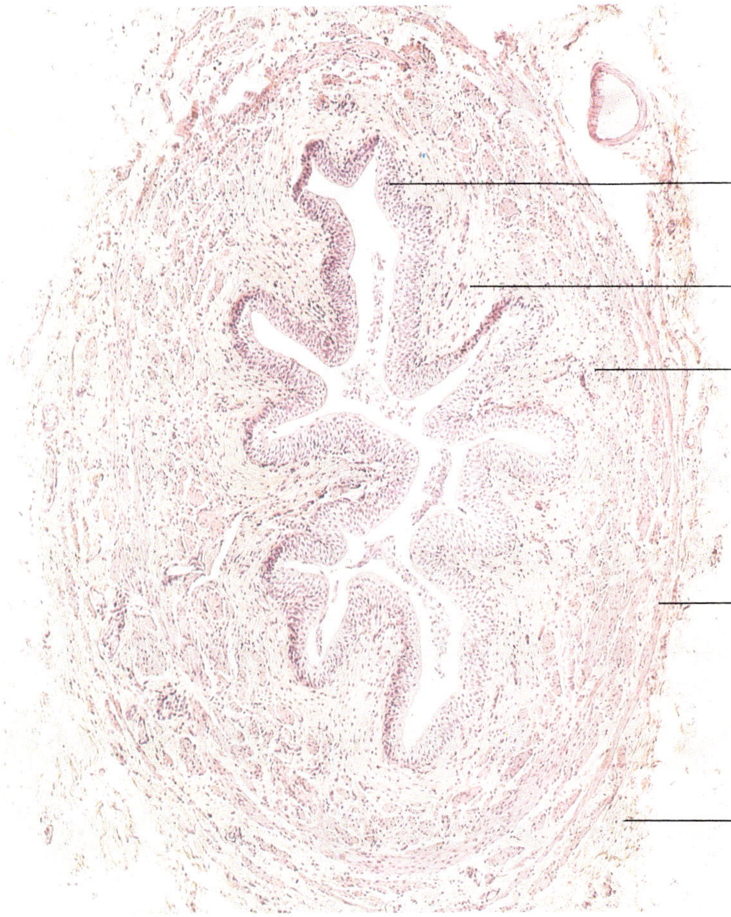

Fig. 14-12. Sección transversal de la porción superior del **uréter** en la que se observan todas sus capas. H & E. x60.

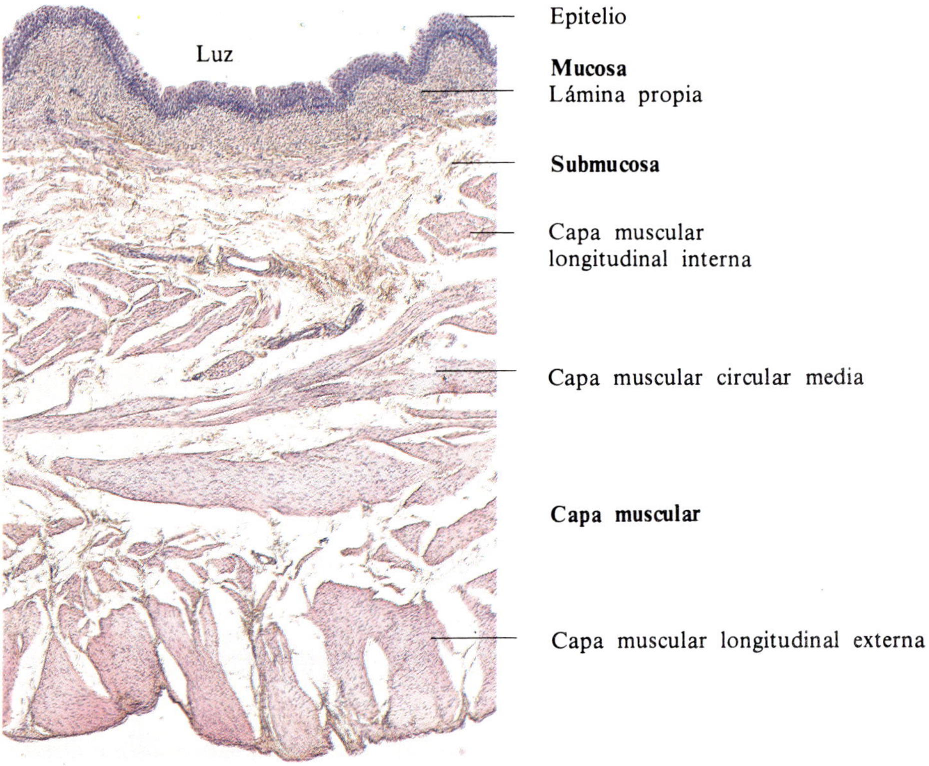

Fig. 14-13. Vejiga urinaria de gato vista en sección transversal. Se observa la gruesa capa muscular. H & E. x75.

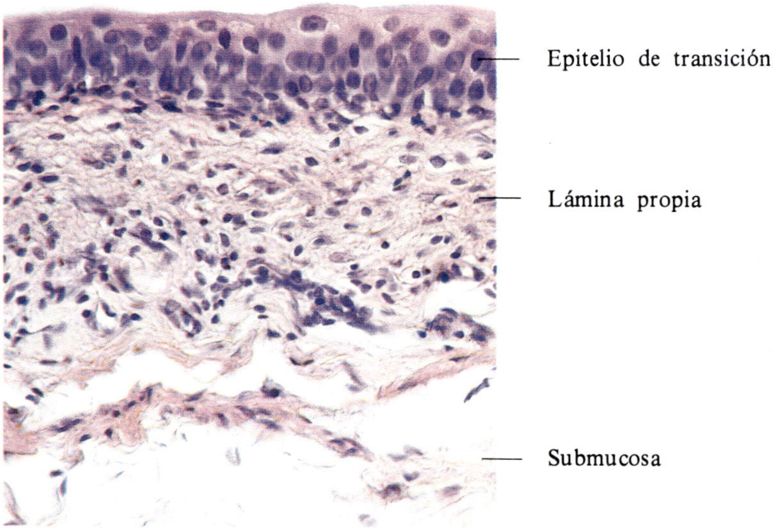

Fig. 14-14. Mucosa de la **vejiga** urinaria. H & E. x275.

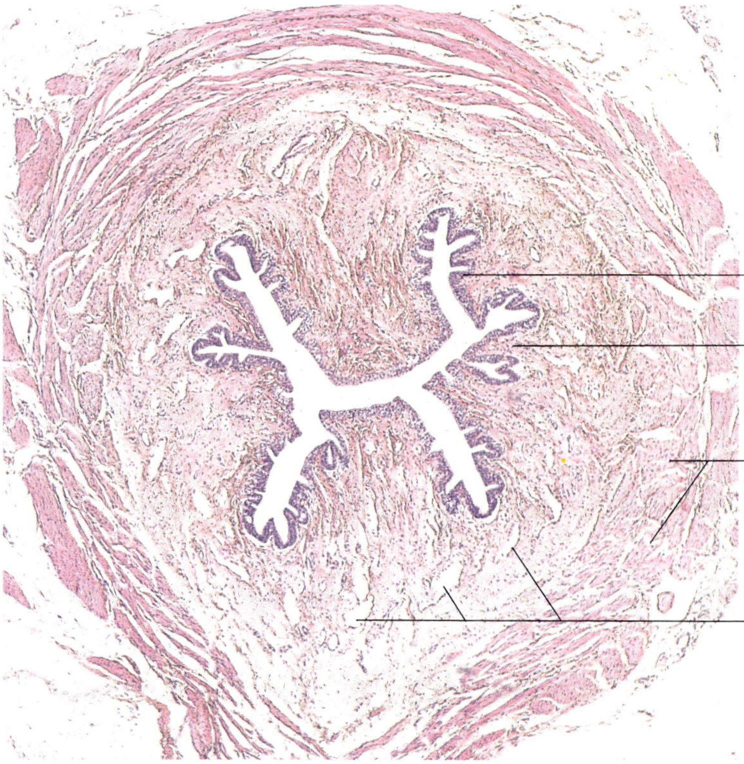

Fig. 14-15. Sección transversal de la **uretra femenina.** En la lámina propia se observa un plexo venoso muy desarrollado. H & E. x45.

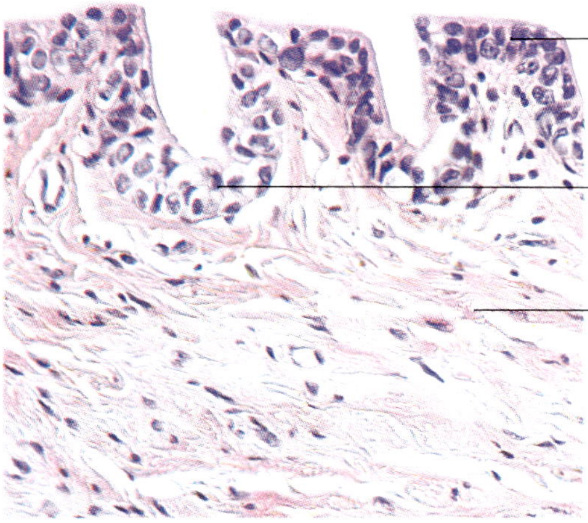

Fig. 14-16. Vista a mayor aumento de la mucosa de la **uretra femenina.** En el epitelio se observan las glándulas intraepiteliales de Littré. H & E. x410.

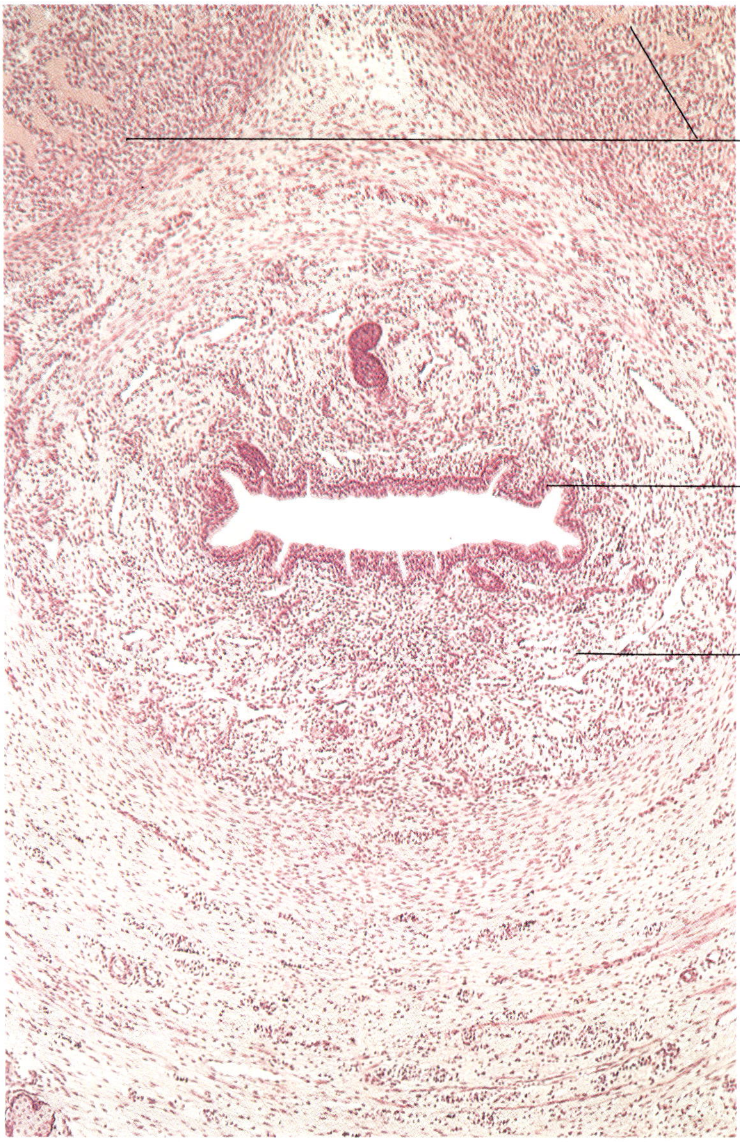

Fig. 14-17. Sección transversal del **cuerpo esponjoso de la uretra masculina.** H & E. x65.

CAPITULO 15

Glándulas endocrinas

Las glándulas endocrinas o de secreción interna, carecen de conductos y eliminan las sustancias directamente a los vasos sanguíneos. El sistema endocrino agrupa no sólo glándulas anatómicamente bien individualizadas, como hipófisis, tiroides, paratiroides, páncreas endocrino, epífisis y suprarrenal, sino a numerosas células endocrinas distribuidas en el espesor de los epitelios de revestimiento o en el interior de órganos diversos como el riñón (aparato yuxtaglomerular), testículo (células de Leydig), ovario (cuerpo lúteo) e incluso determinadas neuronas del hipotálamo.

Aunque la secreción de algunas glándulas se regula automáticamente cuando en el plasma se alcanza una determinada concentración de las sustancias liberadas por su secreción, la mayoría de las glándulas endocrinas están bajo el control de las hormonas hipofisarias. No obstante, la hipófisis no es el órgano supremo del gobierno endocrino porque ella misma está bajo el control del hipotálamo. Es precisamente a este nivel donde se produce la integración de los estímulos que van a determinar la secreción. La naturaleza de la misma será informada por los factores liberadores o inhibidores, secretados por las propias células nerviosas, que alcanzan la hipófisis a través de un sistema vascular especial: el sistema porta hipofisario.

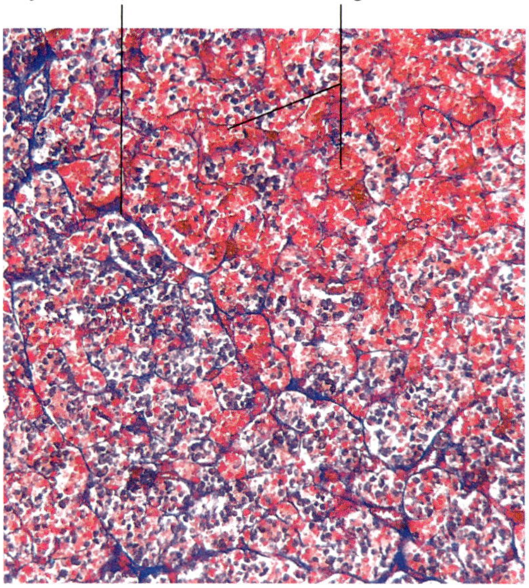

Fig. 15-1. Vista a pequeños aumentos de la **parte distal de la hipófisis** mostrando la estructura histológica general de una glándula endocrina. Azán. x65.

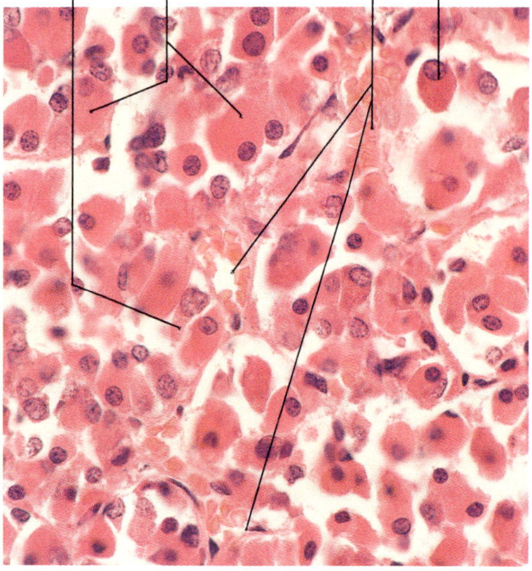

Fig. 15-2. Vista a mayor aumento de la **parte distal de la hipófisis** mostrando la distinción entre células basófilas, acidófilas y cromófobas. H & E. x440.

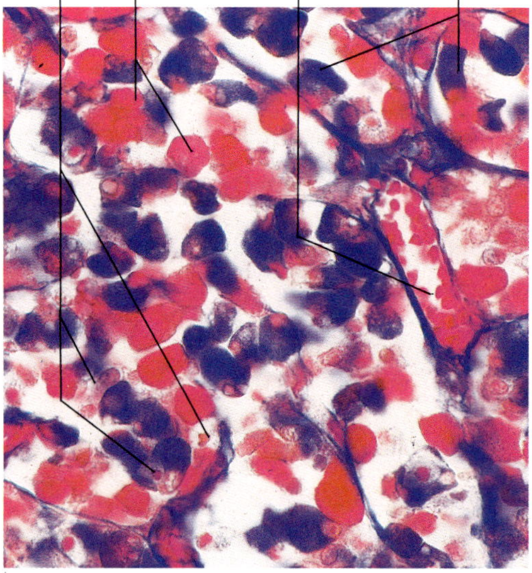

Fig. 15-3. Utilizando esta tinción tricrómica se aprecia una distinción más marcada entre los tipos celulares basófilos y acidófilos de la **parte distal de la hipófisis.** Azán. x440.

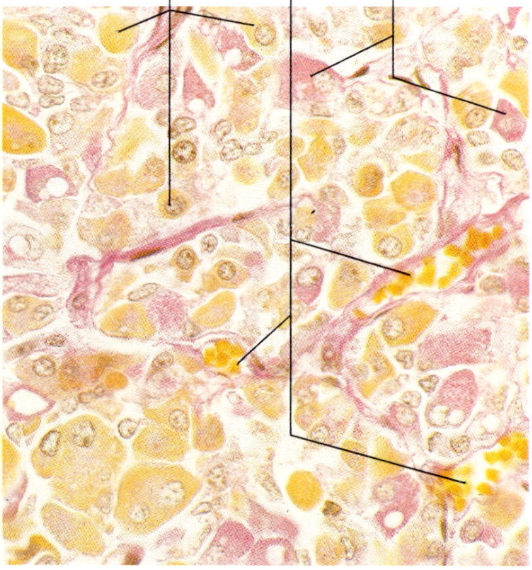

Fig. 15-4. Sección histológica de la **parte distal de la hipófisis** teñida con PAS y naranja G. Las células teñidas en naranja son las células acidófilas mientras que las PAS positivas son las basófilas. x440.

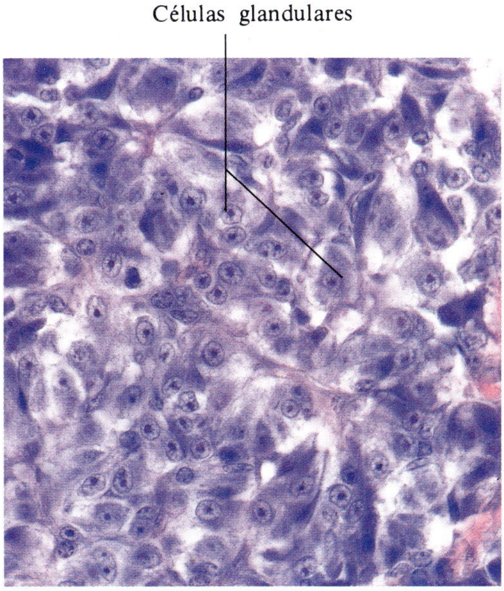

Fig. 15-5. Parte intermedia de la hipófisis. La única variedad de células que se observa en esta porción de la hipófisis muestra un número variable de gránulos citoplásmicos basófilos. Azán. x440.

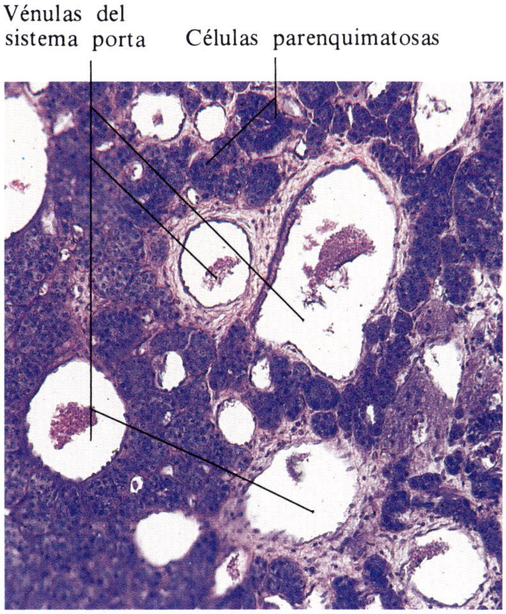

Fig. 15-6. Sección horizontal de la **parte tuberal de la hipófisis.** Se observan numerosas vénulas del sistema porta hipofisario seccionadas transversalmente. Entre ellas se encuentran las células que constituyen el parénquima de esta porción de la glándula. Azán. x110.

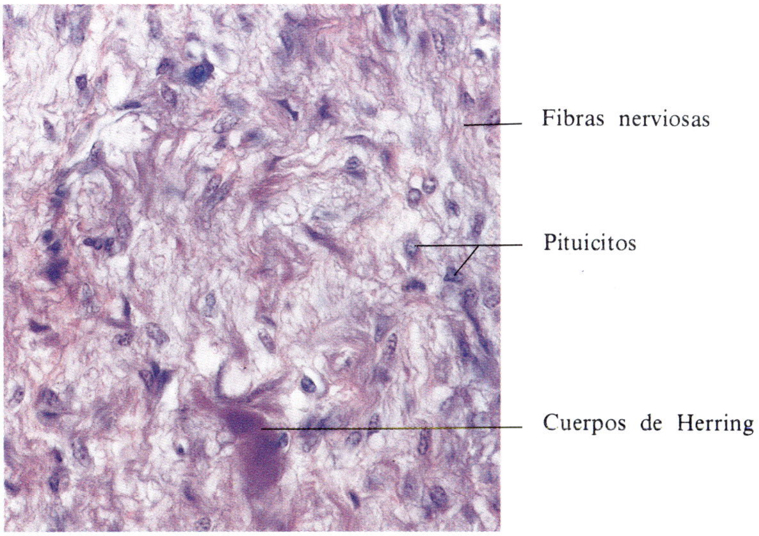

Fig. 15-7. Parte nerviosa de la hipófisis. Azán. x440.

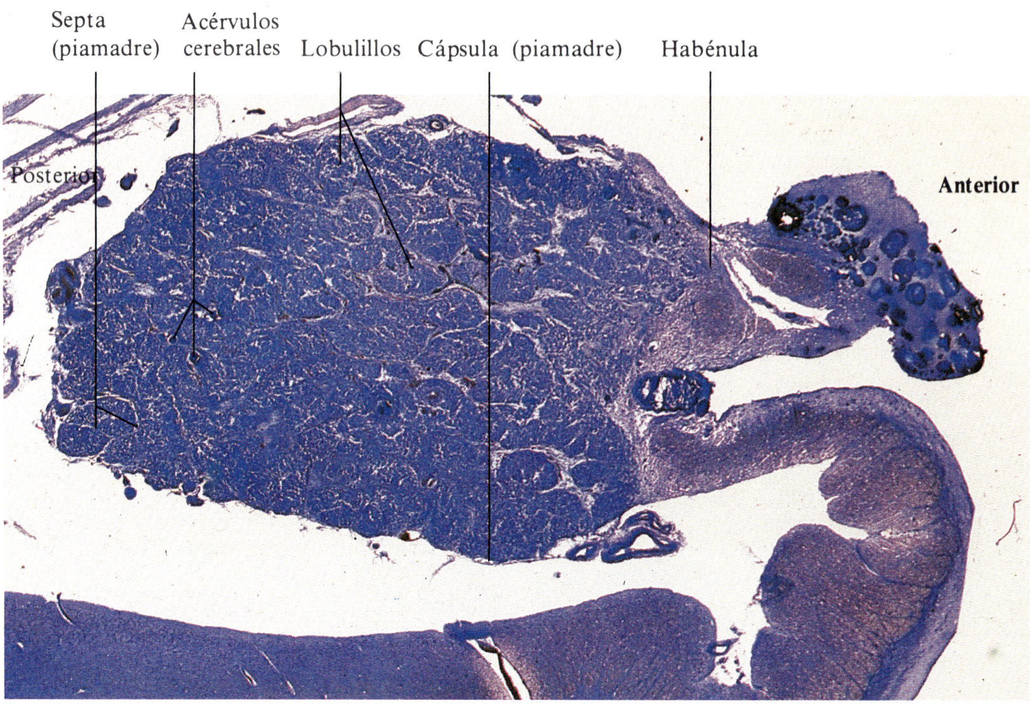

Fig. 15-8. Sección sagital completa de la **glándula pineal o epífisis.** Azul de toluidina. x19.

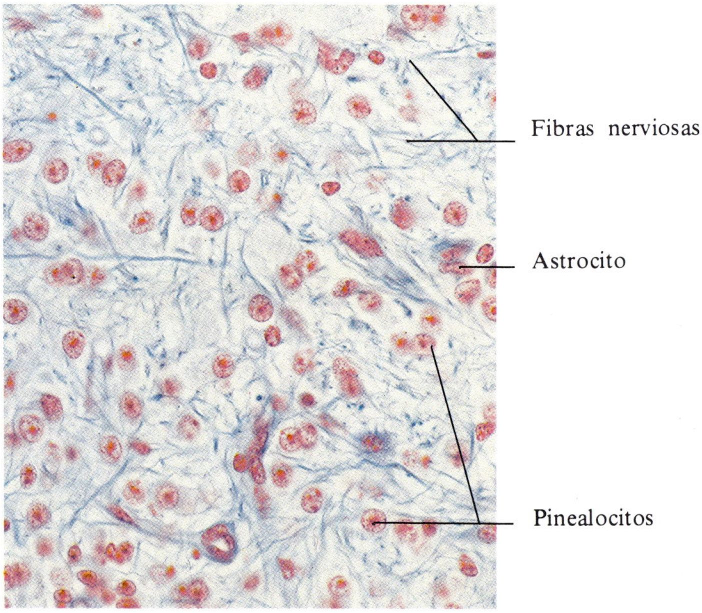

Fig. 15-9. Vista a gran aumento de la **glándula pineal.** Los astrocitos se distinguen de los pinealocitos por su núcleo más aplanado. Azán. x440.

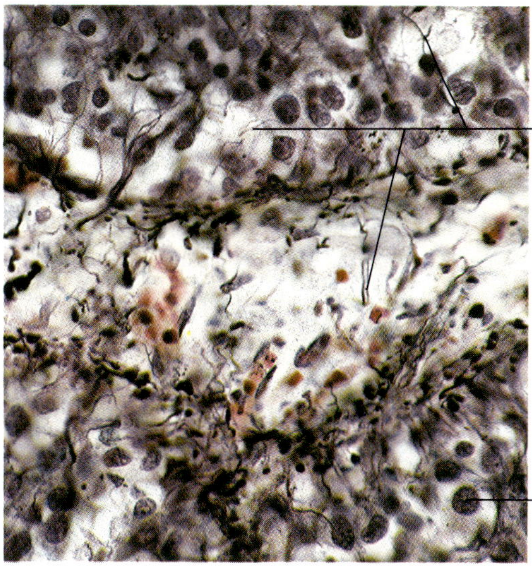

Fig. 15-10. Parte de la **glándula pineal** teñida específicamente para la demostración de fibras nerviosas. Tinción de Bodian. x440.

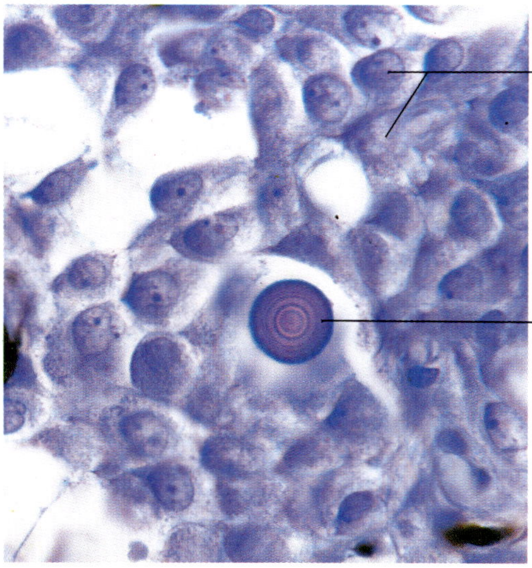

Fig. 15-11. Parte de la **glándula pineal** mostrando una concreción de arena cerebral. Azul de toluidina. x660.

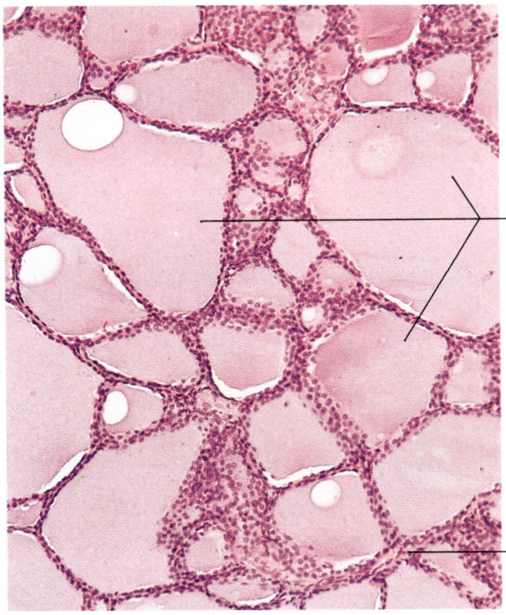

Fig. 15-12. Glándula tiroides mostrando los característicos folículos esféricos que muestran tamaños muy diversos dependiendo del plano de la sección. H & E. x110.

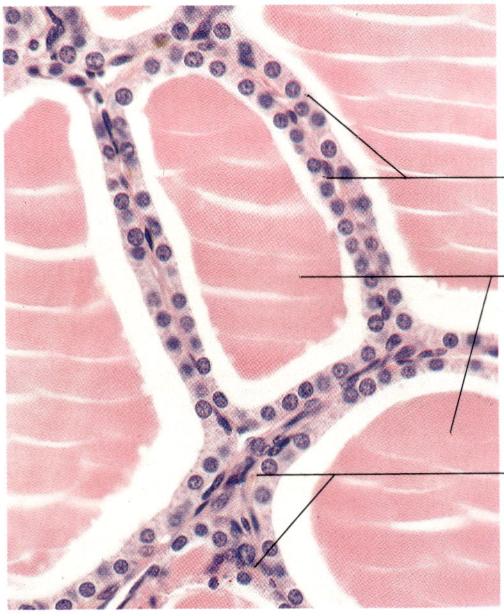

Fig. 15-13. Vista a mayor aumento de la **glándula tiroides.** Se observa que el tejido conjuntivo interfolicular es muy escaso. H & E. x440.

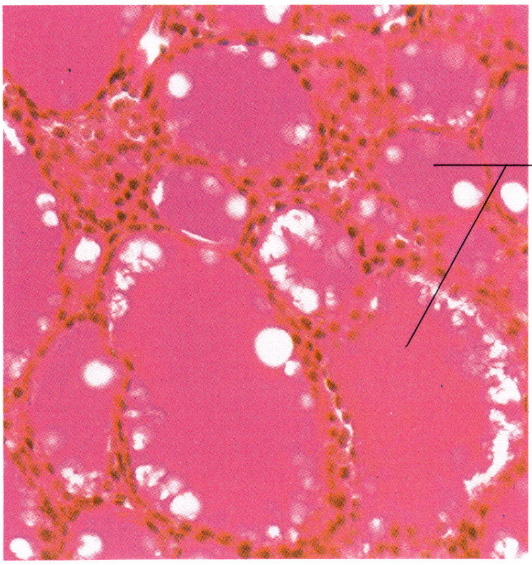

Fig. 15-14. Tiroides teñido con el método de PAS. El contenido de los folículos (coloide) es una glucoproteína que aparece intensamente teñida. x275.

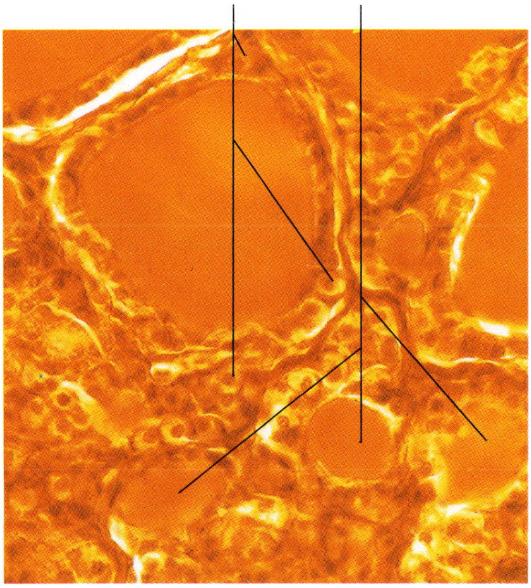

Fig. 15-15. Tinción específica para la demostración de células parafoliculares (células C) en la **glándula tiroides.** Nitrato de plata de Cajal. x340.

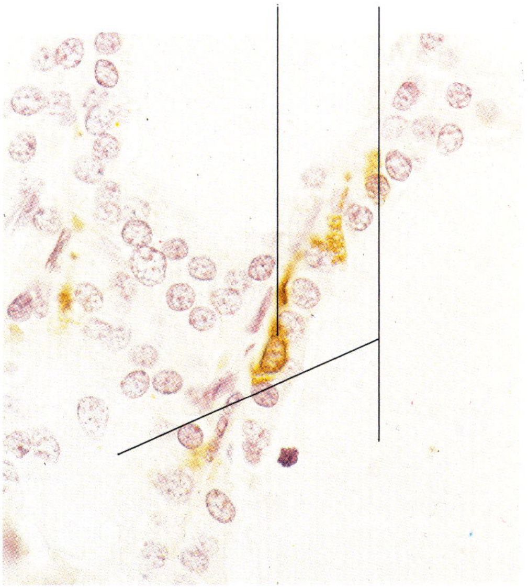

Fig. 15-16. Demostración inmunohistoquímica de las células C de la **glándula tiroidea.** x540.

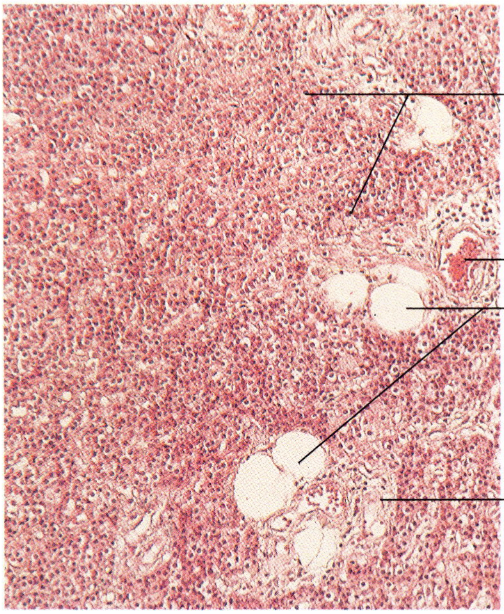

Fig. 15-17. Glándula paratiroides mostrando un extenso acúmulo celular con capilares y escaso tejido conjuntivo. En algunas zonas hay tejido adiposo. H & E. x135.

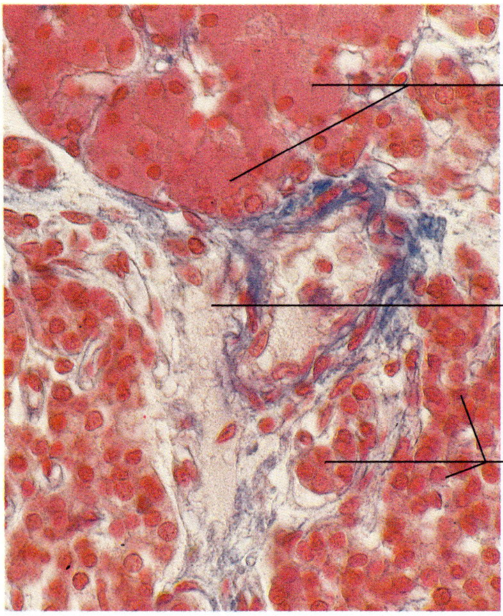

Fig. 15-18. Glándula paratiroides vista a mayor aumento mostrando un grupo de células oxífilas. Azán. x440.

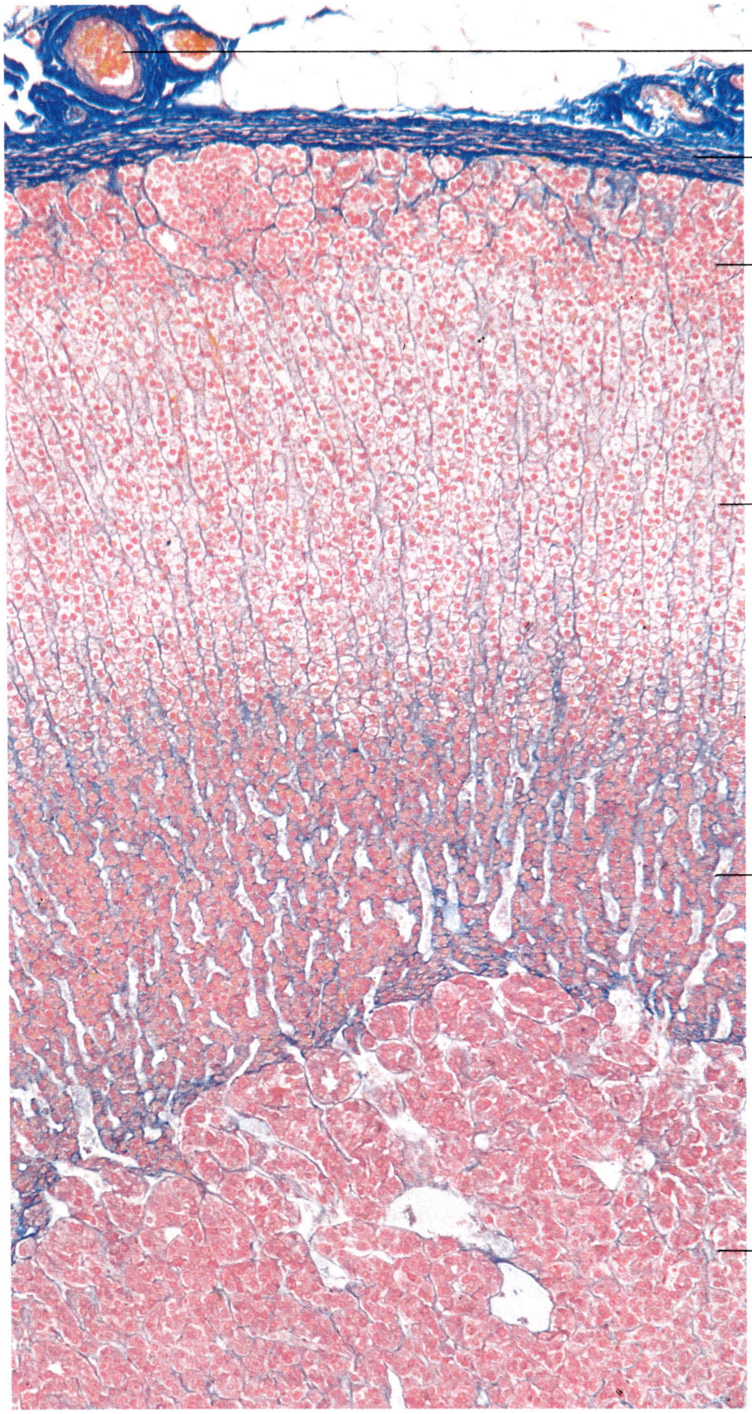

Fig. 15-19. Vista de la **glándula suprarrenal** a pequeño aumento mostrando todas sus capas. Azán. x110.

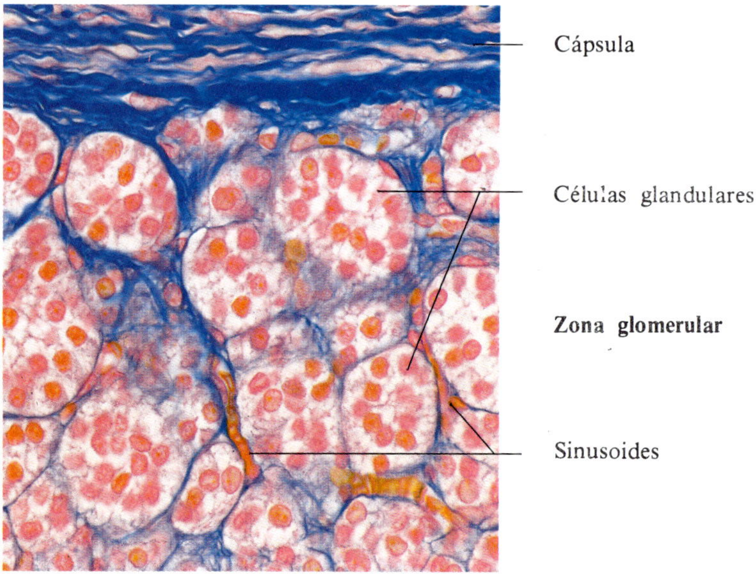

Fig. 15-20. Sección a nivel de la **zona glomerular de la glándula suprarrenal.** Azán. x440.

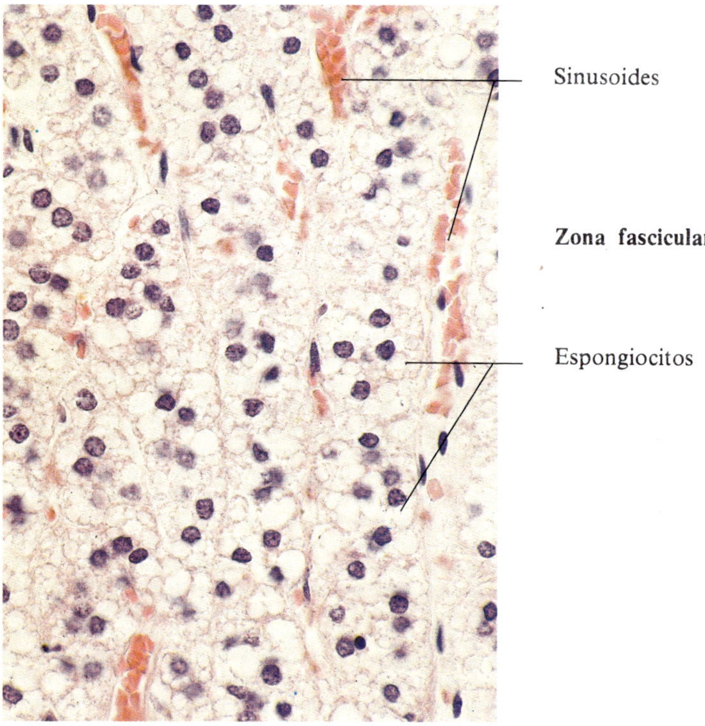

Fig. 15-21. Sección a nivel de la **zona fascicular de la glándula suprarrenal.** Las células glandulares de esta zona (espongiocitos) muestran grandes vacuolas que corresponden a numerosas inclusiones lipídicas que han sido extraídas durante la preparación del material. H & E. x440.

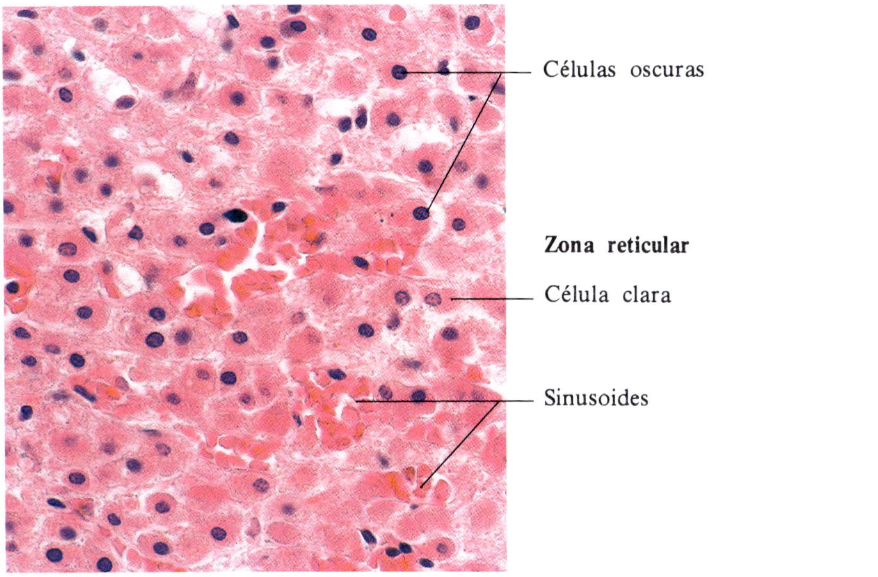

Fig. 15-22. Sección a nivel de la **zona reticular de la glándula suprarrenal.** H & E. x440.

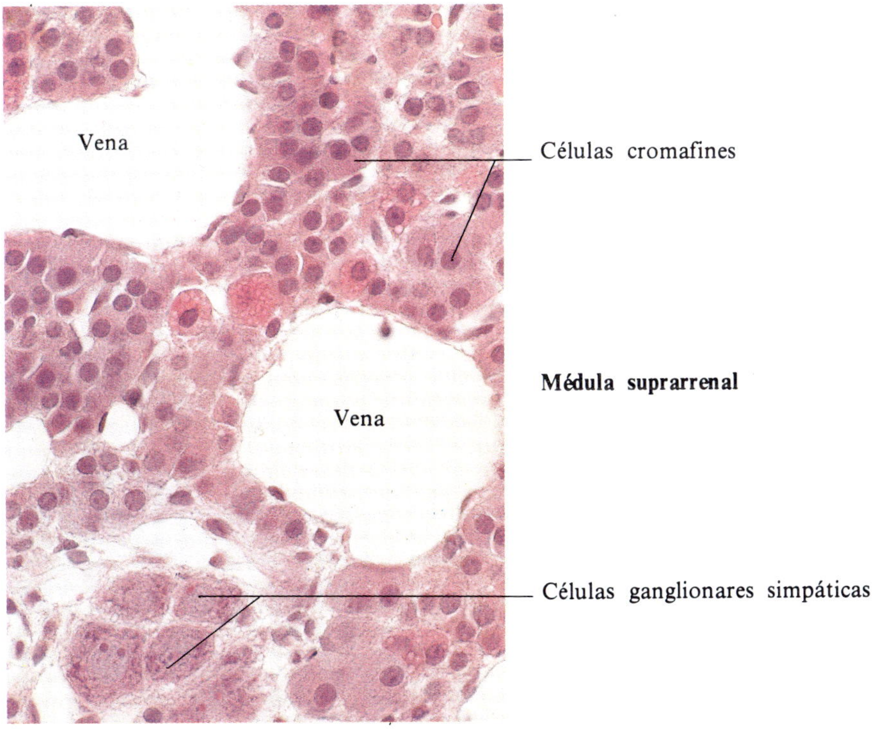

Fig. 15-23. Sección a nivel de la médula suprarrenal. Se observan células ligeramente basófilas, que corresponden a las células cromafines, y un grupo de células ganglionares del sistema simpático. Las venas aparecen muy dilatadas. H & E. x440.

CAPITULO 16

Aparato genital

Tanto el aparato genital masculino como el femenino están constituidos por dos glándulas de secreción interna y externa, los testículos y ovarios respectivamente, y unas formaciones tubulares conocidas como vías espermáticas en el varón, y vagina, útero y trompas en la mujer.

Las vías espermáticas conducen los espermatozoides desde el testículo al exterior, mientras que la vagina, útero y trompas están al servicio de la recogida de espermatozoides, fecundación y anidación.

En el hombre, una serie de glándulas dispuestas a lo largo de las vías espermáticas (próstata, vesículas seminales) aseguran con sus secreciones la supervivencia de los espermatozoides.

En la mujer, las glándulas de Bartolino de la vulva y las "glándulas" del cuello del útero favorecen respectivamente la lubrificación vaginal y la progresión de los espermatozoides en el interior del aparato genital femenino.

En el testículo se producen diariamente millones de espermatozoides en el interior de los tubos seminíferos y hormonas de diferente naturaleza, unas en las células de sostén de los tubos seminíferos y otras en las células intersticiales.

En el ovario cíclicamente, cada veintinueve días, se producen una serie de cambios que influyen sobre las restantes partes del aparato genital femenino. Durante los primeros catorce días del ciclo madura un folículo ovárico, en el día catorce, el folículo se rompe en la cavidad abdominal, el ovocito que estaba situado en su interior se libera y es atrapado por las fimbrias de la trompa uterina, en la trompa uterina tiene lugar la fertilización. En la zona ocupada en el ovario por el folículo se desarrolla el cuerpo amarillo, sus células elaboran una hormona, progesterona, que actúa sobre la capa interna del útero (endometrio) produciendo cambios secretores en sus células que favorecen la anidación del huevo.

Tanto los testículos como los ovarios están bajo la dependencia de secreciones hormonales hipotalámicas e hipofisarias.

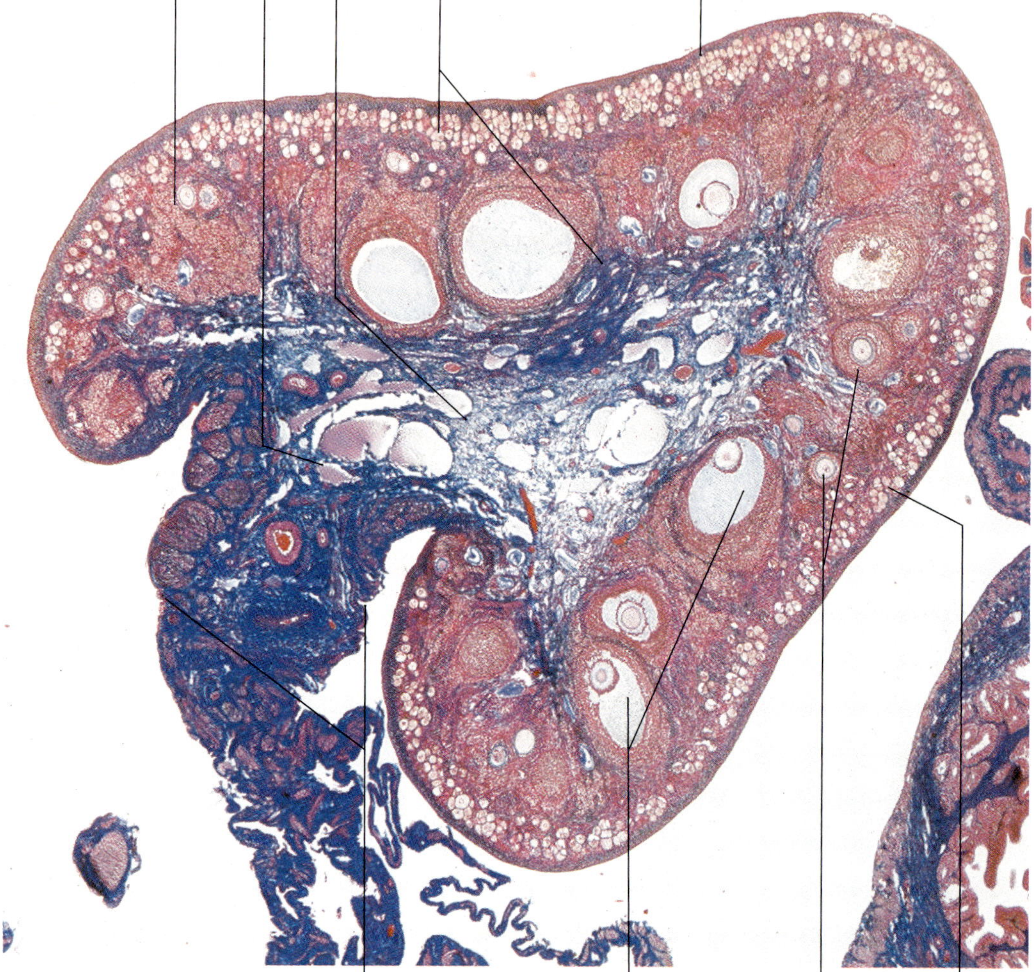

Fig. 16-1. Ovario de gato seccionado transversalmente mostrando las diferencias en el tamaño de los folículos. Azán. x29.

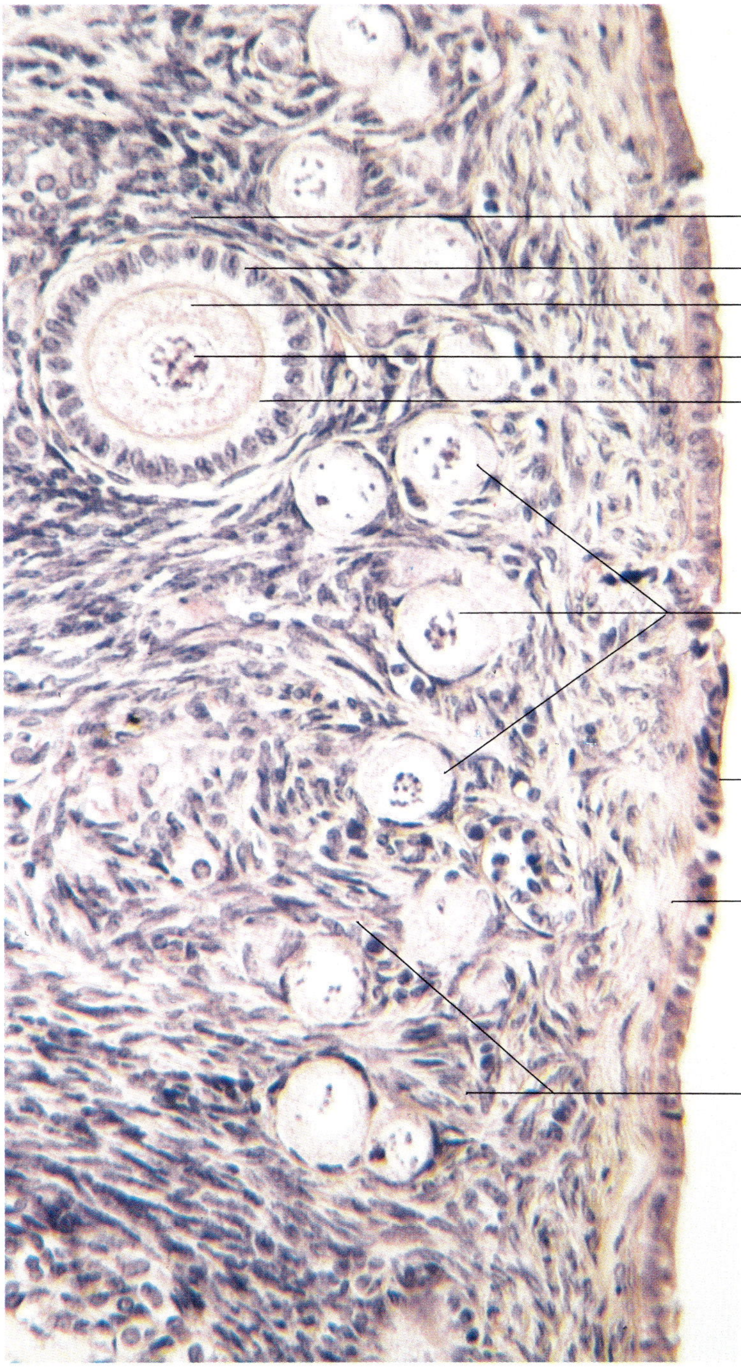

Fig. 16-2. Parte superficial del **ovario** mostrando diferentes grados de desarrollo de los folículos y su localización. H & E. x400.

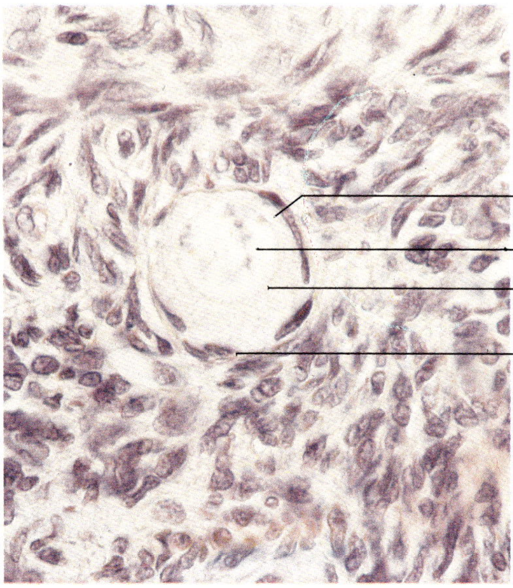

Fig. 16-3. Folículo primordial en la **corteza del ovario.** El oocito aparece rodeado por una única capa de células foliculares aplanadas. H & E. x680.

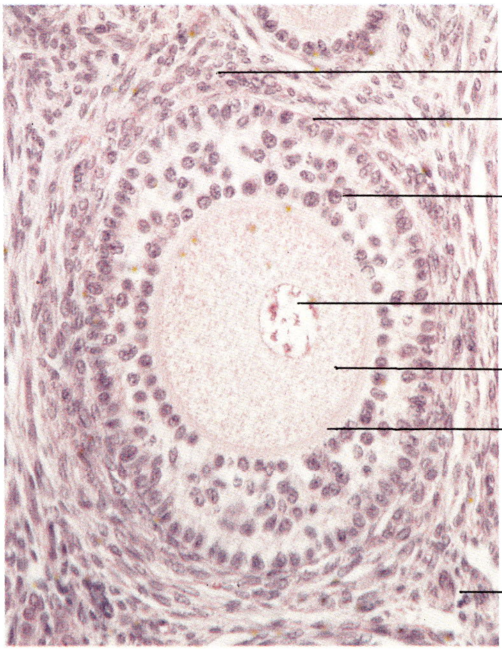

Fig. 16-4. Folículo primario en la **corteza del ovario.** Hay varias capas de células foliculares formando la granulosa. H & E. x275.

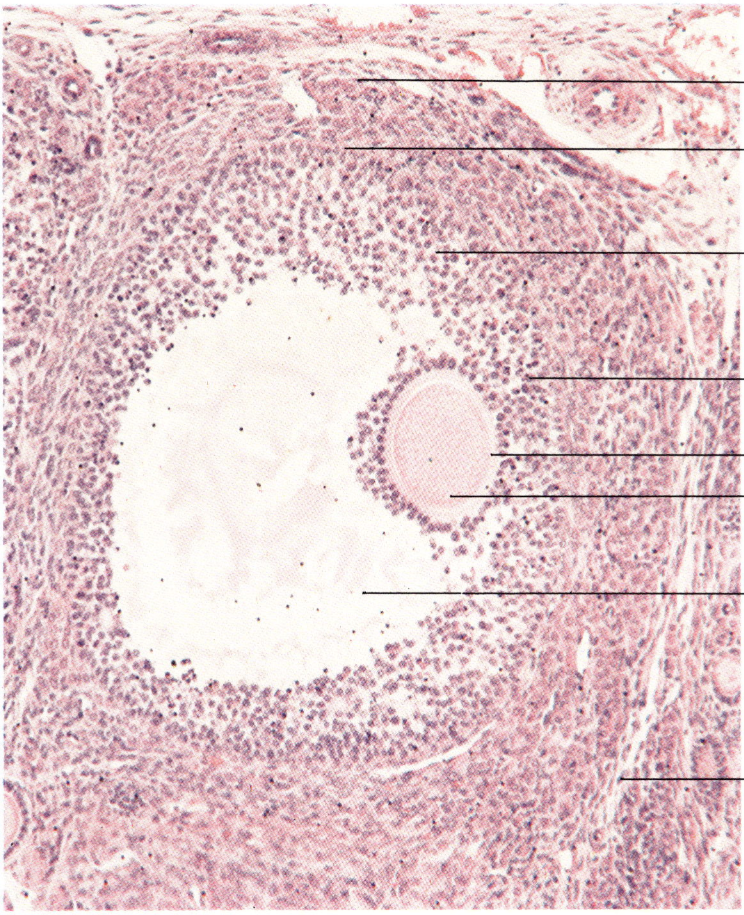

Fig. 16-5. Folículo secundario del **ovario.** Se ha desarrollado el antro folicular entre las células de la granulosa. H & E. x150.

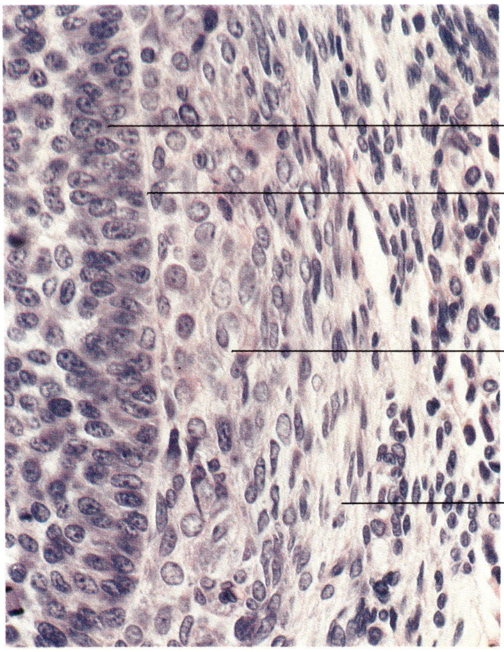

Fig. 16-6. Sección de la pared de un **folículo secundario.** H & E. x440.

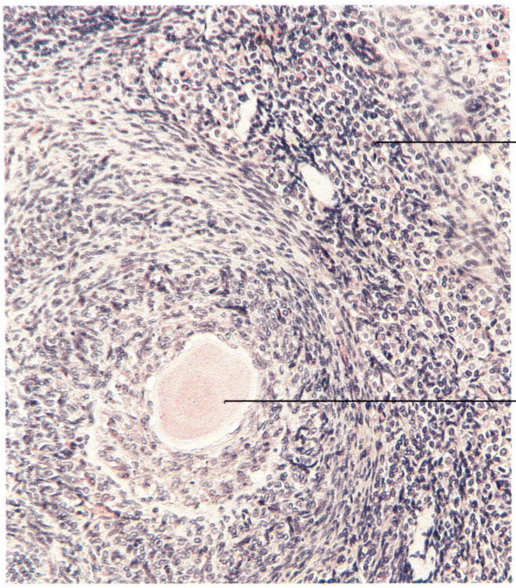

Fig. 16-7. Parte del **ovario** mostrando un folículo atrésico y células intersticiales en el estroma ovárico. H & E. x135.

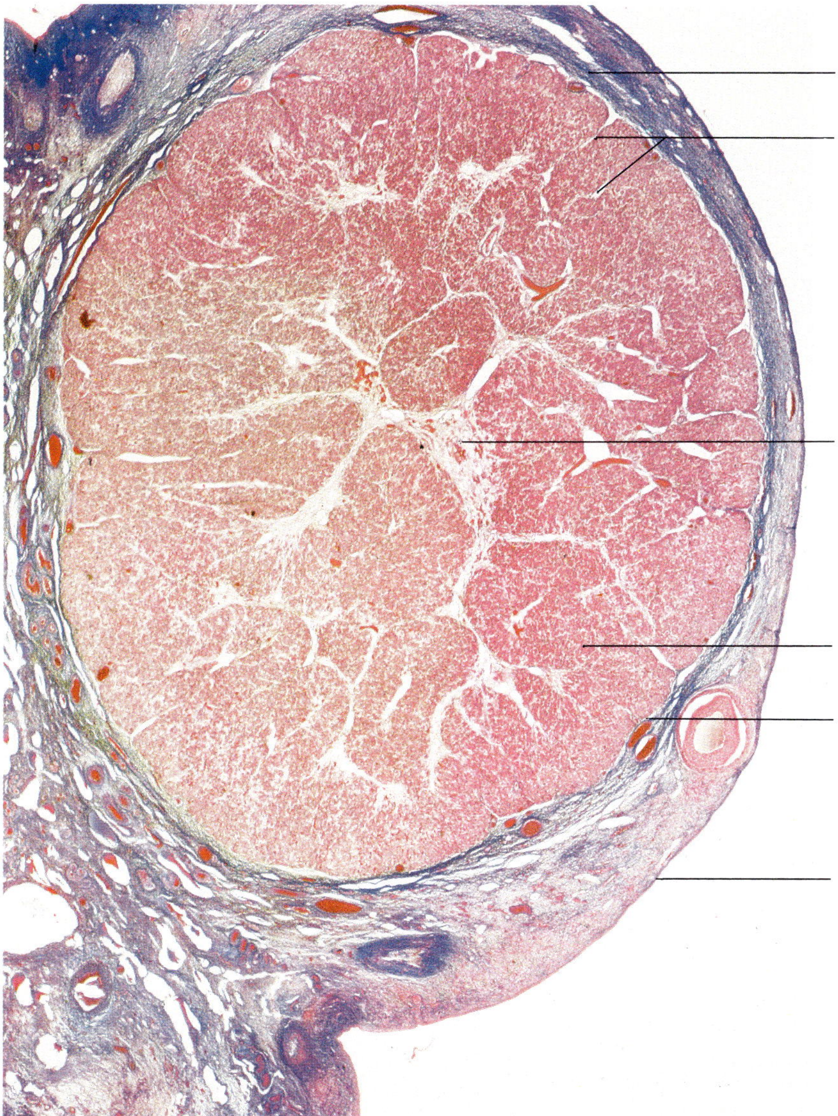

Fig. 16-8. Cuerpo lúteo del ovario localizado inmediatamente debajo de la superficie ovárica. Azán. x13.

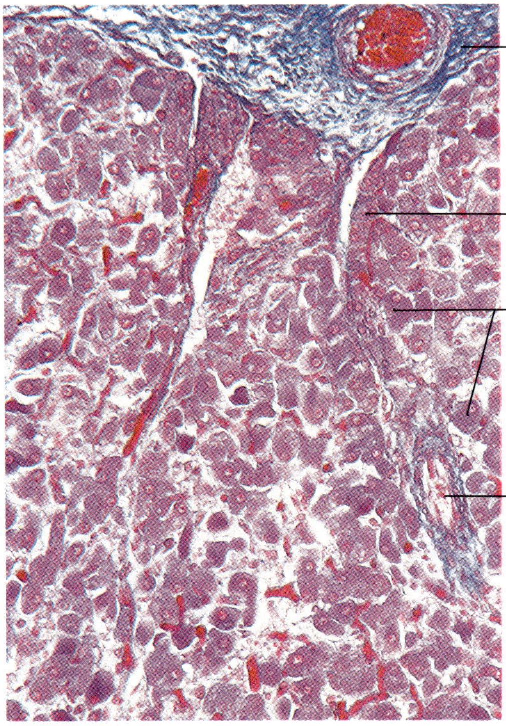

Fig. 16-9. Detalle de la periferia de un **cuerpo lúteo** mostrando los dos tipos de células luteínicas. H & E. x135.

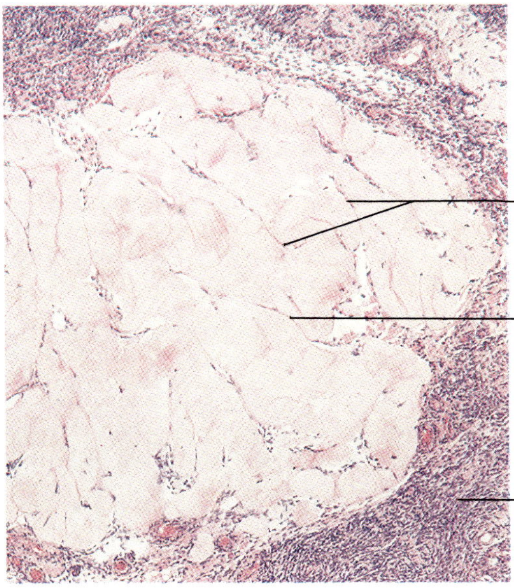

Fig. 16-10. Parte de un **cuerpo albicans.** H & E. x65.

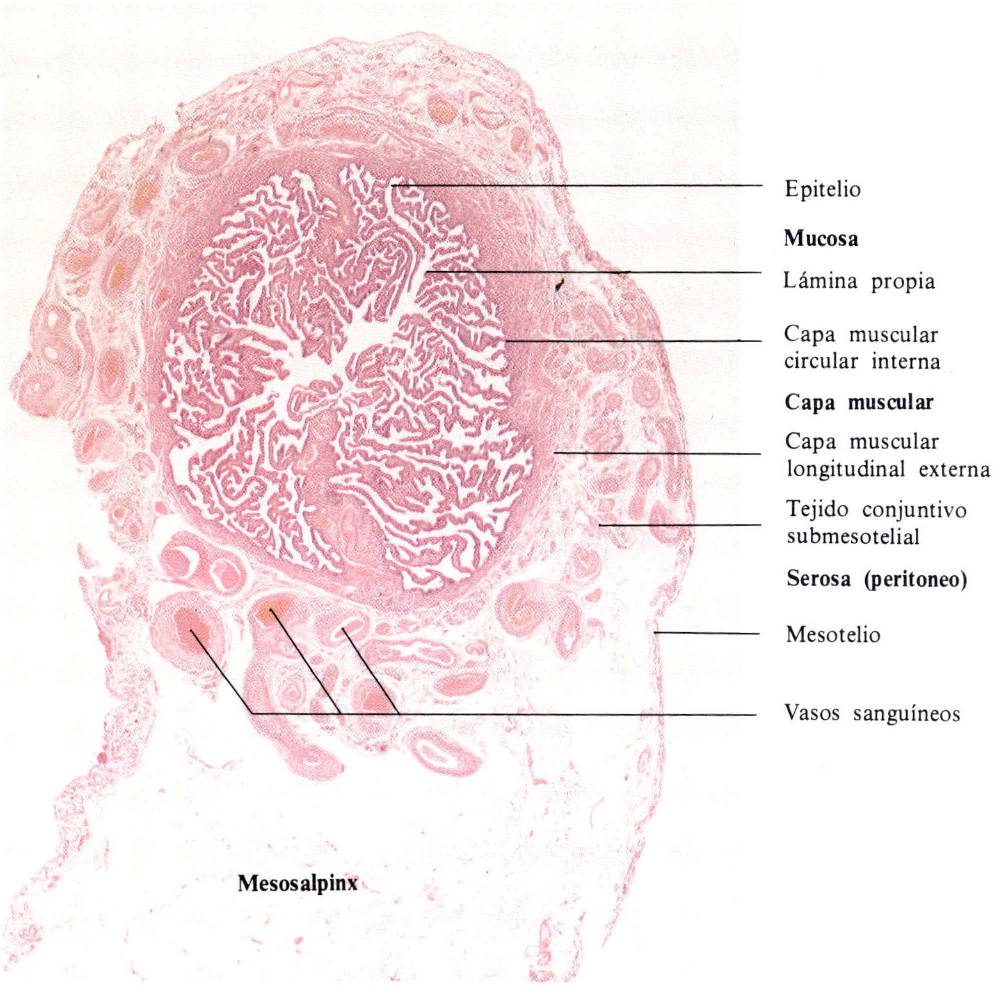

Fig. 16-11. Sección transversal de la **trompa uterina o trompa de Fallopio a nivel de la ampolla.** La luz ampular ofrece un aspecto de "laberinto", debido al gran número de repliegues de la mucosa. H & E. x14.

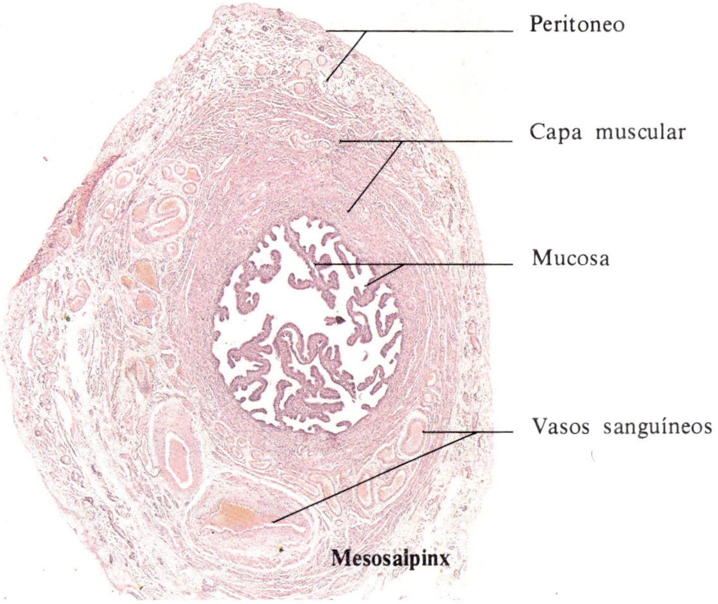

Fig. 16-12. Sección transversal de la **trompa uterina a nivel del istmo.** La luz es mucho menor que a nivel de la ampolla, la mucosa presenta un menor número de pliegues y la capa muscular es más gruesa. H & E. x18.

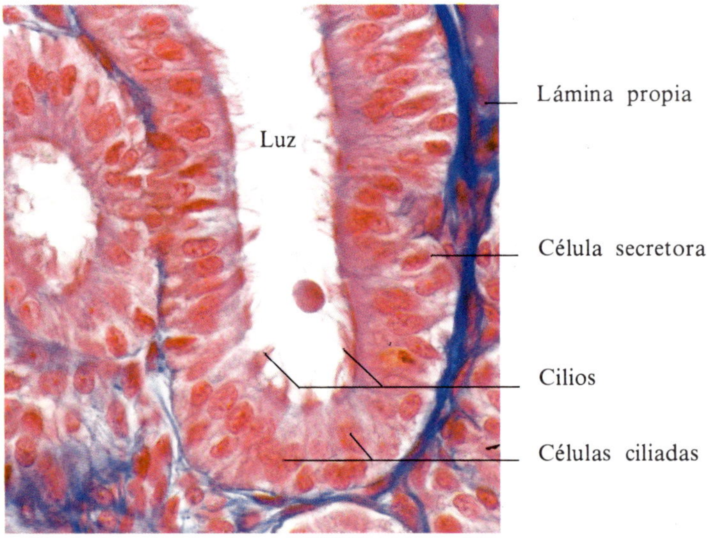

Fig. 16-13. Vista a mayor aumento de la **mucosa de la trompa de Fallopio.** El epitelio es cilíndrico pseudoestratificado con células secretoras. Azán. x440.

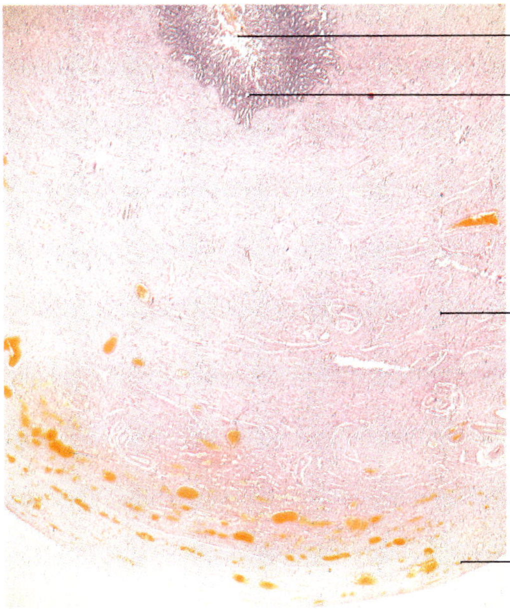

Fig. 16-14. Pared del **útero** mostrando la neta distinción entre sus tres capas: endometrio, miometrio y perimetrio. H & E. x5.

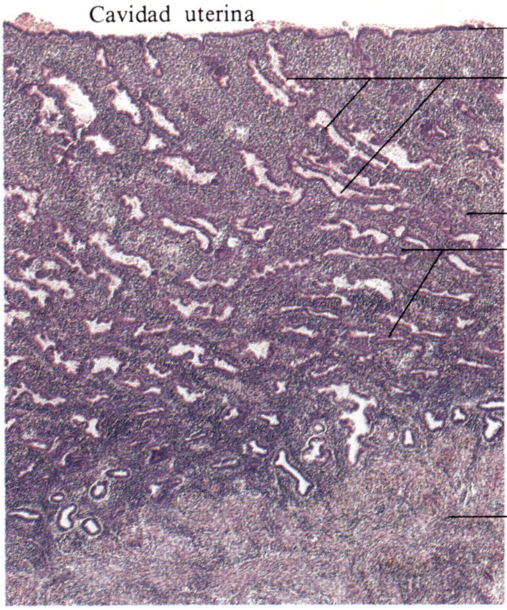

Fig. 16-15. Mucosa endometrial del útero mostrando glándulas endometriales de curso contorneado (fase proliferativa). H & E. x35.

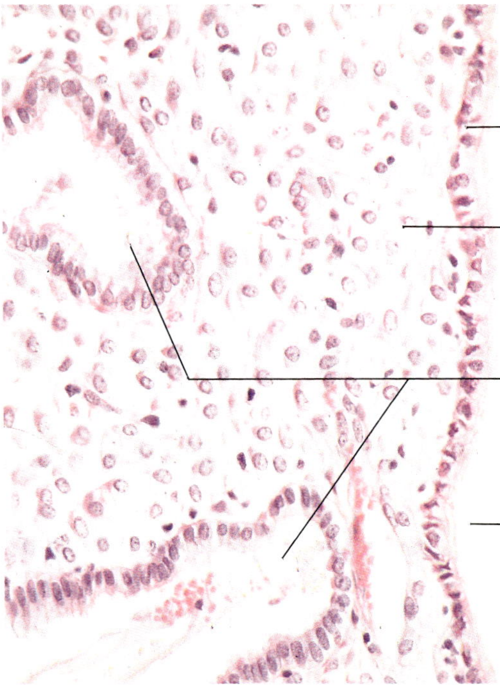

Fig. 16-16. Detalle del **endometrio** mostrando el epitelio de revestimiento superficial y el de las glándulas que, en ambos casos, es cilíndrico simple con algunas células ciliadas. H & E. x275.

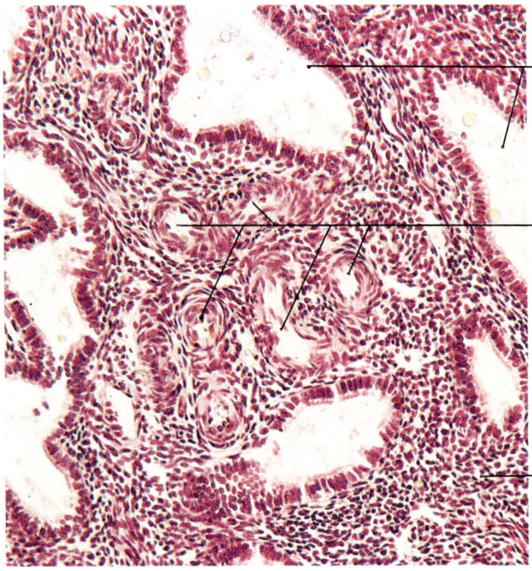

Fig. 16-17. Arterias espirales en el **endometrio.** Estas arterias aparecen como perfiles circulares, que corresponden a una o pocas arterias seccionadas transversalmente muchas veces, debido a su contorno fuertemente espiralizado. H & E. x150.

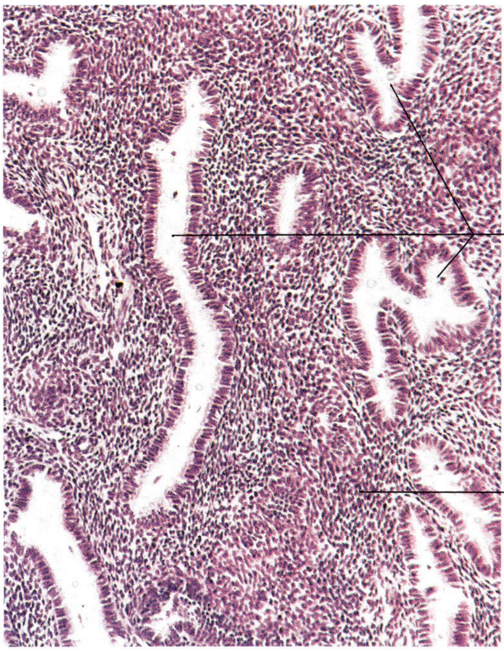

Fig. 16-18. Endometrio en la **fase proliferativa** del ciclo menstrual mostrando glándulas contorneadas. H & E. x120.

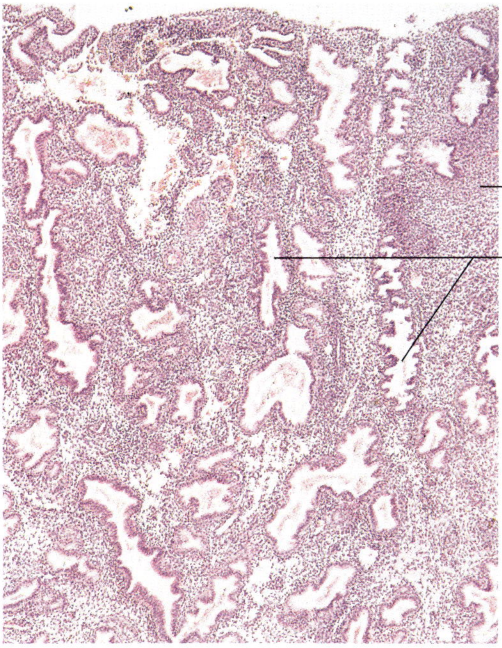

Fig. 16-19. Endometrio en la **fase secretora** del ciclo menstrual mostrando una mayor espiralización de las glándulas que presentan un aspecto aserrado. La luz glandular, que aparece dilatada, contiene abundante secreción. H & E. x45.

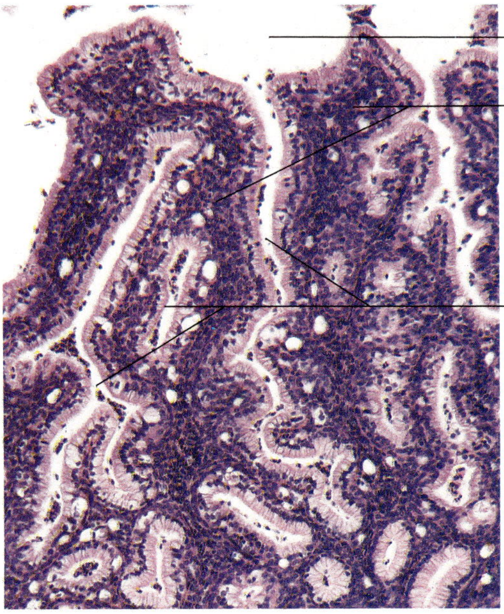

Fig. 16-20. Mucosa del endocérvis (parte interna del cuello uterino) mostrando pliegues desarrollados (plicae palmatae) aparentando glándulas. El epitelio es secretor de moco como el del estómago. H & E. x110.

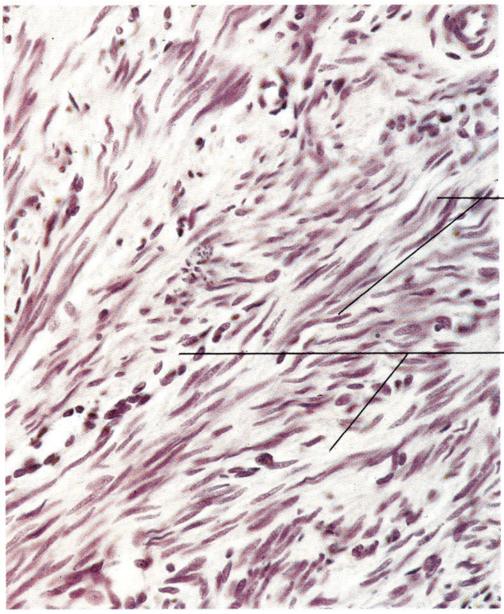

Fig. 16-21. Miometrio del útero en el que se aprecian haces arremolinados de célulares musculares lisas entremezclados con tejido conjuntivo fibroso. H & E. x275.

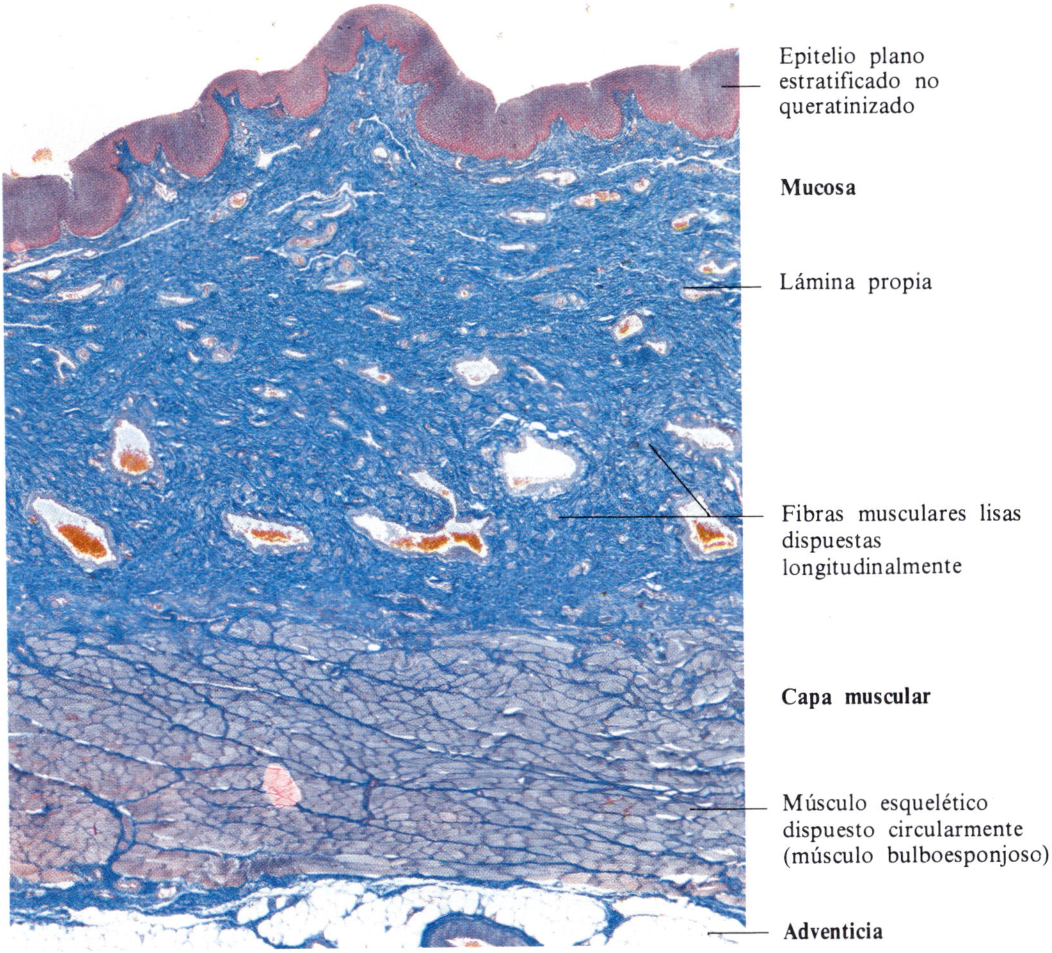

Fig. 16-22. Sección transversal de la pared de la **vagina** mostrando sus capas. Azán. x27.

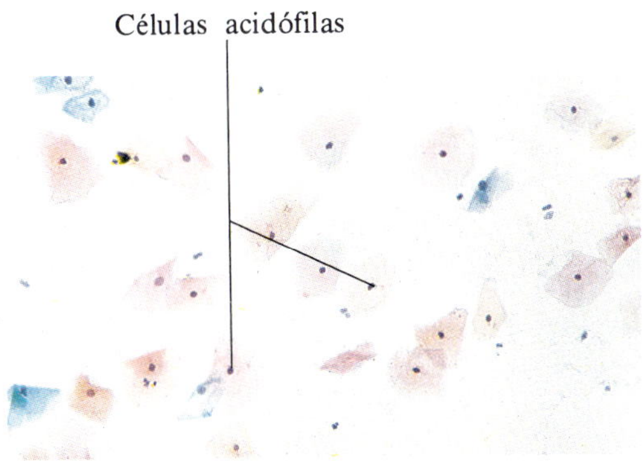

Fig. 16-23. Frotis vaginal hecho durante la **fase folicular tardía** del ciclo menstrual. Papanicolau. x110.

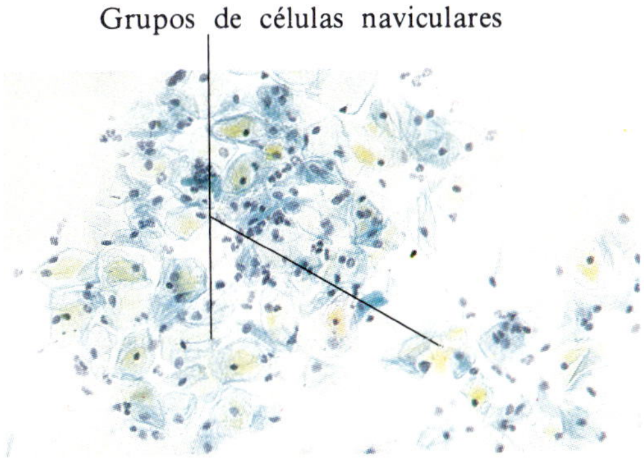

Fig. 16-24. Frotis vaginal hecho durante la **fase luteínica** del ciclo menstrual. Papanicolau. x110.

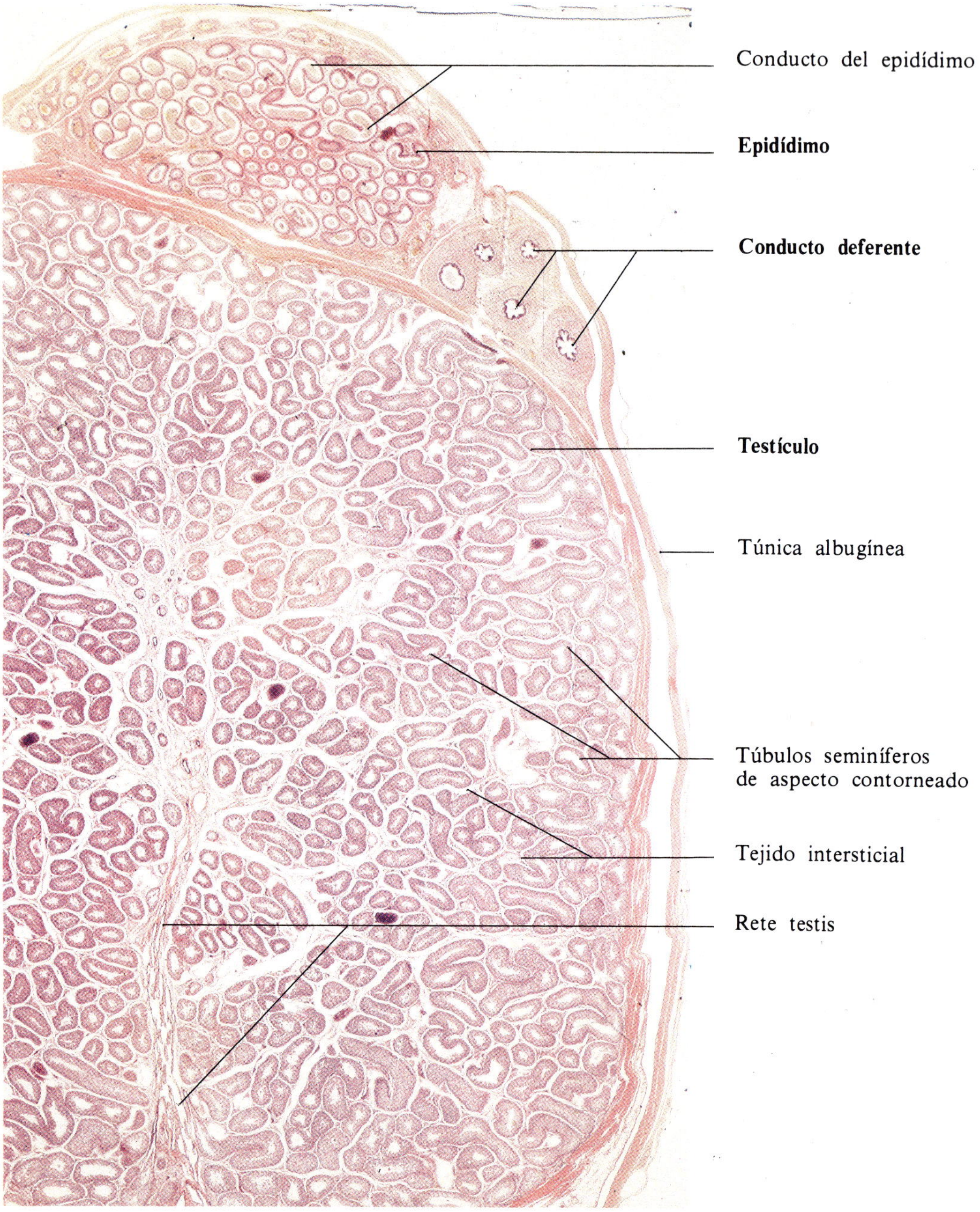

Fig. 16-25. Sección histológica que comprende parte del **testículo,** de la rete testis, del **epidídimo y de la porción inicial del conducto deferente** (porción intraepididimaria). H & E. x13.

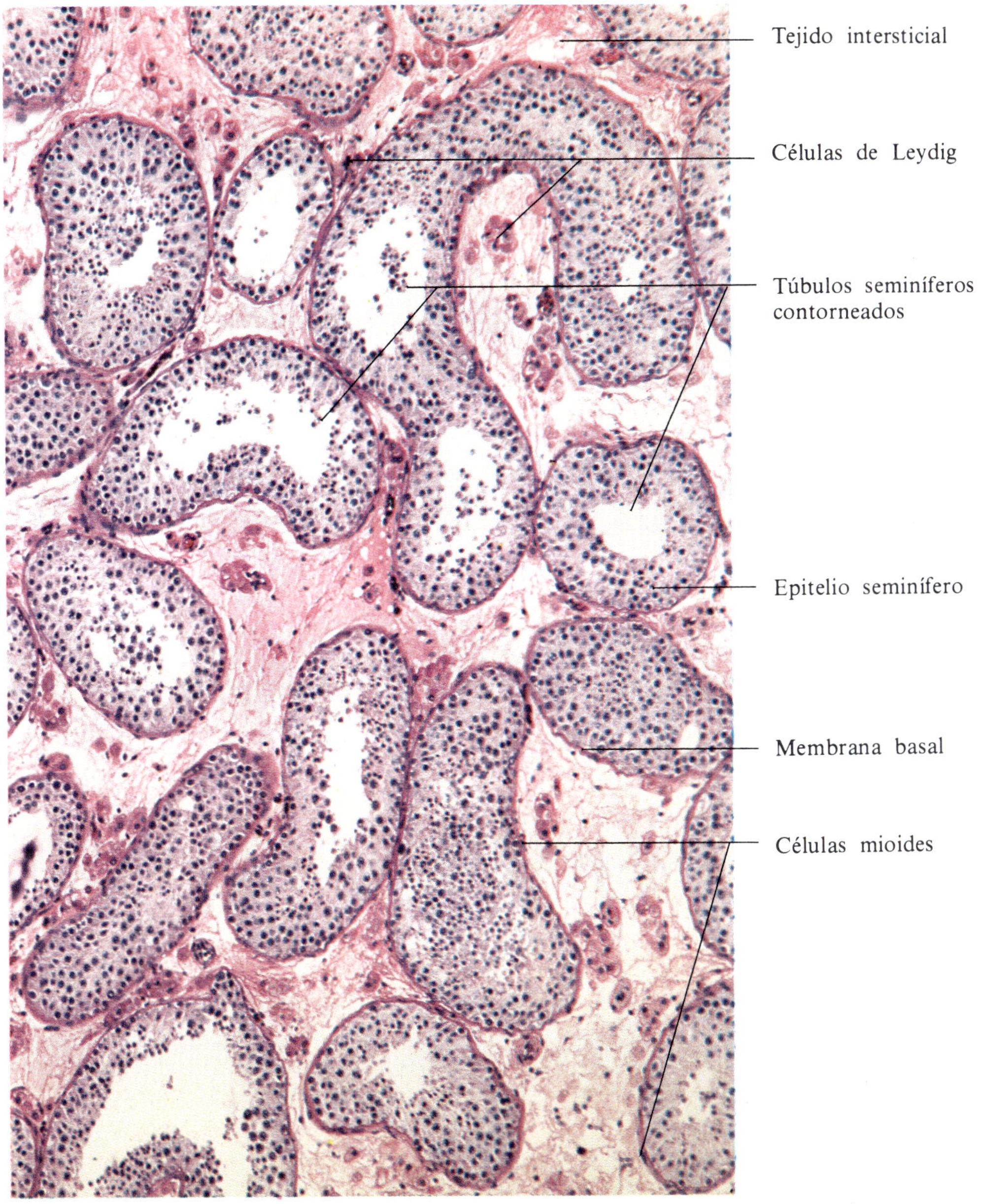

Fig. 16-26. Parénquima **testicular** mostrando los tubos seminíferos y el intersticio testicular. Este último contiene células de Leydig. H & E. x110.

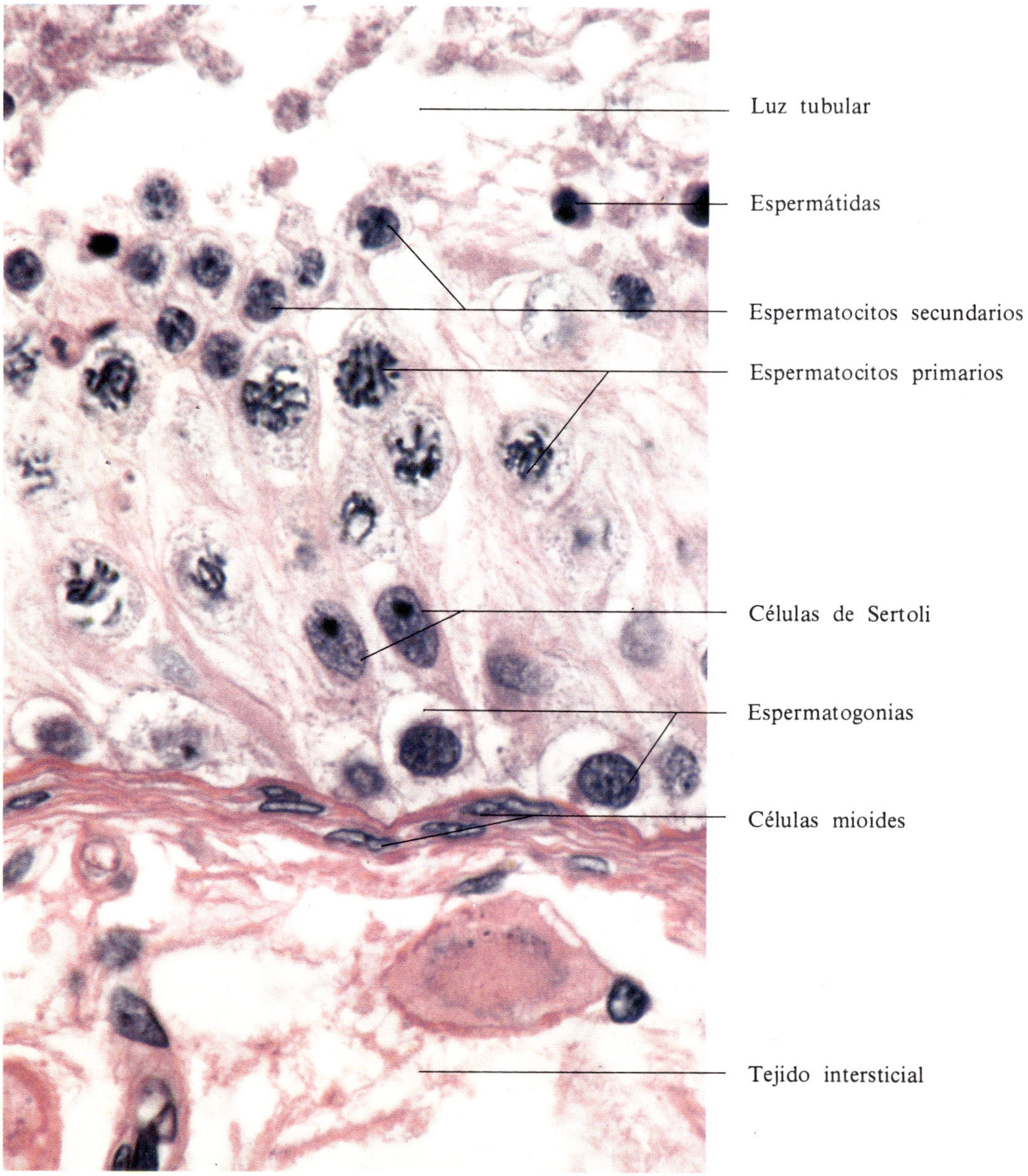

Fig. 16-27. Vista a gran aumento del **epitelio seminífero** mostrando las diferentes etapas del desarrollo de las células germinales. H & E. x1100.

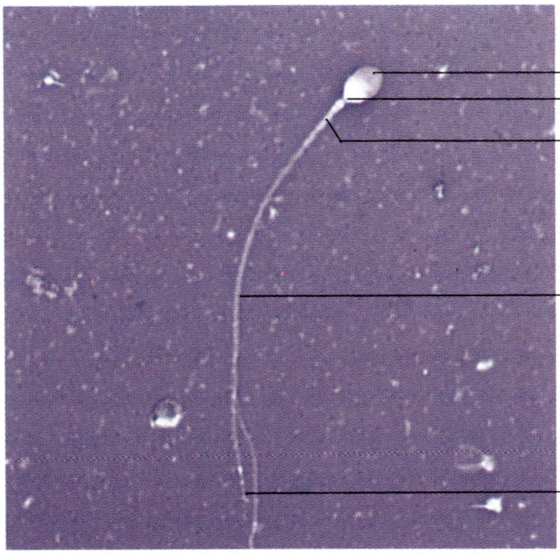

Fig. 16-28. Frotis de un eyaculado mostrando un **espermatozoide** humano. H & E. (modificada). x1100.

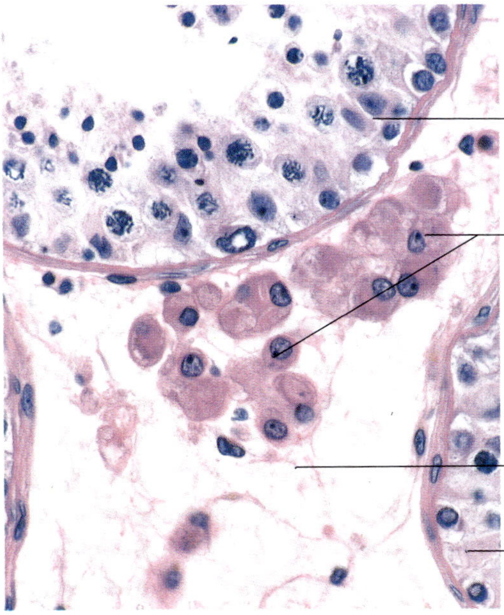

Fig. 16-29. Acúmulos de células de Leydig en el tejido intersticial entre los **túbulos seminíferos.** H & E. x440.

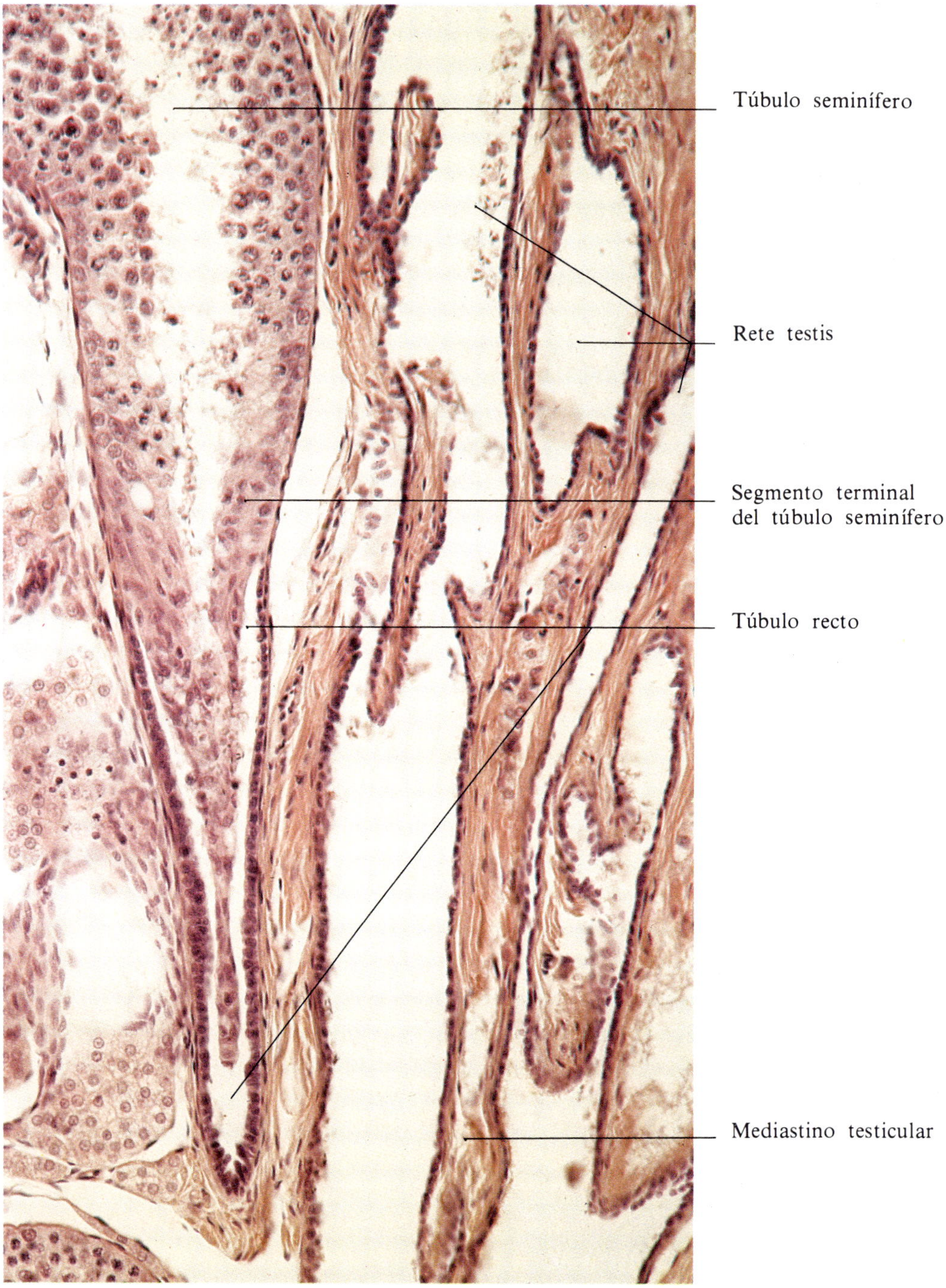

Fig. 16-30. Sección del **testículo** a nivel de la transición de los túbulos seminíferos a túbulos rectos. También se observa parte de los canales de la rete testis en el mediastino testicular. H & E. x90.

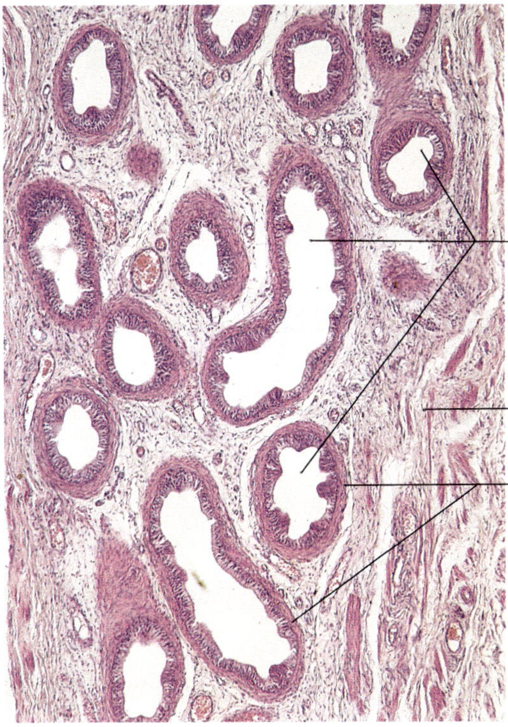

Fig. 16-31. Cabeza del epidídimo mostrando varios conductos eferentes seccionados transversalmente. El epitelio está constituido por células de tamaño desigual contribuyendo a dar un aspecto festoneado a la luz de los conductos. H & E. x110.

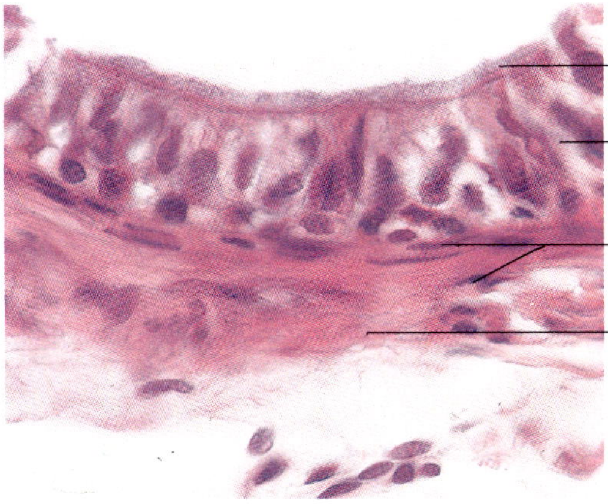

Fig. 16-32. Detalle de parte de un **conducto eferente** mostrando el epitelio y pared. H & E. x540. El epitelio está constituido por células principales (secretoras y absorbentes) y células ciliadas.

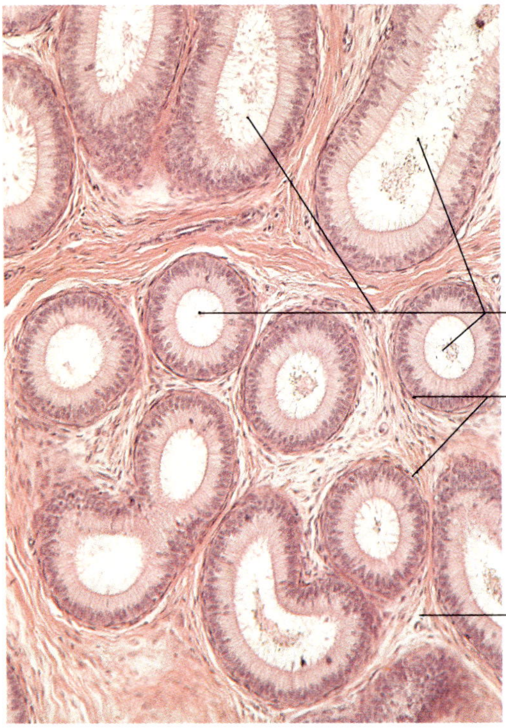

Fig. 16-33. Sección del **epidídimo** mostrando varias secciones transversales u oblicuas de un mismo conducto: el conducto del epidídimo, que es muy contorneado. H & E. x110.

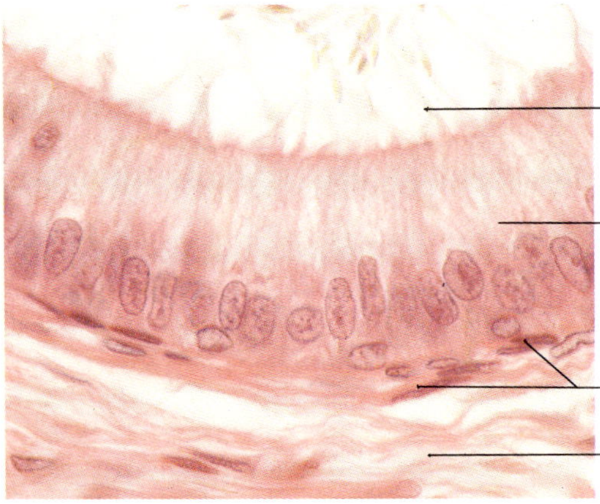

Fig. 16-34. Detalle de la pared del conducto del **epidídimo.** El epitelio es cilíndrico pseudoestratificado. Todas las células que alcanzan la luz poseen estereocilios. Bajo el epitelio hay células musculares lisas. H & E. x660.

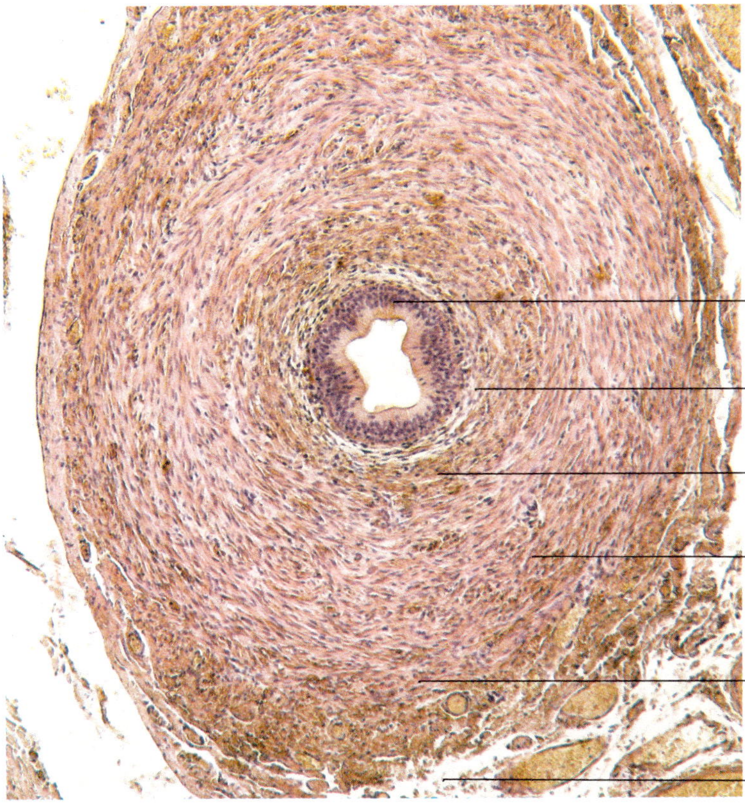

Fig. 16-35. Sección transversal completa del **conducto deferente** mostrando sus capas. Obsérvese el gran desarrollo de la capa muscular. H & E. x100.

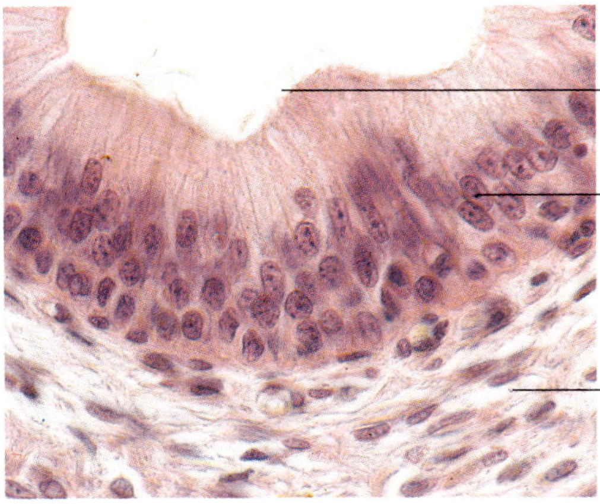

Fig. 16-36. Detalle del epitelio del **conducto deferente.** El epitelio es cilíndrico pseudoestratificado y posee estereocilios. H & E. x100.

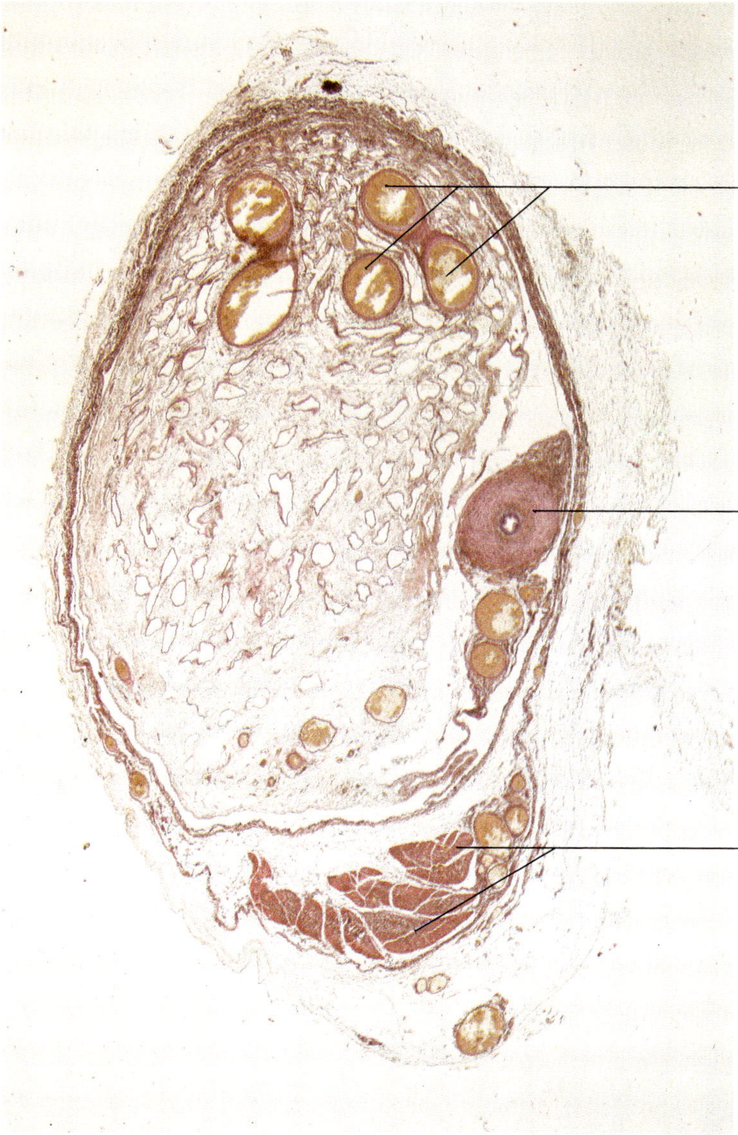

Fig. 16-37. Sección transversal del **cordón espermático** mostrando las numerosas venas que forman el plexo pampiniforme, y el conducto deferente. H & E. x17.

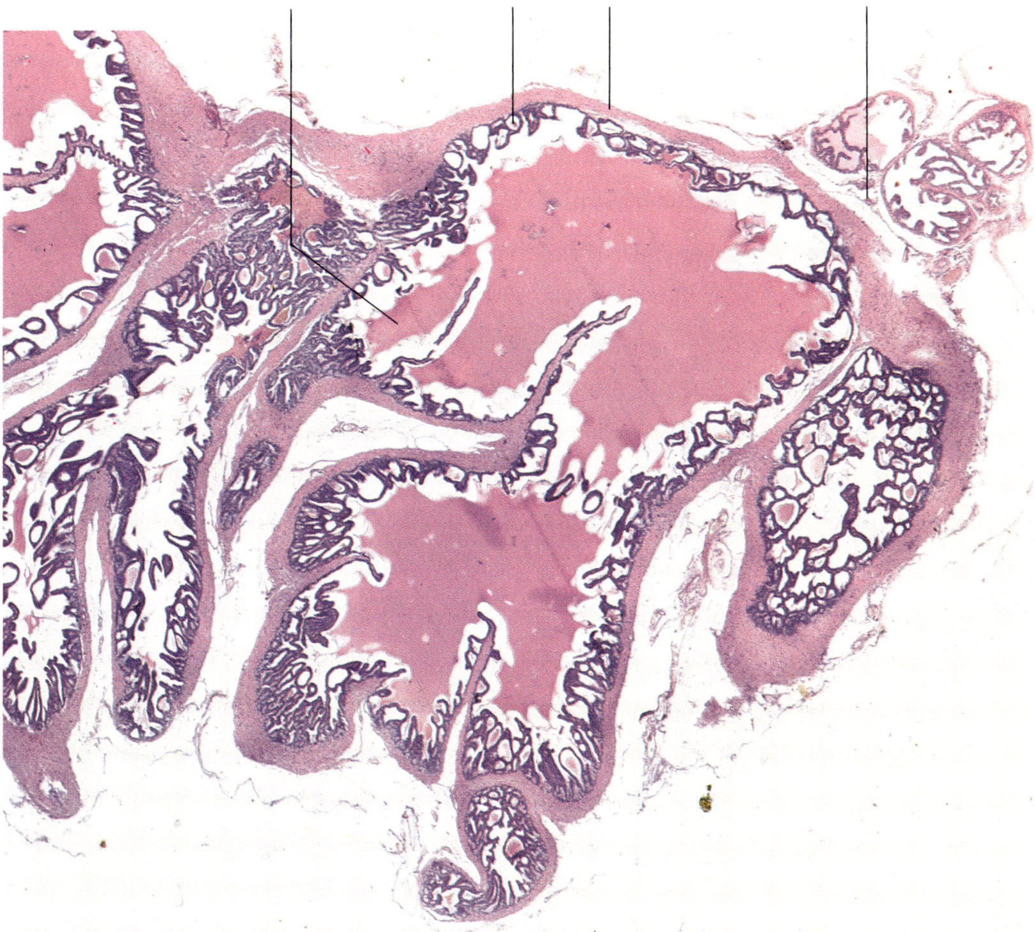

Fig. 16-38. Vesícula seminal. La pared muestra desarrollados plegamientos. Además, la mucosa forma repliegues muy numerosos que contribuyen a dar una imagen de un conjunto de cavidades independientes. En realidad, todas estas actividades están comunicadas formando una única cavidad. H & E. x23.

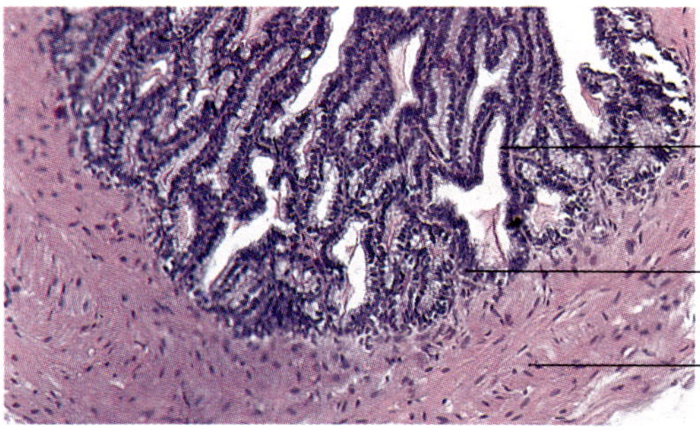

Fig. 16-39. Mucosa de la **vesícula seminal** mostrando los profundos pliegues que ésta desarrolla. El epitelio es secretor de azúcares y proteínas. H & E. x110.

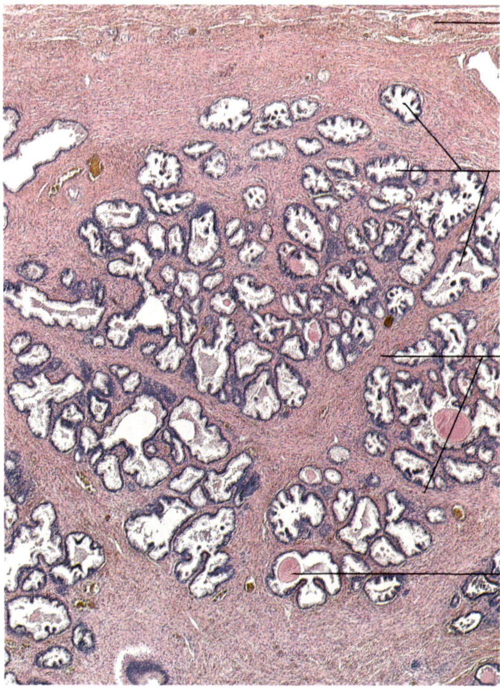

Fig. 16-40. Próstata. Es una glándula del tipo alveolar. Algunos de los dilatados alvéolos observados en la imagen contienen los llamados cuerpos amiláceos o concreciones prostáticas. H & E. x22.

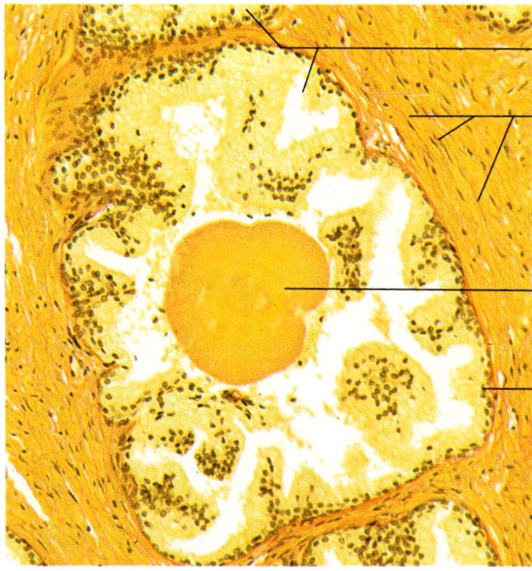

Fig. 16-41. Detalle de un alvéolo **prostático** mostrando el epitelio cilíndrico secretor de glicoproteínas y un cuerpo amiláceo. Van Gieson. x110.

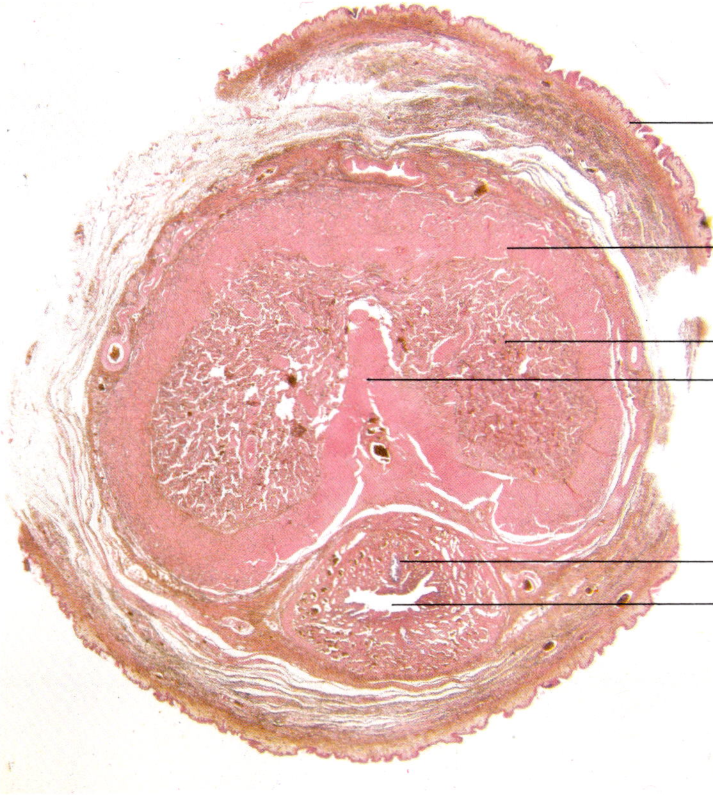

Fig. 16-42. Sección transversal completa del **pene.** H & E. x4.

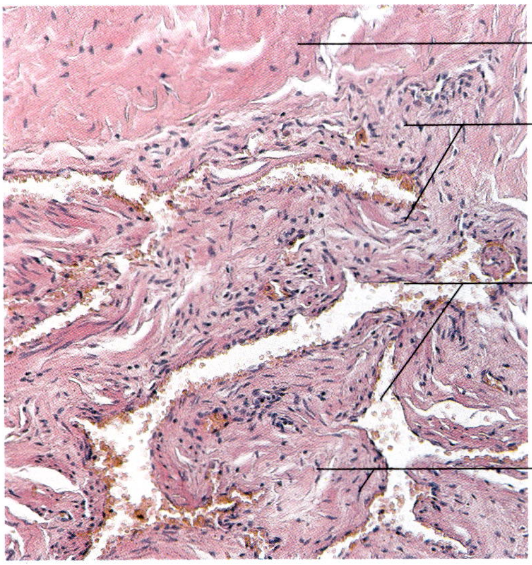

Fig. 16-43. Parte de un **cuerpo cavernoso del pene** mostrando los vasos sanguíneos dilatados en el estroma de conjuntivo y músculo. Esta estructura se conoce con el nombre de tejido eréctil. H & E. x110.

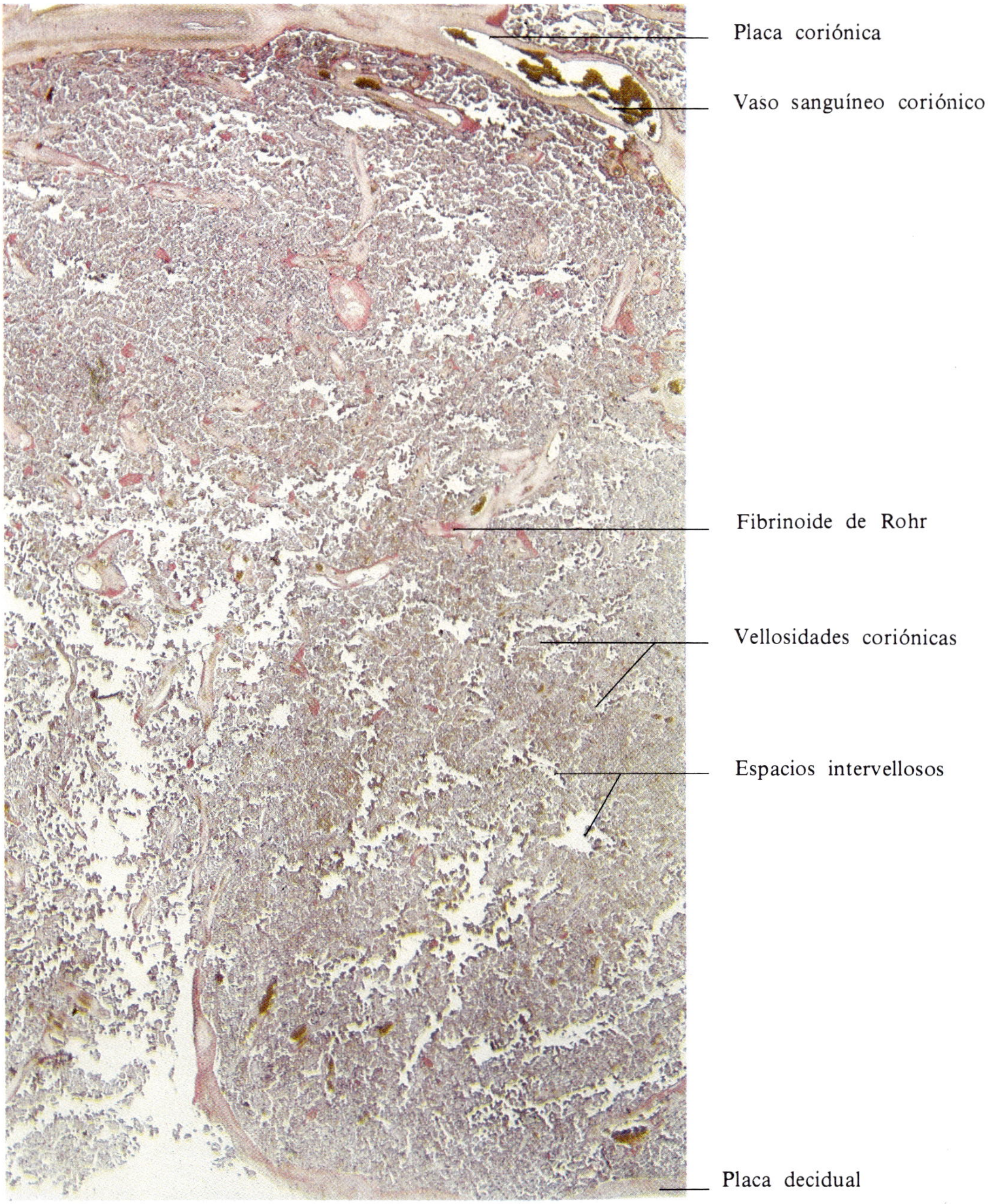

Fig. 16-44. Sección transversal de una **placenta** a término mostrando el desarrollo de las vellosidades coriónicas. H & E. 10.

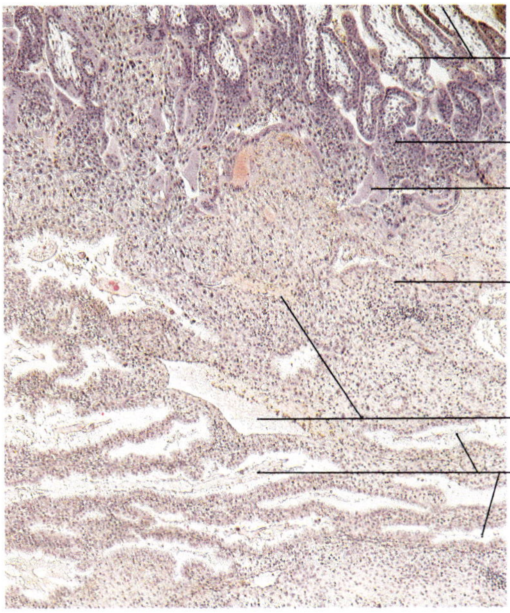

Fig. 16-45. Endometrio gestante hacia el día 21 del desarrollo embrionario. Se observan las vellosidades coriónicas en desarrollo (parte superior de la imagen) y la reacción endometrial formando la decidua. H & E. x45.

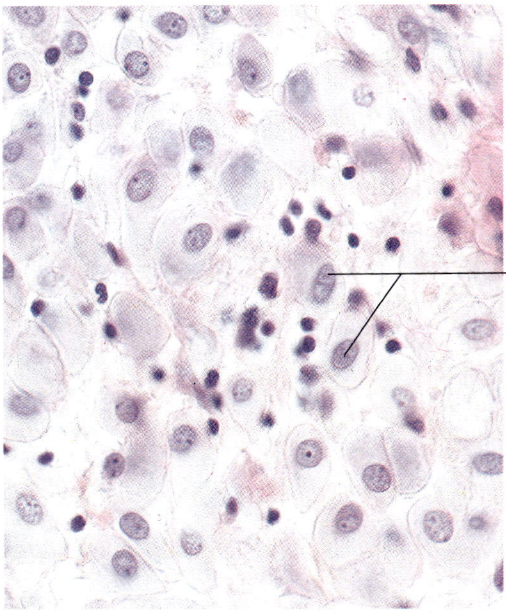

Fig. 16-46. Células deciduales del **endometrio** hacia el día 21 del desarrollo embrionario. H & E. x440.

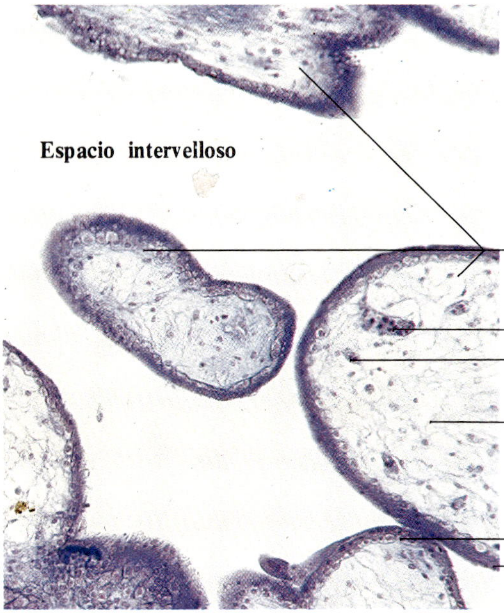

Fig. 16-47. Vellosidades coriónicas de una **placenta** humana temprana, en la que todavía pueden observarse las dos capas características del trofoblasto: sincitiotrofoblasto (externo) y citotrofoblasto (interno). Azán. x110.

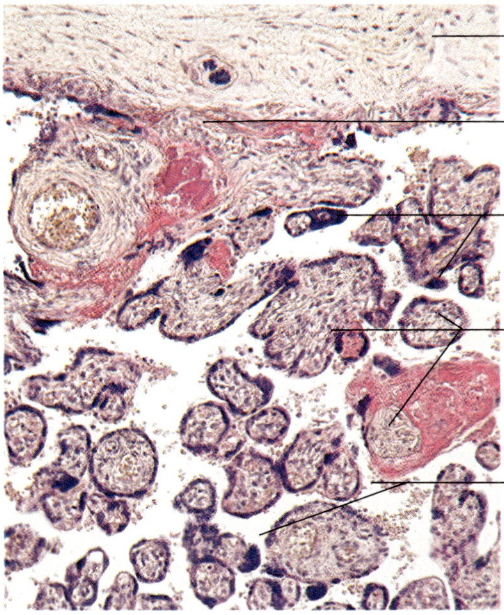

Fig. 16-48. Placenta a término. La sección está hecha cerca de la placa basal y muestra varias vellosidades coriónicas seccionadas transversalmente en las que ha desaparecido el citotrofoblasto, quedando sólo sincitiotrofoblasto. H & E. x110.

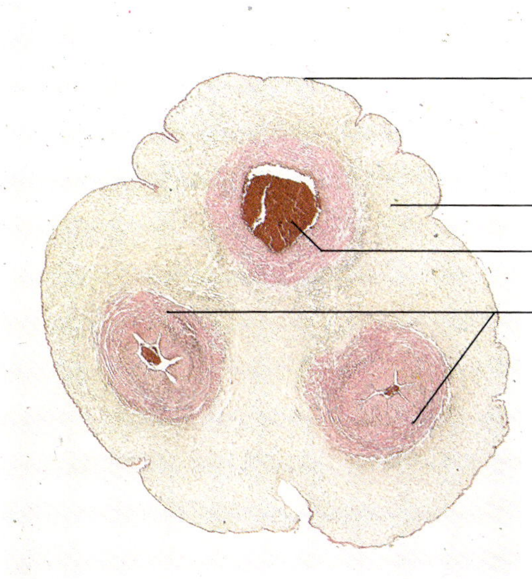

Fig. 16-49. Sección transversal del **cordón umbilical** a término. Se observan la estructura peculiar de las dos arterias y la vena del cordón, así como la gelatina de Wharton del conjuntivo. H & E. x9.

CAPITULO 17

Glándulas mamarias

La estructura de las glándulas mamarias está íntimamente relacionada con la edad de la mujer y la gestación. En el momento del nacimiento el desarrollo de las glándulas mamarias es semejante en ambos sexos. Al llegar a la pubertad y bajo la acción de hormonas preferentemente ováricas, se produce en la mujer un aumento de volumen importante que obedece sobre todo a un incremento en el tejido adiposo de la glándula. La mama queda constituida por quince a veinte lóbulos separados por abundante tejido adiposo. Cada lóbulo está constituido por varios lobulillos en cuyo seno se disponen las unidades secretoras. Si no hay gestación el desarrollo de la glándula mamaria es incompleto y se aplica a la mama el calificativo de mama en reposo. Su estructura básica es la siguiente: las unidades secretoras son tubulares, a través de conductos intralobulillares están conectadas con los conductos interlobulillares, y éstos, a través de los conductos galactóforos, se abren en el pezón.

Durante la gestación, por la acción de múltiples hormonas de la placenta, hipófisis o suprarrenales, la estructura de la mama cambia sensiblemente y se establece una activa proliferación de los túbulo-alveolos a medida que desaparece gran parte del tejido conjuntivo y adiposo. Al final de la gestación los túbulo-alveolos se dilatan y se inicia la secreción de un líquido rico en proteínas y pobre en lípidos, el calostro, que se acumula en las luces glandulares dilatándolas.

Después del parto, la caída brusca de estrógenos y progesterona al expulsarse la placenta y el aumento de producción de prolactina y corticoides pone en marcha el inicio de la secreción láctea, está secreción se mantendrá durante varios meses y está mediada por mecanismos neurohormonales desencadenados por estímulo del pezón.

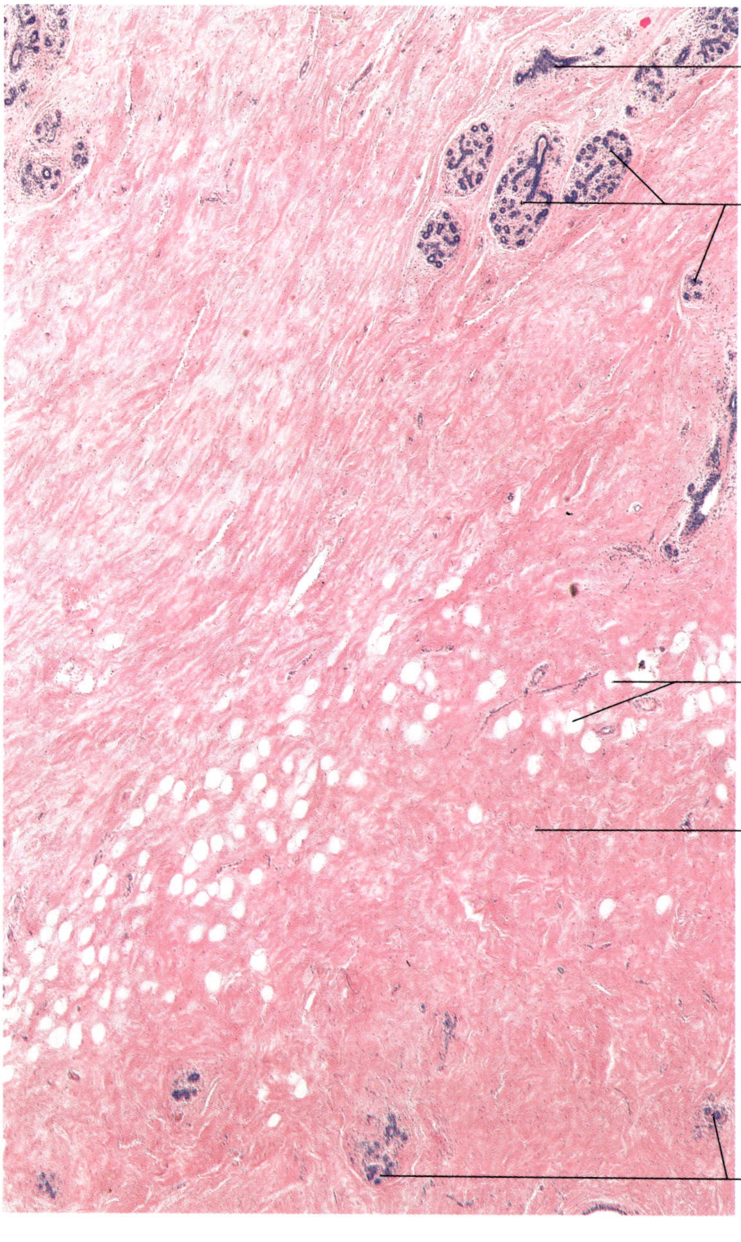

Fig. 17-1. Vista a pequeños aumentos de parte de una **glándula mamaria en reposo.** El tejido conjuntivo interlobulillar es muy abundante, y el tejido glandular intralobulillar está poco desarrollado. H & E. x30.

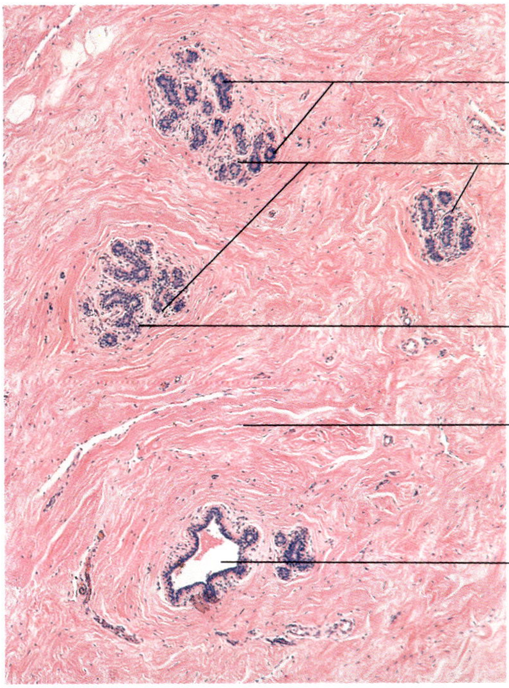

Fig. 17-2. Parte de un lobulillo de una **glándula mamaria en reposo.** H & E. x55.

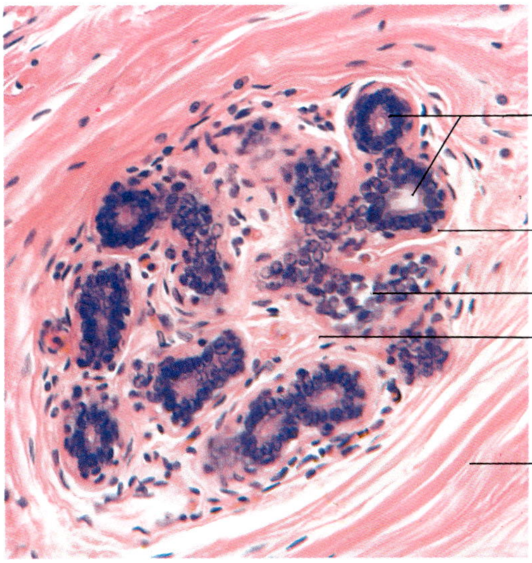

Fig. 17-3. Lobulillo de una **glándula mamaria en reposo,** visto a mayor aumento. El tejido conjuntivo intralobulillar es mucho más celular que el conjuntivo interlobulillar, que es más fibroso. Las porciones secretoras están rodeadas por células mioepiteliales. H & E. x240.

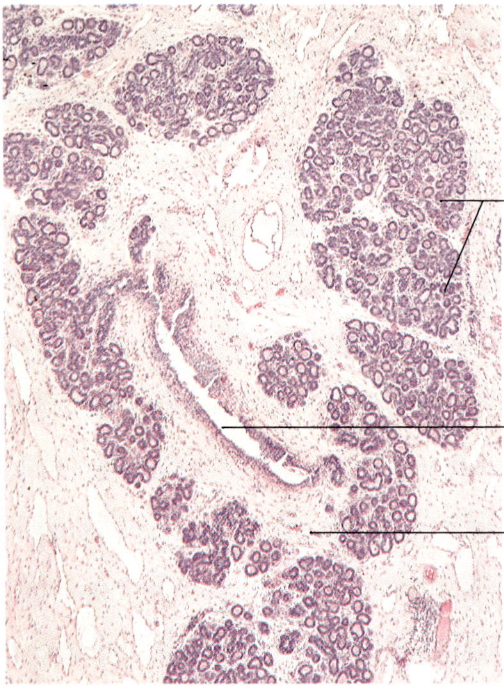

Fig. 17-4. Parte de un lóbulo de una **glándula mamaria durante el embarazo.** El tejido glandular se ha incrementado considerablemente con respecto al de la mama en reposo. En la imagen se observa que las porciones glandulares casi llenan los lobulillos. H & E. x45.

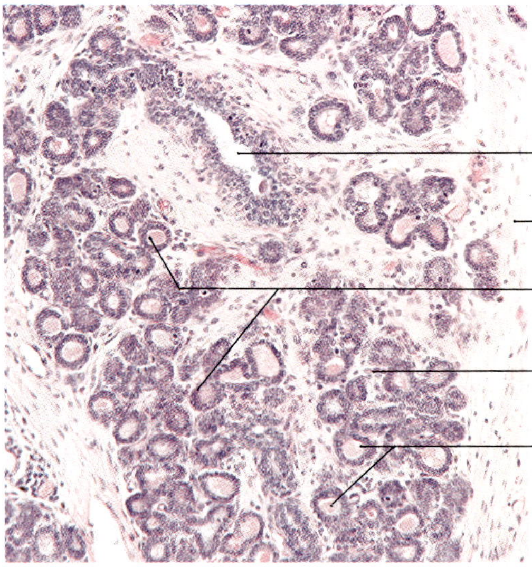

Fig. 17-5. Parte de la **glándula mamaria durante el embarazo** vista a mayor aumento. Se observa el escaso tejido conjuntivo entre los lobulillos en comparación con la mama en reposo (ver figura 17-2). H & E. x110.

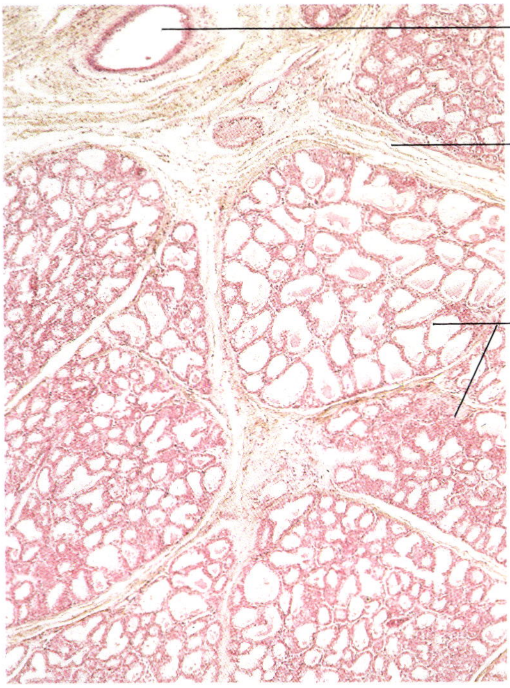

Fig. 17-6. Parte de un lóbulo de una **mama durante la lactancia.** Se observa que el tejido conjuntivo ha sido casi completamente reemplazado por alvéolos glandulares. Estos aparecen dilatados mostrando diferentes tamaños dependiendo de la porción que haya sido seccionada. H & E. x45.

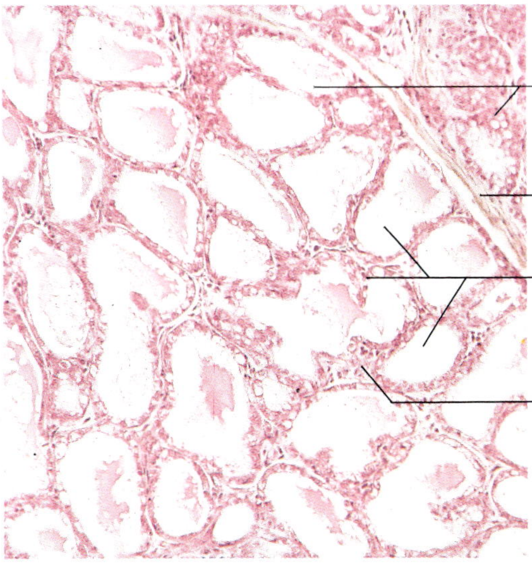

Fig. 17-7. Vista a mayor aumento de parte de una **mama durante la lactancia** mostrando los alvéolos secretores. Este tipo de secreción se denomina apocrina. H & E. x110.

CAPITULO 18

Ojo

El ojo humano es aproximadamente una esfera, de unos 2,5 cm de diámetro, que forma una imagen del medio ambiente sobre su capa fotorreceptora, la retina. A través del nervio óptico, transmite la información de esa imagen al cerebro. La pared del globo ocular está compuesta de tres capas que, de fuera a dentro, son: esclerótica, coroides y retina. La esclerótica es una membrana de conjuntivo denso. La parte anterior está tapizada externamente por un epitelio plano poliestratificado no queratinizado, y constituye el "blanco de los ojos". La zona de forma circular en que la esclerótica se hace transparente y de radio de curvatura algo menor se denomina córnea. A través de ella penetra la luz en el ojo. La esclerótica se apoya sobre la coroides, una capa conjuntiva muy pigmentada y vascularizada, que rodea todo el ojo, excepto a nivel de la córnea. A este nivel se diferencia para formar un diafragma ocular, el iris (que regula la entrada de luz formando la pupila), en cuya base se constituye el denominado cuerpo ciliar, que regula la apertura de la pupila y los movimientos del cristalino. El cristalino es una lente biconvexa, situada detrás del iris, suspendida del cuerpo ciliar por densos agregados de filamentos que forman la zónula. La función del cristalino es formar una imagen real e invertida del objeto en la retina. Para ello modifica su curvatura adecuadamente, de acuerdo con la tensión que sobre él ejercen las fibras musculares del cuerpo ciliar.

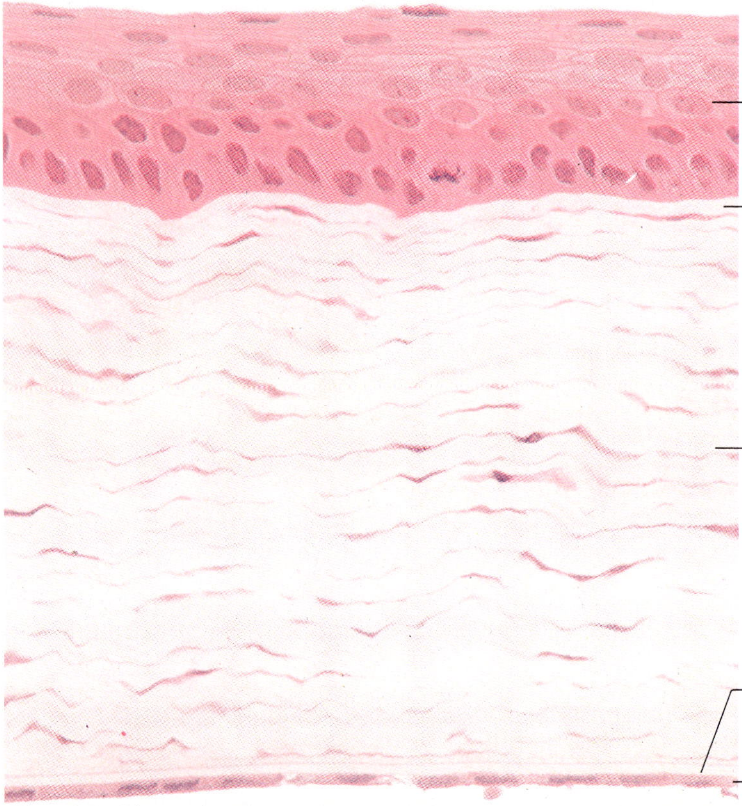

Fig. 18-1. Córnea de cobaya mostrando los escasos estratos celulares del epitelio plano poliestratificado no queratinizado y la disposición del tejido conjuntivo denso y ordenado. Material incluido en metacrilato y teñido con H & E. x505.

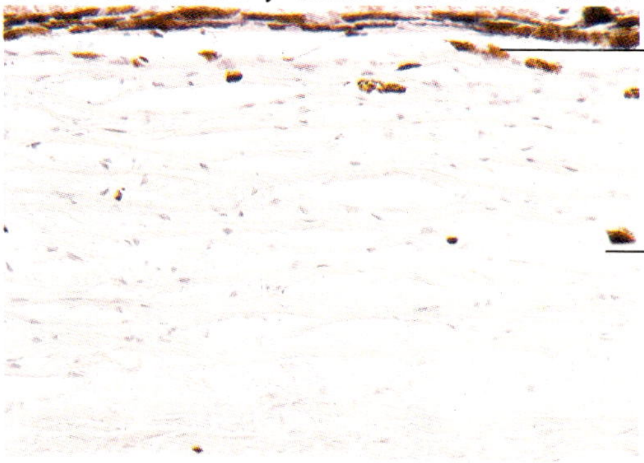

Fig. 18-2. Sección meridional de la **esclerótica.** H & E. x145.

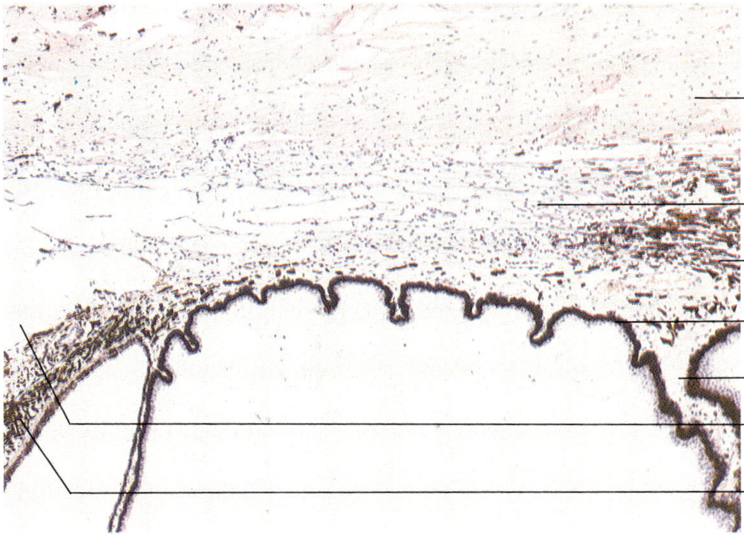

Fig. 18-3. Sección meridional a nivel del **limbo del ojo.** Se observa el ángulo iridocorneal y el entramado trabecular. H & E. x60.

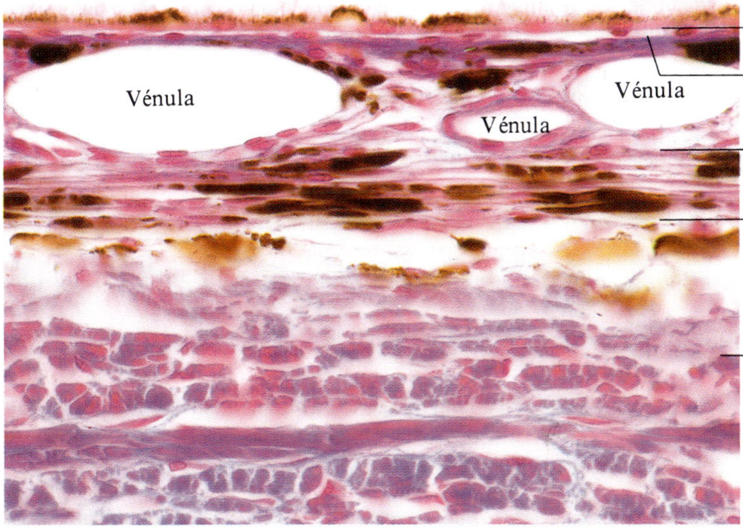

Fig. 18-4. Sección meridional de la **coroides** mostrando la rica vascularización de sus capas. Azán. x440.

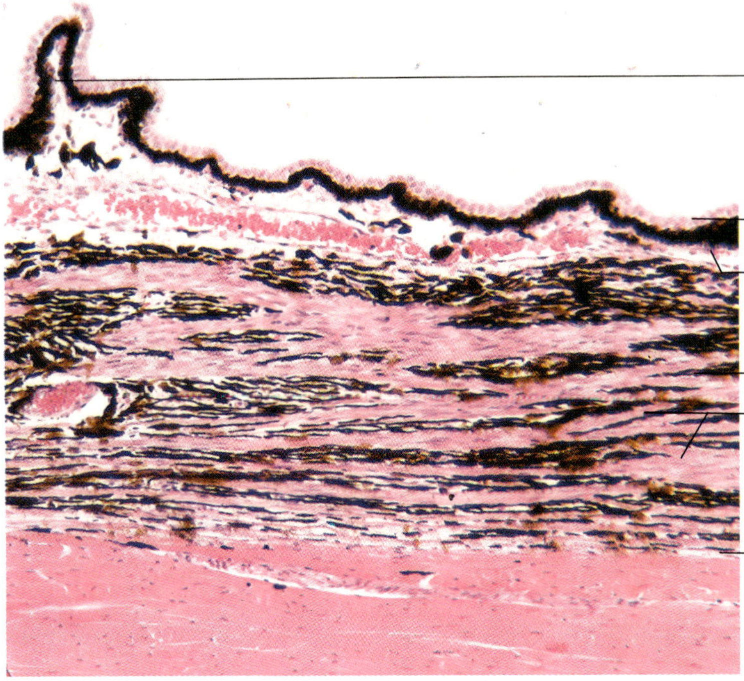

Fig. 18-5. Sección meridional del **cuerpo ciliar.** H & E. x120.

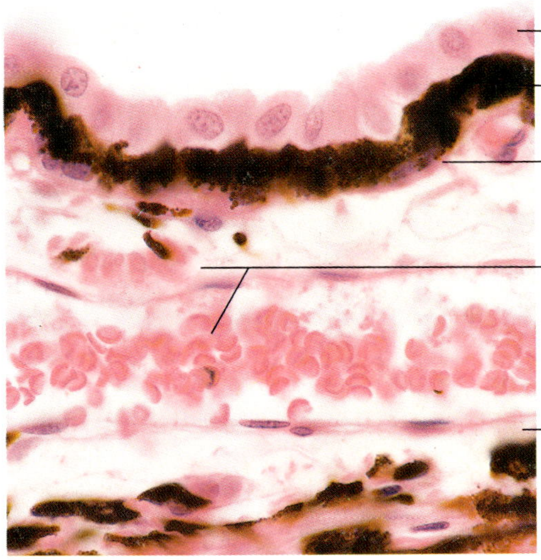

Fig. 18-6. Vista a gran aumento del epitelio cúbico biestratificado del **cuerpo ciliar** y del estroma subyacente. Obsérvese que la capa celular más profunda del epitelio está intensamente pigmentada. H & E. x540.

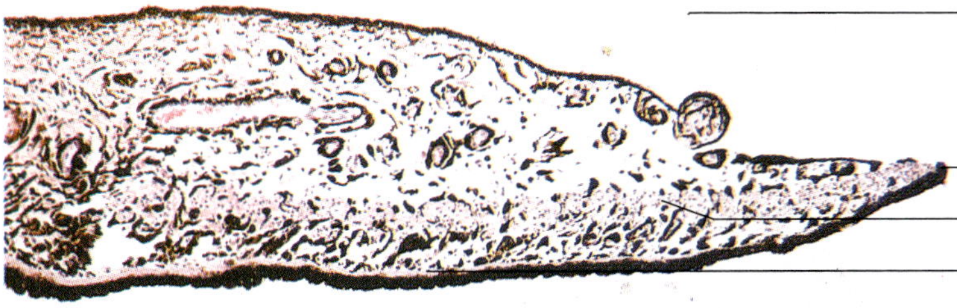

Fig. 18-7. Sección meridional del **iris.** H & E. x75.

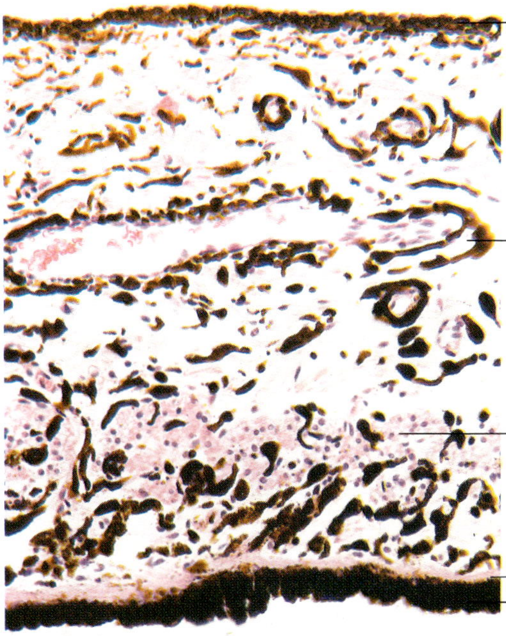

Fig. 18-8. Sección meridional del **iris** vista a mayor aumento. El epitelio pigmentario en contacto con la cámara posterior del ojo es cúbico biestratificado con pigmento en ambos estratos celulares. El estrato anterior forma el músculo dilatador de la pupila. H & E. x210.

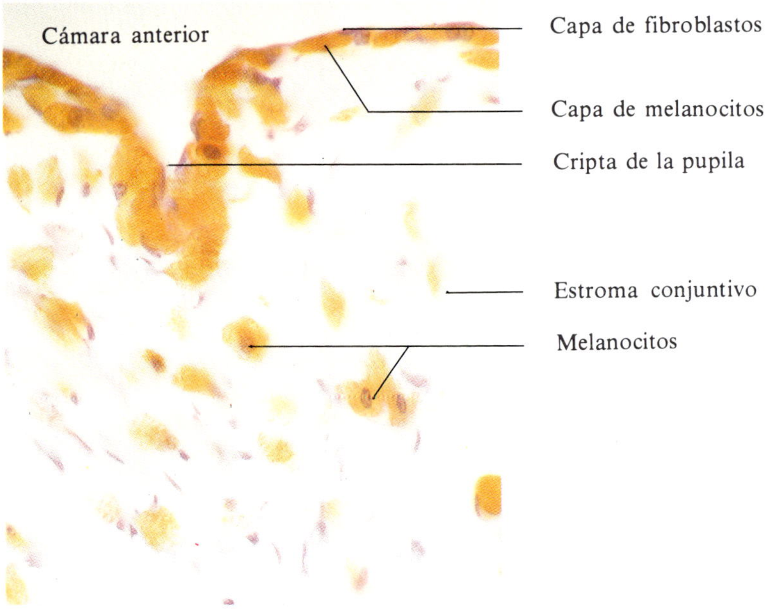

Fig. 18-9. Vista a gran aumento de la porción anterior del **iris.** Obsérvese que la capa limitante anterior está formada por una delgada capa de fibroblastos aplanados, bajo la que se encuentran melanocitos. H & E. x440.

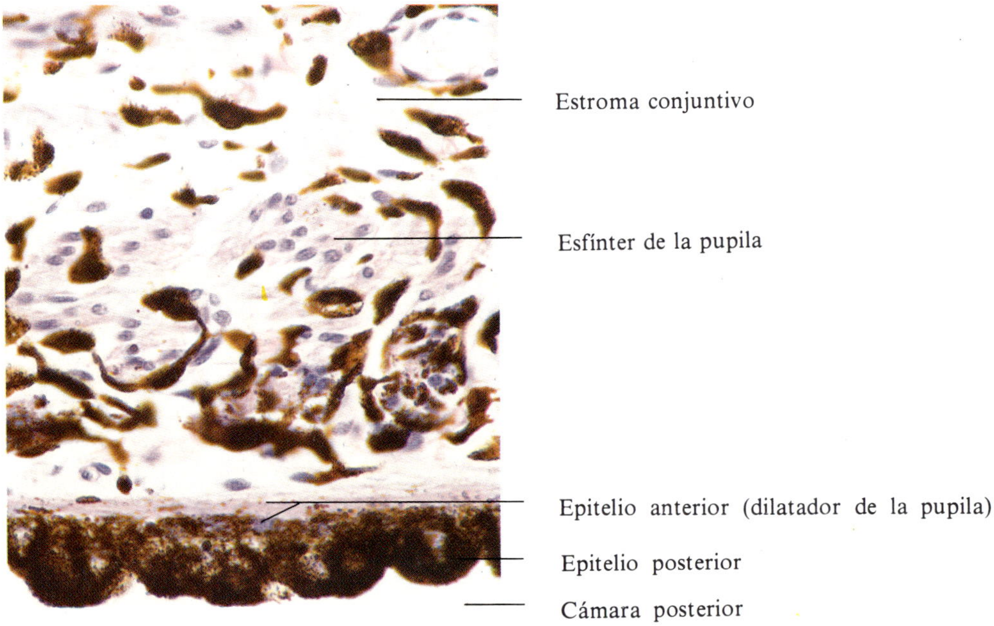

Fig. 18-10. Vista a gran aumento de la porción posterior del **iris** mostrando el epitelio pigmentario con el músculo dilatador de la pupila. H & E. x450.

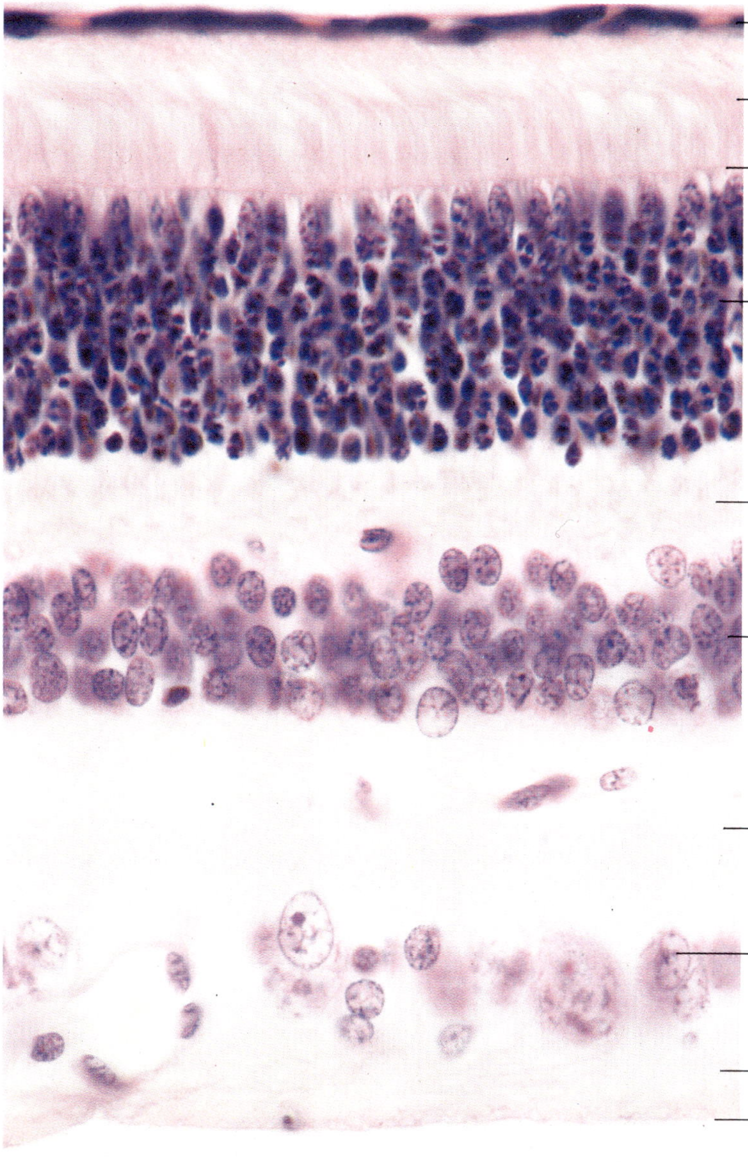

Fig. 18-11. Vista a gran aumento de una sección meridional de la **retina.** H & E. x810.

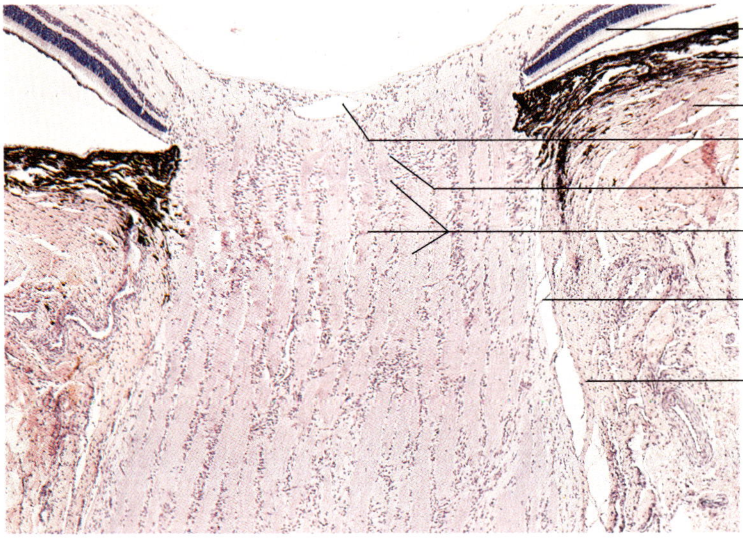

Fig. 18-12. Sección longitudinal del **nervio óptico** en el punto de entrada en el globo ocular (disco óptico o punto ciego). H & E. x45.

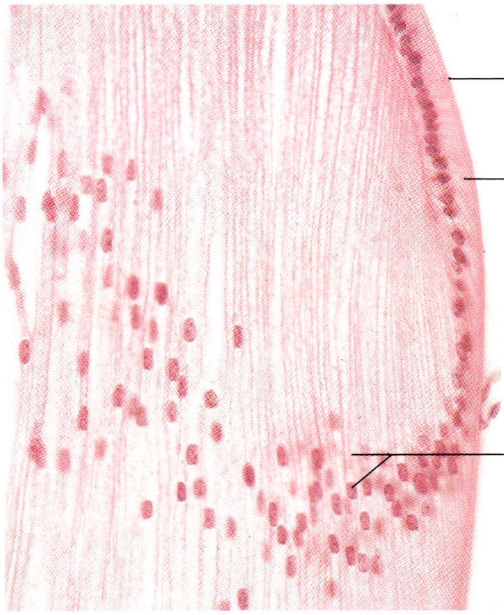

Fig. 18-13. Parte del **cristalino** mostrando su constitución celular: células cúbicas que forman el epitelio anterior, y células alargadas que configuran el resto del cristalino. H & E.

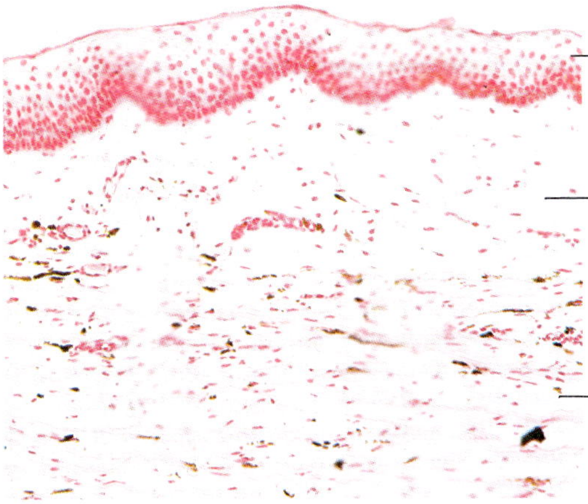

Fig. 18-14. Sección meridional de la **conjuntiva ocular.** H & E. x110.

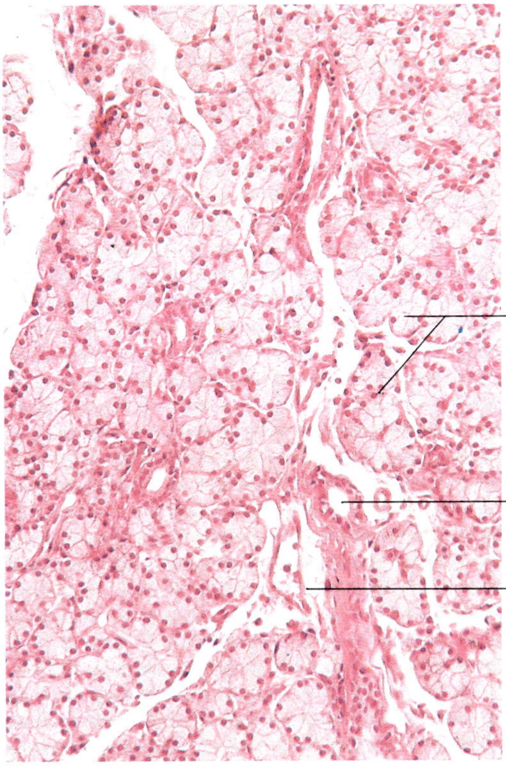

Fig. 18-15. Glándula lacrimal. Es una glándula acinar, de aspecto similar al de las glándulas salivares. La secreción es principalmente serosa, aunque hay algunas células secretoras de moco en los conductos. H & E. x190.

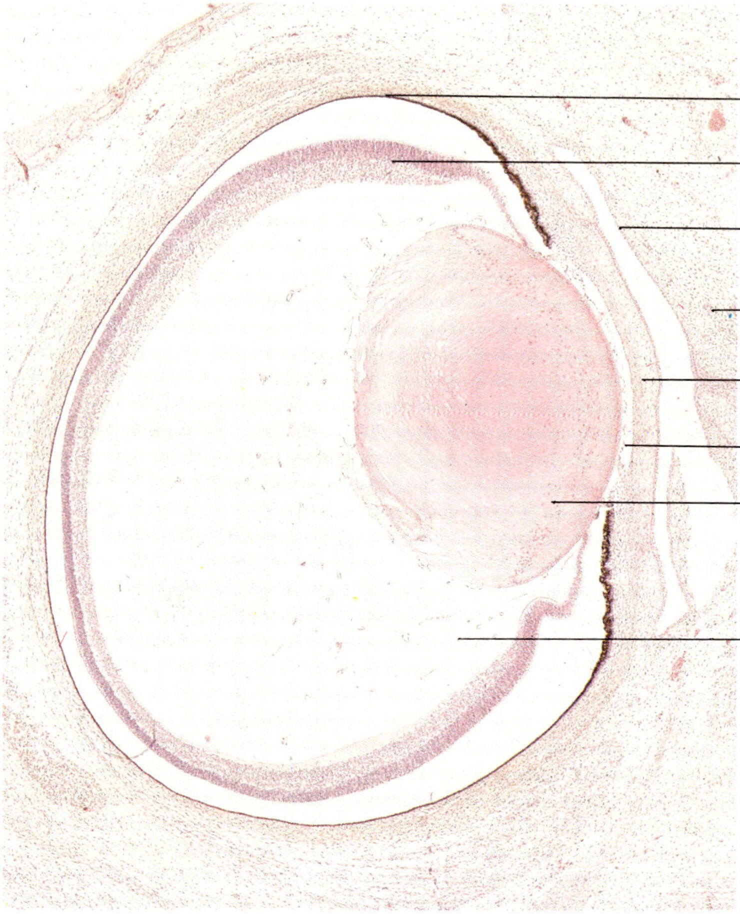

Fig. 18-16. Sección meridional completa del **primordio de un ojo** de un feto humano en el tercer mes de vida intrauterina. H & E. x32.

CAPITULO 19

Oído

El oído es el órgano responsable, tanto de la audición como del equilibrio. Está formado por tres partes: 1. Oído externo, constituido por la oreja y el conducto auditivo externo. Su misión es de colector de las ondas sonoras y su conducción hacia el interior del oído. 2. Oído medio o caja del tímpano. Es una cavidad situada dentro del hueso que encierra la membrana timpánica y la cadena de huesecillos. Los huesecillos transmiten las vibraciones que producen las ondas sonoras en el tímpano a la ventana oval, situada en la pared interna del oído medio. El oído medio se comunica con la rinofaringe a través de la trompa de Eustaquio, equilibrándose así la presión dentro del oído. 3. Oído interno. Comprende una serie de tubos y sacos membranosos, dispuestos en diversos planos, que forman el laberinto membranoso. Lo forman los canales semicirculares, el caracol, el utrículo y el sáculo. En su interior contienen un líquido llamado endolinfa, y en su pared interna están las células sensoriales de la audición y del equilibrio. El laberinto membranoso está encerrado en cavidades del hueso que forman el laberinto óseo. Entre ambos laberintos hay otro líquido, la perilinfa. Esta, en contacto con la membrana oval, conduce las vibraciones de los huesecillos para transmitirlas a las células sensoriales auditivas.

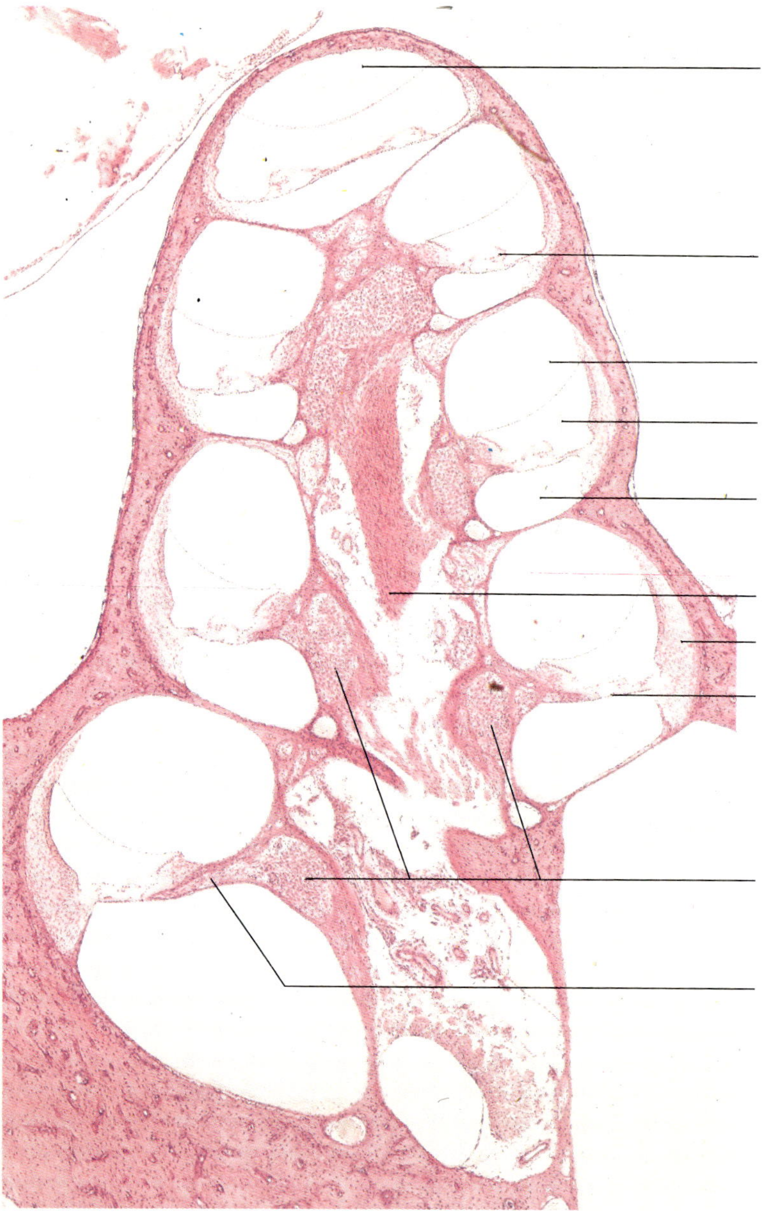

Fig. 19-1. Sección de la **cóclea** del oído interno de un cobaya. El conducto coclear aparece seccionado transversalmente varias veces. H & E. x37.

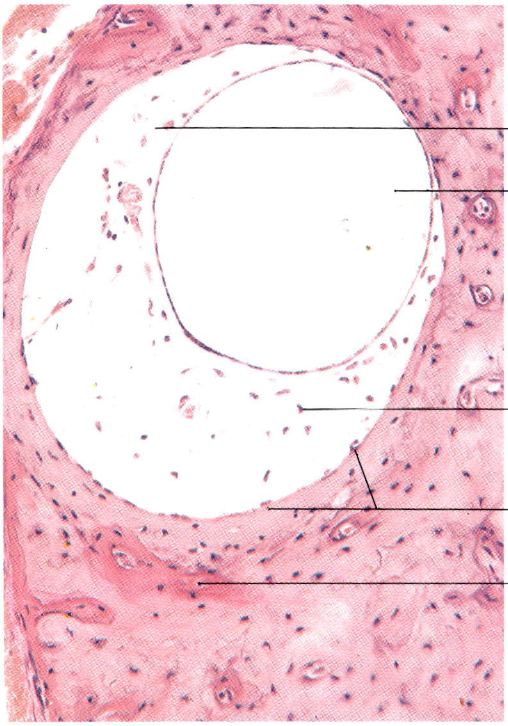

Fig. 19-2. Sección transversal de un **canal semicircular** mostrando el conducto semicircular. Al nivel al que se ha efectuado esta sección la cresta ampular no es visible. H & E. x180.

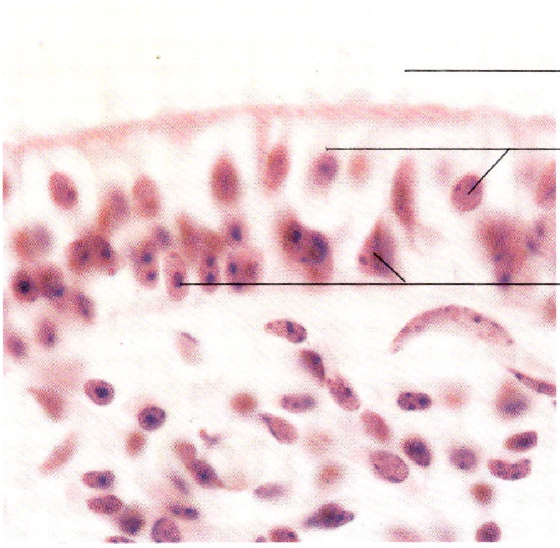

Fig. 19-3. Vista a gran aumento del epitelio receptor especializado de la **cresta ampular.** Se observan la cúpula y los denominados "pelos sensoriales" de las células sensitivas. H & E. x735.

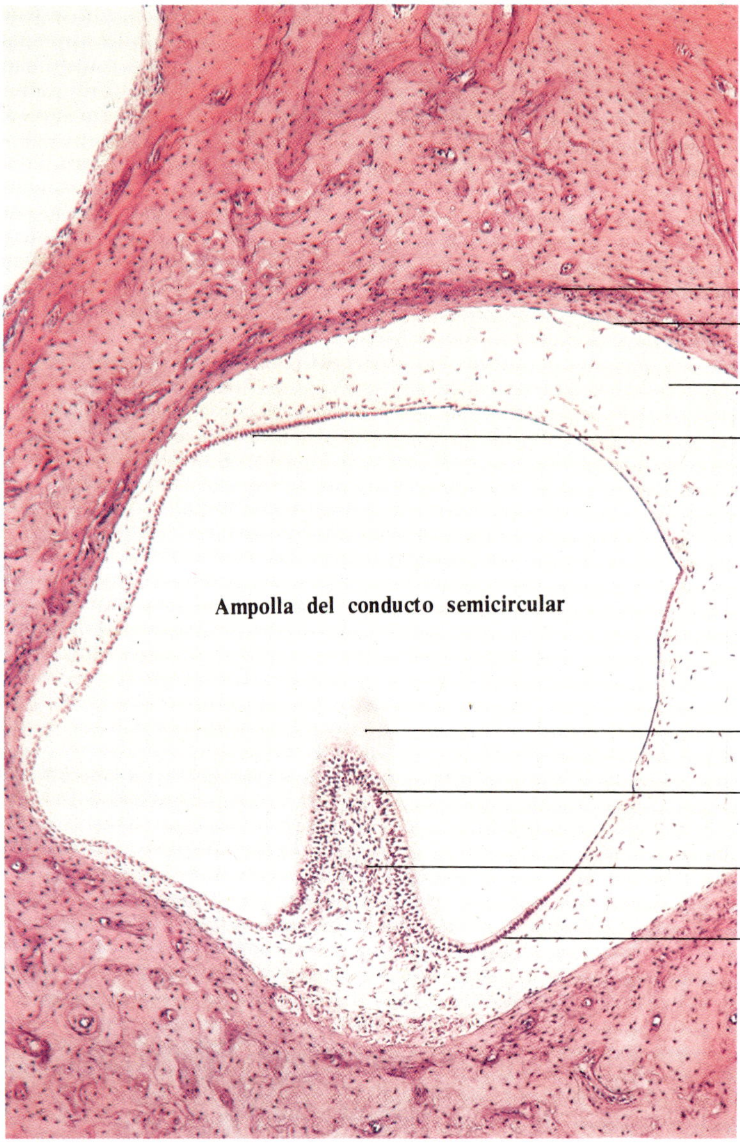

Fig. 19-4. Sección transversal de un **conducto semicircular a nivel de la ampolla** donde se encuentra la cresta ampular. H & E. x90.

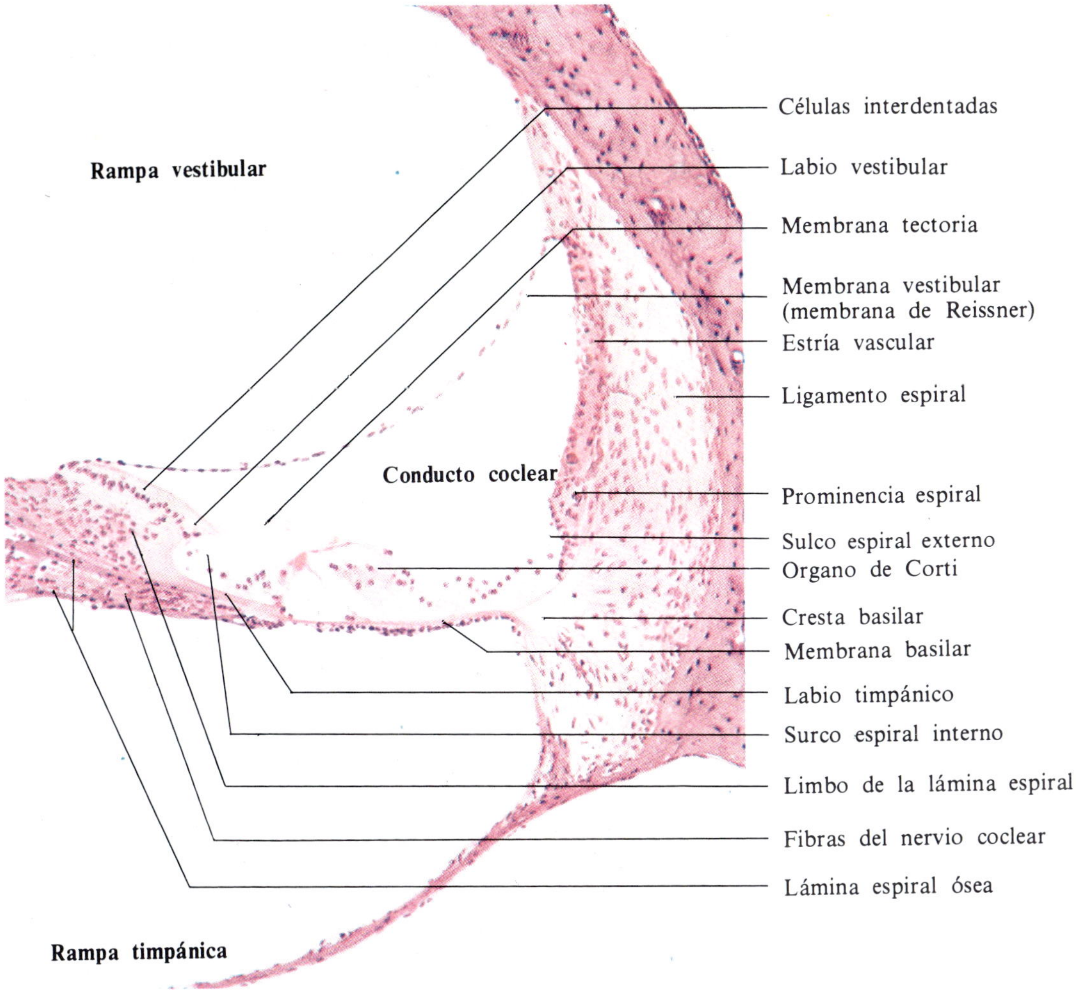

Fig. 19-5. Sección transversal de la **cóclea** mostrando sus tres compartimentos. En el compartimento central se encuentra el conducto coclear que contiene el órgano de Corti. H & E. x130.

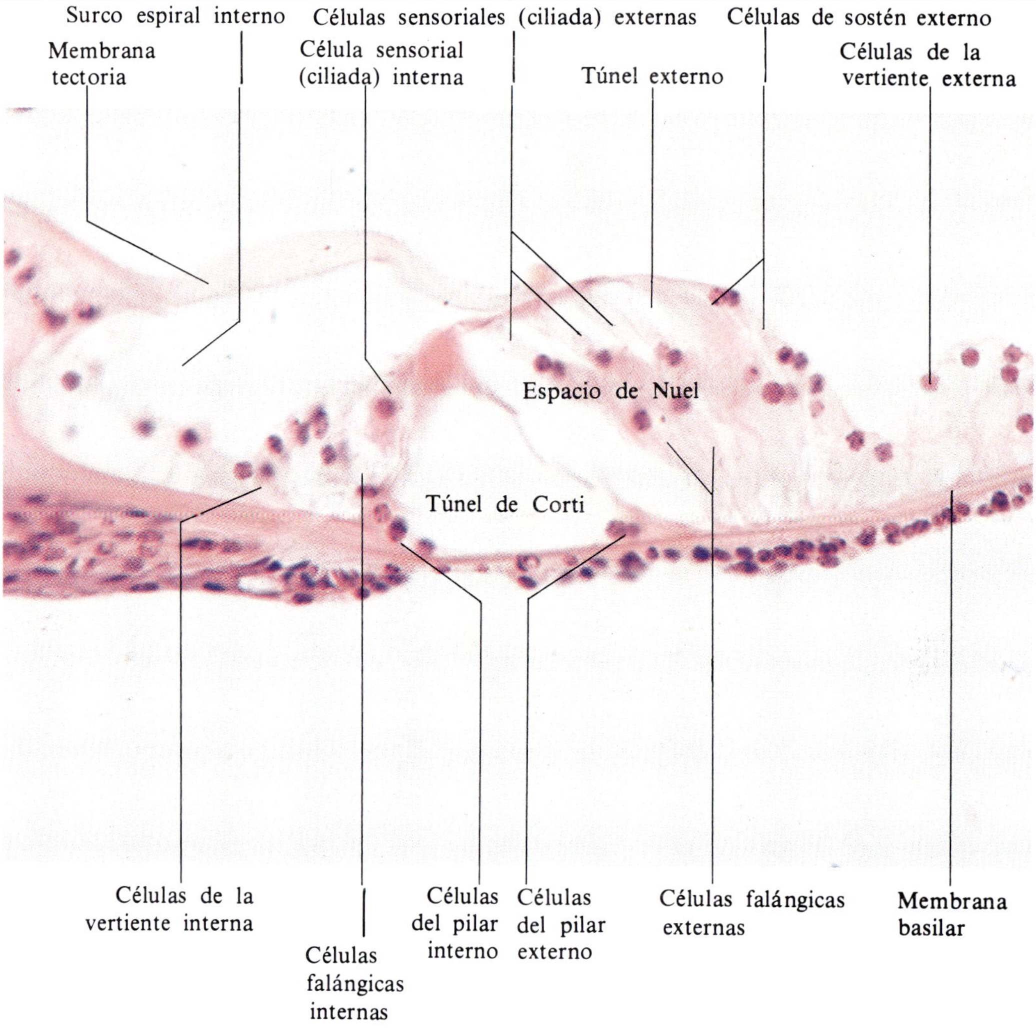

Fig. 19-6. Vista a gran aumento de una sección transversal del conducto coclear mostrando el **órgano de Corti** con las células sensoriales auditivas. H & E. x440.

Indice